U0338080

100种珍本古医籍校注集成

女科医则玄要

清·照碑山人　著

李积敏　校注

中医古籍出版社

图书在版编目（CIP）数据

女科医则玄要/（清）照碑山人著；李积敏点校．—北京：中医古籍出版社，2013.5

（100种珍本古医籍校注集成）

ISBN 978-7-80174-952-9

Ⅰ．女…　Ⅱ．①照…　②李…　Ⅲ．①中医妇产科学–中国–清代　Ⅳ．①R271

中国版本图书馆 CIP 数据核字（2011）第 012649 号

100 种珍本古医籍校注集成

女科医则玄要

清·照碑山人　著

李积敏　校注

责任编辑　张　磊
封面设计　陈　娟
出版发行　中医古籍出版社
社　　址　北京东直门内南小街 16 号（100700）
印　　刷　北京金信诺印刷有限公司
开　　本　850mm×1168mm　1/32
印　　张　12.25
字　　数　200 千字
版　　次　2013 年 5 月第 1 版　2013 年 5 月第 1 次印刷
印　　数　0001～3000 册
书　　号　ISBN 978-7-80174-952-9
定　　价　25.00 元

《100种珍本古医籍校注集成》编委会

序 一

中医药是中华民族的瑰宝，在我国各族人民长期的生产生活实践和与疾病作斗争中逐步形成并不断丰富发展，为中华民族的繁衍昌盛做出了重要贡献。作为中国特色医药卫生体系的重要组成部分，至今仍在维护人民健康中发挥着独特作用。中医药天地一体、天人合一、天地人和、和而不同的思想基础，整体观、系统论、辨证论治的指导原则，以人为本、大医精诚的核心价值，不仅贯穿于中医药对生命、健康和疾病的认知理论和防病治病、养生康复的临床实践，而且深刻地体现了中华民族的认知方式、价值取向和审美情趣，具有超前性和先进性。随着健康观念变化和医学模式转变，中医药越来越显示出其宝贵价值、独特优势和旺盛的生命力。

中医药古籍作为保存和传播中医药宝贵遗产的知识载体，记载了几千年来医药学家防病治病的临床经验、方药研究成果和医学理论体系，是不可再生的珍贵资源，是中医药学继承、发展、创新的源泉，具有重要的历史、文化和科学价值。但是由于种种原因，中医药古籍的保护、整理与利用状况令人担忧。这些珍贵的典籍有的流失海外，国内已不存；有的尘封闭锁，不为人所知所用；有的由于多年的自然侵蚀和保管条件缺乏而面临绝本的危险。抢救和保护好这些珍贵的历史文化遗产已刻不容缓。

国家十分重视中医药古籍的保护、整理和利用。《国务院关于扶持和促进中医药事业发展的若干意见》明确指出，要做好中医药继承工作，开展中医药古籍普查登记，建立综合信息数据库和珍贵古籍名录，加强整理、出版、研究和利用，为做好中医药古籍保护、整理和利用工作指明了方向。近年来，国家中医药管理局系统组织开展了中医药古籍文献整理研究。中国中医科学院在抢救珍贵的中医药孤本、善本古籍方面开展了大量工作，中医古籍出版社先后影印出版了大型系列古籍丛书、珍本医书、经典名著等，在中医古籍整理研究及出版方面积累了丰富的经验。此次，中医古籍出版社确立"100 种珍本古医籍整理出版"项目，组织全国权威的中医药文献专家，成立专门的选编工作委员会，多方面充分论证，重点筛选出学术价值、文献价值、版本价值较高的 100 种亟待抢救的濒危版本进行校勘整理和出版，对于保护中医药古籍，传承祖先医学财富，更好地为中医药临床、科研、教学服务，弘扬中医药文化都具有十分重要的意义。衷心希望中国中医科学院、中医古籍出版社以整理研究高水平、出版质量高标准的要求把这套中医药古籍整理出版好，使之发挥应有的作用。也衷心希望有更多的专家学者能参与到中医药古籍的保护、整理和利用工作中来，共同为推进中医药继承与创新而努力。

中华人民共和国卫生部副部长
国家中医药管理局局长
中华中医药学会会长

2010 年 1 月 6 日

序　二

中医药学以临床疗效为基础，在累代实践、认识的观察链条中凝结着珍贵的生命科学知识。这些知识记载在中医药古籍文献中，如震惊世界科技界并获 1992 年中国十大科技成就奖之一的青蒿素就是受距今 1600 多年前晋代医家葛洪《肘后备急方》中记载启示研制成功的。因此可以说，中医药学的创新离不开古医籍文献。换句话说，中医药古籍文献是中医药学发展的源头活水。要想很好地发掘利用中医古文献，其前提就是对其进行整理研究。然而，大量古医籍未得到应有的整理和出版，中医古籍中蕴藏的丰富知识财富未得到充分的研究与利用，极大地影响了中医学的继承发展以及特色优势的保持与发挥。为使珍贵中医典籍保存下来，并以广流传，服务于中医临床、科研及教学，中医古籍的整理、研究及出版具有非常意义。

《国务院关于扶持和促进中医药事业发展的若干意见》指出，中医药（民族医药）是我国各族人民在几千年生产生活实践和与疾病作斗争中逐步形成并不断丰富发展的医学科学，为中华民族繁衍昌盛做出了重要贡献，对世界文明进步产生了积极影响。新中国成立特别是改革开放以来，党中央、国务院高度重视中医药工作，中医药事业取得了显著成就。但也要清醒地看到，当前中医药事业发展还面临不少问题，不能适应人民群众日益增长的健康需求。意见明确提出："做好中医药继承工作。开展中医药古籍普查登记，建立综合信息数据库和珍贵古籍名录，加强整理、出版、研究和利用。"

中医古籍出版社承担的"100种珍本古医籍整理出版项目"，是集信息收集、文献调查、鉴别研究、编辑出版等多方面工作为一体的系统工程，是中医药继承工作的具体实施。其主要内容是经全国权威的中医文献研究专家充分论证，重点筛选出学术价值、文献价值、版本价值较高的100种亟待抢救的濒危版本、珍稀版本中医古籍以及中医古籍中未经近现代整理排印的有价值的，或者有过流传但未经整理或现在已难以买到的本子，进行研究整理，编成中医古籍丛书或集成，进而出版，使古籍既得到保护、保存，又使其发挥作用。该项目可实现3项功能，即抢救濒危中医古籍，实现文献价值；挖掘中医古籍中的沉寂信息，盘活中医药文献资料，并使其展现时代风貌，实现学术价值；最充分地发挥中医药古代文献中所蕴含的能量，为中医临床、科研及教学服务，实现实用价值。

当前，中医药事业正处在战略发展机遇期，愿"100种珍本古医籍整理出版项目"顺利进行，为推动中医药事业持续健康发展、弘扬中华文化作出应有的贡献。

中国中医科学院首席研究员 曹洪欣

2011年3月6日

4

校注说明

《女科医则玄要》系民间传抄之本，从原序落款知为照碑山人撰著，然真实名无从查考。据抄本中记载，成书年代为清乾隆戊寅年（乾隆二十三年，即公元 1758 年）。可见全书主要录自清乾隆以前之方，所载之方剂大多经临床实践而且有功者，疗效良好且稳定。

在校释过程中，因无其他版本可参考，故所校之处均据文意而行。为忠实原著，不失原本之风貌，对原文未作任何删减。在校释中对所遇到的问题，大致作了如下处理：对原本中异体字、繁体字、假借字、古今字等，均予径改，一般不另作注，或只在一处作注，如黄耆的"耆"用"芪"，硃砂的"硃"用"朱"，山查的"查"用"楂"，蝥斑的"蝥"用"斑"，"煖"同"暖"，"纔"同"才"，"踈"、"疎"同"疏"，"嚥"用"咽"，"乾"用"干"，"齐"通"剂"等，以下皆同。另有如"写"通"泻"、"内"通"纳"、"全"通"痊"、癥瘕的"癥"等，予以保留不改。根据现行疾病分类，对部分章节进行了调整。对明显错讹，采用注码作校注说明。剂量保留"分"、"钱"、"两"、"斤"，未用新制换算。原抄本为竖写本，今改简体横排，新式标点。方药制法中"右为末"、"右药"等中的"右"字，均改为"上"或"前"字，不另作注。

本书的校释始于 2008 年 3 月，历时近一年完成全部工作。在校释的过程中，得到了同学、朋友及家人的大力支持和帮助，在此谨致以衷心地感谢！

　　虽本人主观努力，但整理校释过程中，难免对原书中的一些错讹之处未加更正，解释或有不当之处，还望读者予以斧正。

校注者

自　序

　　盖医之术难，医妇人尤难。而尤关生死急救者，则莫过于妇科胎产诸症。胎产之变，如坠胎、血崩、血晕，横逆为患，生死俱在顷刻，倘僻处山乡，或贫穷无力而延医，每遭惨变，深可慨也。

　　古云：宁医十男子，莫医一妇人。诚以女病倍于男子，而更多不可名言之隐也。窃[1]思妇女深居闺房，则情不畅；妇女见地[2]拘局[3]，则识不开；妇女以身事人，则性多躁[4]；妇女以色悦人，则心偏妒。稍有不遂，即为忧思，忧思之至，激为怨怒。不知忧则气结，思则气郁，怨则气沮，怒则气上，血随气行，故气逆而血亦逆。血气乖争[5]，百疾于是乎作。及其疾作，又苦不自知，即或知之，而幽私隐曲，又不肯自达，且多掩蔽。于是其家一委之医，医一凭之脉，而此翕翕[6]跳动之脉，欲借以测妇女幽私，达妇女隐曲，毫厘千里，贻祸不小。

　　仆[7]外祖[8]世医，家藏医卷若干。暇时闭关[9]净室[10]，翻阅涵泳[11]，悉心参观诸先贤笺述论治经、带、胎、产诸说，余不揣[12]鄙陋[13]，采撷[14]诸家之善，择其至详至妥历验方法，附以外家[15]祖传经验之方，秤[16]而辑成《女科医则玄要》一卷，始自调经，讫[17]

1

于产后、杂症，凡十余章，总六百余方[18]。药不惟其贵贱，只惟其效。纲领节目，灿然[19]可观。庶几[20]病者随索随见，随试随愈。如能家置一编，平时互相讲解，庶先时胸有成竹，即临时易于检阅，不致被惑受害，其保全岂有限量。蒙望乐善[21]君子，剞劂[22]刷印，施送劝勉，使天下后世产母同登寿域，其功德更无量矣。

时乾隆戊寅[23]仲秋[24]照碑山人[25]自书[26]

【注释】

[1] 窃：代词，用作表示自己的谦词。《触詟说赵太后》："窃爱怜之。"

[2] 见地：见识；见解。宋·洪迈《夷坚丁志·薛士隆》："士隆学无所不通，见地尤高明渊粹，刚正而有识。"郑观应《盛世危言·练兵上》："一切舟楫、樯帆、测风、防飓、量星、探石、枪炮命中诸大端，必须确有见地，事事精能。"

[3] 拘局：拘谨。三国魏·刘劭《人物志·体别》："清介廉洁，节在俭固，失在拘局。"《旧唐书·柳浑传》："台中执法之地，动限仪矩，浑性放旷，不甚检束，僚长拘局，恣其疏纵。"明·高启《杂诗》："愿言释拘局，登高骋吾马。"

[4] 躁：①性急，不冷静。《说文》："躁，疾也。"《管子·心术》："躁者不静。"《礼记·内则》："狗赤股而躁。"注："举动急疾。"《论语》："言未及之而言谓之躁。"郑注："不安静也。"②急疾；迅速。《素问·平人气象论》："脉三动而躁。"《素问》："人迎躁盛，喘息气逆。"

[5] 乖争：纷争。《晋书·刘毅传》："归正于所不服，决事于所不职，以长谗构之源，以生乖争之兆。"金·王若虚《送彭子升之任冀州序》："有虞之时，众贤和于其朝，而无乖争之患。"元·郑太和《郑氏规范》："各房用度杂物，公堂总买而均给之，不可私托邻族，越分竞买鲜华之物，以起乖争。"

[6] 翕翕：一开一合的样子。宋·梅尧臣《寄永叔》诗："夏日永以

静，渴鸟方在枝，张口不能言，翕翕两翅披。"

[7] 仆：代词，古时男子谦称自己。《战国策·燕策》："今提一匕首入不测之强秦，仆所以留者，待吾客与俱。"汉·司马迁《报任安书》："仆非敢如是也。"

[8] 外祖：母之父。俗称外公。《汉书·杨恽传》："恽母，司马迁女也。恽始读外祖《太史公记》，颇为《春秋》。"《南史·傅昭传》："昭六岁而孤，哀毁如成人，为外祖所养。"《清平山堂话本·夔关姚卜吊诸葛》："我和外祖商议，方可一行。"《儒林外史》（第三三回）："杜少卿又到楼上拜了外祖、外祖母的神主。"

[9] 闭关：①闭塞关门。《易·复》："先王以至日闭关，商旅不行，后不省方。"《三国志·吴志·诸葛恪传》："自有三秦之地，何不闭关守险，以自娱乐。"《宋书·朱龄石毛修之等传论》："若负其岨远，屈强边垂，则距险闭关，御其寇暴。"②闭门谢客，断绝往来。谓不为尘事所扰。《文选·颜延之<五君咏·刘参军>》："刘伶善闭关，怀情灭闻见。"李周翰注："言伶怀情不发，以灭闻见，犹闭关却归而无事也。"宋·苏舜钦《答韩持国书》："衣食虽足，闭关常不与人相接可乎？"清·梁章钜《归田琐记·和卓阁老纪恩诗》："云龙追逐当时志，愧我衰龄独闭关。"③泛指断绝某件事情。明·谢肇淛《五杂俎·人部一》："叶少蕴云：'某五十后不生子，六十后不盖屋，七十后不做官。'夫子女多寡，听之可也，五十之年，岂遽能闭关乎？"

[10] 净室：清静、干净的屋子（多指和尚或尼姑的住室）。

[11] 涵泳：深入领会。宋·罗大经《鹤林玉露》（卷十三）："正渊明诗意，诗字少意多，尤可涵泳。"明·王世贞《艺苑卮言》（卷一）："西京以还至六朝及韩柳，便须铨择佳者，熟读涵泳之，令其渐渍汪洋。"清·王夫之《夕堂永日绪论外编》（二九）："熟绎上下文，涵泳以求其立言之指，则差别毕见矣。"

[12] 不揣：犹言不自量。多用作谦词。宋·周密《癸辛杂识别集·机速房》："许自乃一不通世务之闽士……而乃令当此。选用之者固谬而自亦可谓不揣矣。"元·王实甫《西厢记》（第一本第二折）："小生不揣有恳，因恶旅邸冗杂，早晚难以温习经史，欲假一室，晨昏听讲。"《醒世恒言·张廷秀逃生救父》："老夫不揣，止有一女，年十九岁了……情愿奉侍

3

箕帚。"《红楼梦》（第八四回）："晚生还有一句话，不揣冒昧，合老世翁商议。"清·龚自珍《在礼曹日与堂上官论事书》："受事以来，于今一年，拙者之效，无所表见，而胸臆间有所欲言，不揣冒昧，欲以上裨高深于百一。"

[13] 鄙陋：庸俗浅薄。有时亦用作谦词。汉·杨恽《报孙会宗书》："言鄙陋之愚心，若逆指而文过。"唐·韩愈《与华州李尚书书》："为国自爱，副鄙陋拳拳之心。"

[14] 采摭：①选取，掇拾。《书序》："于是遂研精覃思，博考经籍，采摭群言，以立训传。"《宋书·礼志三》："昔汉氏之初，承秦灭学之后，采摭残缺，以备郊祀。"宋·苏轼《复改科赋》："殊不知采摭英华也，簇之如锦绣；较量轻重也，等之如锱铢。"明·胡应麟《少室山房笔丛·经籍会通一》："魏晋之间，采摭未备。"清·刘毓崧《〈古谣谚〉序》："采摭期于至详，裁鉴期于至审。"②采集摘录。汉·董仲舒《春秋繁露·盟会要》："采摭托意，以矫失礼。"南朝梁·刘勰《文心雕龙·正纬》："事丰奇伟，辞富膏腴，无益经典，而有助文章，是以后来词人，采摭英华。"宋·陆游《老学庵笔记》（卷十）："太宗时史官张泊等撰太祖史，凡太宗圣谕及史官采摭之事，分为朱墨书以别之，此国中有朱墨本之始也。"明·胡应麟《少室山房笔丛·九流绪论下》："二书采摭颇精，第不备耳。"

[15] 外家：指母亲的娘家。《晋书·魏舒传》："（魏舒）少孤，为外家宁氏所养。宁氏起宅，相宅者云：'当出贵甥。'外祖母以魏氏甥小而慧，意谓应之。"

[16] 秤：权衡；衡量。

[17] 讫：①绝止；完毕。《说文》："讫，止也。"《谷梁传·僖公九年》："毋讫籴。"《汉书·西域传上》："讫不肯拜使者。"唐·李朝威《柳毅传》："言讫。"宋·沉括《梦溪笔谈·活板》："用讫。"清·魏禧《大铁椎传》："言讫不见。"②通"迄"。到，至。《尚书·禹贡》："声教讫于四海。"

[18] 方：指方剂和治疗方法。

[19] 灿然：明白；显豁。汉·董仲舒《春秋繁露·王道通三》："文理灿然而厚，知广大有而博。"宋·罗大经《鹤林玉露》（卷二）："邵蔡二

子，盖将发诸子之所未言，而使理与数灿然于天地之间也，其功亦不细矣。"明·王守仁《传习录》（卷上）："人只要在性上用功。看得一性字分明，即万理灿然。"清·魏源《圣武记》（卷十二）："且章奏文报，灿然指掌。"

[20] 庶几：差不多；近似。《易·系辞下》："颜氏之子，其殆庶几乎？"高亨注："庶几，近也，古成语，犹今语所谓'差不多'，赞扬之辞。"《孟子·梁惠王下》："王之好乐甚，则齐国其庶几乎！"朱熹集注："庶几，近辞也。"《史记·秦始皇本纪》："寡人以为善，庶几息兵革。"宋·罗大经《鹤林玉露》（卷二）："（欧阳公）作奏议，便庶几陆宣公。"

[21] 乐善：即乐善好施。谓乐于行善，喜好施舍。《史记·乐书论》："闻徵音，使人乐善而好施。"宋·周密《齐东野语·朱氏阴德》："朱承逸居雪之城东门，为本州孔目官，乐善好施。"《文明小史》（第五七回）："所以他在外洋虽赶不上辞尊居卑的大彼得，却可以算乐善好施的小孟尝。"欧阳山《三家恭》（十七）："陈君既然乐善好施，我自然也当仁不让。"

[22] 剞劂：雕板；刻印。明·周履靖《<锦笺记>题录》："剞劂生涯日，诗书艺业长。刻字的候列位老爷刊同年录。"清·沉初《西清笔记·纪典故》："内廷有奉诏编纂《宫史》一书，不授剞劂。"况周颐《蕙风词话续编》（卷一）："明末海虞毛氏，始取《花庵》《尊前》诸前，及宋人词稿，尽付剞劂。"

[23] 乾隆戊寅：即乾隆二十三年，公元 1758 年。

[24] 仲秋：秋季的第二个月，即农历八月。古人亦"仲秋"与"中秋"通用，此处或是指中秋节。在《尚书·尧典》中，有"宵中，星虚，以殷仲秋"的记载。

[25] 照碑山人：疑为医家。真实名无法查考。照碑山：即南山，古称雪山，当地叫照碑山，是青海乐都县辖境最高山峰，自西而东，横贯南境。据《西宁府新志·地理志》记载："南山……冬夏积雪不消，耸出万山之上，俨若银屏，又谓之雪山，俗称南山积雪为八景之一也"。攀登绝顶，宛如身在天宫，头顶青云缥缈，脚下冰层晶莹。南山绝顶气候多变。

[26] 书：书写，记录，记载。《说文》："书，著也。"按《说文》序

5

云："著于竹帛谓之书。"《周礼·保氏》："五曰六书。"朱骏声《说文通训定声》："作书。上古以刀录于竹若木，中古以漆画于帛，后世以墨写于纸。"《易·系辞》："易之以书契。"《尚书序》疏："书者，以笔画记之辞。"《论语·卫灵公》："子张书诸绅。"《史记·陈涉世家》："乃丹书帛曰：'陈胜王'，置人所罾鱼腹中。"明·高启《书博鸡者事》："大书一'屈'字，以两竿夹揭之，走诉行御史台。"

目　　录

目

录

— 3 —

女科医则玄要

目录

女科医则玄要

目
录

女科医则玄要

目录

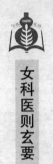

女科医则玄要

目
录

女科医则玄要

目录

女科医则玄要

调 经 章

女子二七天癸至，任脉通，太冲脉盛。天癸者，先天发生、后天充养之阴气，阴气足而任脉通。任脉者，阴脉之海。凡精、血、津、液为其所司，阴海充盛，全身之阴经调也，能妊育胎儿者也。冲脉者，五脏六腑之血海，血海赢盛，月事以时下，故太冲脉[1]为月水之本也。妇人以血为主，血旺则经调[2]，故治妇人之病，当以治血调经[3]为先。心主血，肝藏血，脾统血，凡伤心肝脾者，为经脉之病也。

经水不调

血为水谷之精气，和调于五脏，洒陈于六腑，乃能濡养于一身也。凡其源而生化于脾，统司于心，藏受于肝，宣布于肺，施泄于肾，以灌溉全身。在男子则化为精津[4]，在妇人上为乳汁，下归血海而为经液[5]。精气无损，情志调和，阴阳生长，百脉充实，又何不调之有？

若调病[6]虚实阴阳，先期而至者血热也，后期而至者血虚也。又阳太过则先期而至，阴不及则后时而至，其有乍多乍少、断绝不行、崩漏不止，皆由阴阳盛衰所

1

致，是经不调[7]之大略[8]也。

然先期而至总曰有火。若虚而挟火，当以养营安血为主。亦有无火而先期者，或补中气，或固命门，皆不可用寒凉。后期亦有血热而燥瘀者，或清热补血，或润燥祛瘀，概不可用温热。

妇人坤道以血为基，苟能谨于调护，则血气宣行，其神自清，月水如期，血凝成孕。若脾胃虚不能饮食，营不足月水不行，面无光泽，寒热腹疼，或带下崩漏，或血不流行则成瘕[9]也。

经水不调者，宜调经汤主之。

调经汤

白当归一钱五分，酒洗　淮生地一钱五分，酒蒸，姜汁炒　川芎一钱五分，酒洗　白芍一钱五分，酒炒　广陈皮一钱　香附一钱，酒炒　白术一钱，麸炒　丹皮一钱　砂仁五分，炒　炙甘草五分　水煎服。

妇人一切经水不调，或前或后，或多或少，或经后腹痛，或呕吐，或发烧，或血痨[10]，或久不生育，或室女[11]经来腹痛，宜调经汤治之。

调经汤

泽兰叶三钱　熟地黄一钱五分　当归一钱五分　川芎一钱五分，炒　川楝子一钱，炒　白芍一钱五分，炒　元胡一钱，炒　槟榔一钱　木香五分　小茴香一钱，炒　焦山楂一钱五分　砂仁五分，炒　青皮八分，炒　生甘草一钱　水煎服。

经水不调而无子者，宜调经汤治之。

调经汤

香附四两，童便制 炙甘草一两 茯神一两五钱 陈皮二两，泡去白，炒 为末，每服二钱，空心，用滚汤[12]调下。

【注释】

[1] 太冲脉：冲脉的别称，因其有调养女子的月经和胞胎而得名。《素问·上古天真论》：“（女子）二七而天癸至，任脉通，太冲脉盛，月事以时下，故有子。”李时珍《奇经八脉考·冲脉》：“《素问·水热穴论》曰：三阴之所交，结于脚也。踝上各一行者，此肾脉之下行也，名曰太冲。王启玄曰：肾脉与冲脉并下行，循足合而盛大，故曰太冲。一云冲脉起于气冲，冲直而通，故谓之冲。”

[2] 经调：指月经谐调正常。

[3] 治血调经：治血，治理气血；调经，调整月经。

[4] 精津：指男人精液。

[5] 经液：指妇人月经、经水。

[6] 病：指月经病。

[7] 经不调：月经不调。

[8] 略：大致；概要。《广雅·释言》：“略，要也。”《字汇·田部》：“略，大略，大约也。”

[9] 瘕：病证名。《素问·大奇论》：“肾脉小急，肝脉小急，心脉小急，不鼓皆为瘕”，“三阳急为瘕”。后世医家多有阐述。如《诸病源候论·瘕病候》：“瘕病者，由寒温不适，饮食不消，与藏气相搏，积在腹内，结块瘕痛，随气移动是也。言其虚假不牢，故谓之为瘕也。”《杂病源流犀烛·积聚症瘕痃癖痞源流》：“瘕者假也，假血成形，腹中虽硬，其实聚散无常也，亦往往见于脐上。其原由寒暖失宜，饮食少节，脏腑之气先虚，又复多所劳伤，外而感受风寒，停蓄于内，是故正虚邪实，正不能胜

邪，邪遂挟其力，反假游行之血，相聚相结，而成颗块，推之而动，按之而走。故名曰瘕。"《罗氏会约医镜》："瘕者得之伤血，肋间有块如石，按之痛引少腹，去来无常，肚硬而胀，食减餐泥，假物成形，如血鳖之类。……治宜调养脾胃，磨积消痞，奏效迟缓。"古代瘕病名目繁多，有食瘕、鳖瘕、虫瘕、蛟瘕、虚瘕、血瘕、酒瘕、谷瘕、水瘕、青瘕、燥瘕、黄瘕、脂瘕、狐瘕、肠覃、石瘕等。

[10] 血痨：病名。即干血痨。又称干血。(《金匮要略·血痹虚劳病脉证并治》) 是指由于结核菌侵犯子宫内膜，使子宫内膜丧失其功能而出现闭经者，现代医学又称为结核性闭经。

[11] 室女：未出嫁的女子。在古时，凡未婚未嫁之女子，均指处女。

[12] 滚汤：①沸腾、滚开的水。元·无名氏《一枝花·盼望》（套曲）："谎恩情如炭火上消冰，虚疼热似滚汤中化雪。"明·徐渭《翠乡梦》（第二出）："费尽了哑佯妙方，才成就滚汤雪炀。"《水浒传》（第九回）："夜间听得那厮两个做神做鬼，把滚汤赚了你脚。"②热菜汤。《红楼梦》（第五四回）："也给他们些滚汤热菜的喫了再唱。"

先期而至

经水先期而至者，血热也。血热者，形色多赤[1]。有因脾血燥，或脾郁火，或肝怒火，或血分有热，或劳役动火。脾血燥者宜加味逍遥散，脾郁火者宜归脾汤，肝怒火者宜加味小柴胡汤，血分有热者宜加味四物汤，劳役动火者宜补中益气汤。

加味逍遥散

当归一钱　白术一钱　白芍一钱，酒炒　神曲一钱　柴胡一钱　甘草七分　丹皮七分　栀子七分　水煎服。

归脾汤

人参二钱　白术二钱　茯神二钱　枣仁二钱　元肉[2]二钱　黄芪[3]一钱五分，蜜炙　当归五分　远志五分　广木香五分　甘草五分　水煎服。

加味小柴胡汤

柴胡二钱　半夏二钱　人参二钱　条芩二钱　丹皮一钱五分　栀子一钱五分　甘草一钱　生姜黄二钱　水煎服。

加味四物汤

当归三钱　川芎二钱　赤芍二钱　生地黄二钱　丹皮二钱　柴胡一钱五分　栀子一钱五分　水煎服。

补中益气汤

人参二钱　白术二钱　黄芪七分，蜜炙　当归一钱　川芎一钱　陈皮一钱　白芍一钱，酒炒　熟地黄一钱　神曲五分　炙甘草五分　姜枣引[4]，水煎服。

【注释】

[1] 形色多赤：形色，指两方面的内容，即形体颜色和月经色泽。多赤，即大多数情况下，是赤色的。

[2] 元肉：桂圆肉。

[3] 黄芪：原本为黄耆，后同。黄耆，今俗称黄耆，也许是写耆不妥。《本草纲目》称黄耆，李时珍说耆是长的意思，黄耆色黄为补药之长，故名。《神农本草经》称戴糁，《名医别录》称戴椹、独椹、蜀脂、百本。《药性论》称王孙，与牧蒙同名异物。

[4] 引：引药，俗称药引子。

调经章

不及期而经先行

如生性[1]温和，素无他疾者，责其血盛且热也，方用四物清营汤。

四物清营汤

当归七分　川芎七分　赤芍一钱　生地黄一钱　知母一钱　麦冬一钱　骨皮[2]一钱　甘草五分　水煎，远食[3]服。

如生性急燥，多怒多妒者，责其血气俱热，且有郁也，方用舒郁四物汤。

舒郁四物汤

当归身一钱　川芎一钱　白芍一钱，酒炒　生地黄七分　条芩一钱　黄连一钱，酒炒　香附一钱，炙　甘草五分　水煎，温服。

如形瘦，素无他疾者，责其血热也。用四物汤加芩连方，兼服三补丸和之。

四物加芩连汤

当归一钱　川芎一钱　白芍一钱，酒炒　生地黄一钱　黄芩一钱，酒炒　黄连一钱，酒炒　甘草五分　水煎，食前[4]服。

三补丸

黄芩一钱，酒炒　黄连一钱，酒炒　黄柏一钱，酒炒　炼蜜为丸，白汤[5]送下。

如形瘦，素多他疾且热者，责其冲任内伤也。方用四物益冲汤，更宜常服地黄丸。

四物益冲汤

当归一钱　白芍一钱，酒炒　熟地黄一钱　元参一钱　知母一钱　寸冬一钱　川芎七分　炙甘草五分　姜三片，枣二枚水煎，食前服。

地黄丸

治女子冲任损伤，及肾虚血枯[6]、血少、血闭[7]之症。

熟地黄八钱，焙　山药四两　山萸肉四两，焙　云苓三两　丹皮三两　泽泻三两，去毛　炼蜜为丸，远食，白汤送下。

如曾误服辛热暖宫[8]之药者，责其冲任伏火[9]也，方用四物清任汤，更宜服三补丸和之。

四物清任汤

当归一钱　川芎七分　赤芍一钱　生地黄一钱，酒洗　黄柏一钱，酒炒　知母一钱　木通一钱，去皮　生甘草五分水煎，食前服。

三补丸

方见前。

如形肥，多痰多郁者，责其血虚气热也，方用四物祛痰汤。

四物祛痰汤

当归身七分　川芎七分　生地黄七分，姜汁炒　陈皮五分　半夏五分，滚水[10]泡　云苓五分　甘草五分　条芩一钱　香附一钱，童便[11]浸　黄连一钱，酒炒　生姜为引，水煎服。

如血热先期，紫黑或块，调经汤加黄连方治之。

调经黄连汤

川芎七分　当归一钱　生地黄一钱　益母草一钱　白芍八分　香附八分　丹皮八分　茯苓八分　甘草三分　黄连七分，酒炒　姜三片，枣三枚，水煎，空心服。

【注释】

[1] 生性：从小养成的习性；天性。指个人的脾气性格及秉性。

[2] 骨皮：地骨皮。

[3] 远食：指服药时间，即饮食后离较远久一段时间。

[4] 食前：指服药时间，饮食前一段时间，即吃饭前。

[5] 白汤：①煮白肉的汤或不加佐料的菜汤。②白开水。

[6] 血枯：古病名。指大失血后血液不足而引起的疾病。语出《素问·腹中论》。主要症状有胸胁胀满，甚至妨碍饮食，发病时先闻到腥臭的气味，鼻流清涕、唾血、四肢清冷、目眩、时常大小便出血，病因主要有二：一是少年时曾患大出血症，二是酒色过度，伤了肝肾精血。

[7] 血闭：病名，即经闭。语出《神农本草经》（禹余粮条）：太一禹余粮，味甘，平。治咳逆上气、癥瘕、血闭、漏下，除邪气……"

[8] 暖宫：温暖胞宫

[9] 伏火：即"病不发则相安于不觉"（《瘦吟医赘》）的内在火热之邪。

[10] 滚水：正在开着的或刚开过的水。

[11] 童便：即童子尿。《本草纲目》："尿，从尸从水，会意也。方家谓之轮回酒、还元汤，隐语也。"小儿为纯阳之体，代表著无限生命力的阳气、元气充满全身，尿液是肾中阳气温煦产生的，虽然已属代谢物，但仍然保留著真元之气。古人使用童尿是有讲究的，如童尿用12岁以下的童子；童子要忌食五辛热物；男用童女便，女用童男便；童尿斩头去尾等。

一月而经再行

如性急多怒者，责其伤肝，以动冲任之脉。用四物加柴胡汤主之，更宜常服补阴丸，以写[1]冲任之火。

四物加柴胡汤

当归身二钱　川芎二钱　白芍二钱，酒炒　生地黄二钱柴胡二钱　人参二钱　条芩二钱　黄连二钱　甘草二钱　水煎服。

补阴丸

黄柏二钱　知母一钱　共为细末，蜜调为丸，每服五十丸。

如曾服辛热之药者，用四物黄柏知母汤、三补丸主之。

四物黄柏知母汤

当归一钱　川芎七分　赤芍一钱　生地黄一钱，酒洗黄柏一钱五分，酒炒　知母一钱五分　水煎服。

三补丸

方见前。

如曾损伤冲任之脉[2]者，用四物参母汤、地黄丸主之。

四物参母汤

熟地黄一钱　白芍一钱，酒炒　人参一钱　知母一钱　当归一钱　川芎七分　麦冬一钱　炙甘草五分　大枣三枚　水煎，食前服。

地黄丸

方见前。

【注释】

[1] 写：通"泻"。后同。

[2] 损伤冲任之脉：即损伤冲任之脉本身，使冲任气阴虚损。

经行或前或后

月经或前或后[1]，此由脾胃虚弱，冲任损伤，气血不足。悉[2]从虚治，加减八物汤主之，兼服调经乌鸡丸。

加减八物汤

人参一钱　白术二钱　云苓二钱　当归一钱　川芎一钱　白芍二钱，酒炒　陈皮一钱　丹皮一钱　丹参一钱　香附一钱　炙甘草五分　姜枣引，水煎，食前服。

调经乌鸡丸

专治妇人脾胃虚弱，冲任损伤，气血不足，经候不调，以致无子[3]者，服之屡验。

白乌骨雄鸡[4]一只　要未镦[5]者，以粳米喂养七日，勿令食虫蚁野物，吊死，去毛并杂细，以一觔[6]为率[7]。用生地黄二两、熟地黄二两、天门冬二两、麦门冬二两，放鸡肚中，甜美醇酒[8]十碗，入沙锅内煮烂，取出，再用桑木火上焙。去药，更以余酒淹尽，焙至焦枯，研罗为末。再加杜仲二两，盐水炒、人参二两、肉苁蓉二两，酒洗、故纸二两，炒、小茴香一钱，炒、当归身二两、川芎二两、白术二两，土炒、丹参二两、云苓二两、香附四两，酒炒、砂仁一两、炙甘草一钱，共研末。和上末，黄酒[9]调面糊为丸，每服十丸，空心[10]，温酒[11]送下，或米饮[12]下。

月经或前或后，脾土不胜，不思饮食，由此血衰[13]，故月水往后[24]，或次月饮食多进，月水又往前[15]矣。治宜理脾，脾旺则血匀气顺，自然应期，宜用紫金丸。

紫金丸

青皮五钱　陈皮五钱　苍术六钱　槟榔六钱　砂仁六钱红豆六钱　良姜　乌药八钱　香附八钱　三棱一两　蓬术二两　枳壳八钱　共为末，粳米糊为丸，食后[16]，米汤[17]下百丸。

经事或前或后，或多或少，宜用调经汤治之。

调经汤

当归一两　川芎五钱　白芍六钱　玄胡[18]二钱　肉桂

二钱　为末，每服四钱，食远[19]，滚水下。煎汤，亦妙。

【注释】

[1] 月经或前或后：即月经愆期。

[2] 悉：副词，表示范围，相当于"全"、"都"。《尚书·汤誓》："格尔众庶，悉听朕言。"

[3] 无子：病名。出《脉经》（卷九）："妇人少腹冷恶寒久，年少者得之，此为无子。"无子即指不孕症。

[4] 白乌骨雄鸡：指白毛雄性的乌骨鸡。最多见的乌骨鸡遍身羽毛洁白，有"乌鸡白凤"的美称。乌骨鸡，以武山乌骨鸡为最佳。武山乌骨鸡，又称泰和乌鸡。即产于江西泰和县武山西岩汪陂村的乌鸡。乌骨鸡又叫乌鸡、药鸡、绒毛鸡、黑脚鸡、松毛鸡等，为我国土特产鸡种，原产于我国江西省泰和县武山西岩汪陂村。《泰和县志》记载："武山鸡，口内生香，以乌骨、绿耳、红冠、五爪，毛白色者为最佳。……能治虚症、阴症、痘症，其功效在汤不在肉。"相传，清朝乾隆年间，泰和养鸡人涂文轩氏，选了几只最好的乌鸡作为贡品献到京城，乾隆如获珍宝，赐名"武山鸡"，并且封了涂文轩的官职。李时珍在《本草纲目》里说"乌骨鸡，有白毛乌骨者、黑毛乌骨者、斑毛乌骨者，有骨肉皆乌者，肉白乌骨者，但观鸡舌黑者，则骨肉俱乌，入药更良"。可见，在乌骨鸡中"舌黑者"，"骨肉俱黑"，"入药更良"，是突出骨色和肉色都是黑色的为佳品。

[5] 镦：同"骟"。阉割。《篇海类编·珍宝类·金部》："镦，与骟同，去畜势。"《正字通·金部》："今俗雄鸡去势去谓之镦，《臞仙肘后经》作'镦鸡'。"清·郝懿行《证俗文》（卷十七）："凡牡而去势者曰净猫、善狗、镦鸡、阉猪、羯羊、宦牛、骟马。"骟，割掉家畜、家禽的睾丸。《广韵·魂韵》："骟，去畜势。出《字林》。"

[6] 觔：同"斤"。《字汇·角部》："觔，今俗多作'斤'字。"

[7] 率：比率。《集韵·术韵》："率，约数也。"

[8] 甜美醇酒：甜酒，即醪糟汁。

[9] 黄酒：①谷物酿造的酒统称为黄酒。黄酒是一种酒精纯度低，营养丰富的发酵饮料酒，是我国的特产。早在夏代以前，也就是四千年以前就已问世。《诗经》有"十月获稻，为此春酒"的记载，其"春酒"，就是用稻谷酿造而成的酒品。历经数千年，随品种增加，黄酒的称谓也就愈来愈多，先秦有黄流；唐代有鹅黄、黄金液、真珠红、荔枝绿、红酒；宋代有黄封、红友、鸭绿、莲花白；明清有金酒、黄娇、状元红、竹叶青、三白酒、碧酒等等。明代以来，用谷物酿造出来的酒，在色泽上大多数为黄色或近似黄色，所以逐渐就将谷物酿造的酒统称为"黄酒"，并且成了民间居家过日子离不开的饮料酒。②黄酒是煮菜用的料酒。属米酒中的一类，即现在煮菜经常用的"料酒"。

[10] 空心：服药时间，指未进食时，即肚子空着，没有吃东西，俗称空肚子。

[11] 温酒：将酒温热。中国人很早就有将酒温热饮用的习惯。商周的青铜酒器中，就有用于温酒的器皿。晋代文人左思（约公元250～305年）在《魏都赋》中有"冻体流澌，温酎跃波"的文句，明确说到温酒。

[12] 米饮：即米汤。米，指大米。

[13] 血衰：血衰少。

[14] 月水往后：即月经后期。

[15] 月水又往前：即月经先期。

[16] 食后：指服药时间，饮食后一段时间，即吃饭后。

[17] 米汤：用大米加水煎熬，煮熟米后，滤去米剩下的汤。

[18] 玄胡：即延胡索，也称元胡、延胡。

[19] 食远：指服药时间，即远食。

过期而至

月水过期而至[1]者，血虚也。血虚者，形色多淡[2]。有因脾血虚，或肝血虚，或气虚血弱。脾血虚者宜人参养营汤，肝血少者宜六味地黄丸，气虚血弱者宜八珍汤。

人参养营汤

人参三钱　白术三钱　当归三钱　茯苓二钱　熟地黄三钱　黄芪二钱，蜜炙　肉桂二钱　五味子二钱　陈皮二钱　远志二钱　白芍一钱，酒炒　炙甘草一钱　水煎服。

六味地黄丸

治肝肾血虚，及女子冲任损伤之证[3]。

熟地黄八钱　山药四两　山萸肉四两　云苓三两　丹皮三两　泽泻三两　炼蜜为丸，白汤送下。

八珍汤

人参一钱　白术一钱，土炒　云苓一钱　当归身一钱，酒洗　白芍八分，酒炒　川芎六分　炙甘草四分　枸杞子一钱　杜仲一钱，盐酒炒　熟地黄一钱　煨黑姜一片　枣一枚　水二钟[4]煎，食后服。

如肚痛[5]，加延胡[6]三钱；潮热，加黄芩三钱、柴胡三钱。

【注释】

[1] 月水过期而至：即月经后期。

[2] 形色多淡：形色，指两方面的内容，即形体颜色和月经色泽。多淡，即大多数情况下，颜色是浅淡的。

[3] 证：原本为"症"字，今改之，后同。

[4] 钟：古时盛酒的器皿。《说文·金部》："钟，酒器也。"现也称

"蛊"。

[5] 肚痛：即腹痛。

[6] 延胡：即延胡索，也称元胡、玄胡等。

期过而经后行

期过而经后行[1]者，如生性温和，素无他疾，责其血虚少也，八物汤主之。

八物汤

川芎一钱　白芍酒炒，二钱　元参一钱　云苓一钱　白术一钱　归身二钱　生地黄二钱　甘草五分　生姜为引，水煎，食后服。

如生性急燥、易怒、多妒[2]者，责其气逆血少也。用八物香附青皮汤主之，更宜常服苍莎丸以调之。

八物香附青皮汤

元参一钱　云苓一钱　白术一钱　当归身一钱　川芎一钱　白芍一钱，酒炒　生地黄一钱　青皮一钱五分　香附一钱五分　甘草五分　生姜为引，水煎服。

苍莎丸

和中开郁。

苍术三两，米水[3]浸　香附三两，童便浸　黄芩一两，酒炒　共为细末，汤[4]浸蒸饼为丸，白汤送下。

如形瘦，素无他疾者，责其血气俱不足也，用十全大补汤主之。

十全大补汤

人参一钱　白术一钱,土炒　云苓一钱　当归一钱　川芎一钱　白芍一钱,酒炒　熟地黄一钱　黄芪一钱,蜜炙肉桂五分　炙甘草一钱　姜枣引,水煎服。

如形瘦食少,责其脾胃衰弱、气血虚少也。用异功散加川芎当归汤主之,兼服地黄丸。

异功散加川芎当归汤

人参一钱　白术一钱　陈皮一钱　当归身一钱　川芎一钱　炙甘草五分　姜枣引,水煎服。

地黄丸

方见前。

如形肥,饮食过多之人,责其湿痰壅滞,躯肢迫塞[5]也。用六君子加归芎汤主之,兼服苍莎丸。

六君子加归芎汤

人参一钱　白术一钱　云苓二钱　陈皮一钱　半夏七分当归身一钱　川芎一钱　香附一钱　炙甘草五分　生姜为引,水煎服。

苍莎丸

方见前。

如平素多痰者,责其脾胃虚损,气血失养也,用参术苓砂丸。

参术苓砂丸

人参八钱　白术八钱　云苓八钱　砂仁五钱　陈皮三钱　莲肉[6]八钱　当归身七钱五分　炙甘草三钱　山药一两　川芎一钱　菖蒲五钱　共为细末，米煮饭为丸，米汤饮下。

【注释】

[1] 期过而经后行：即月经后期。

[2] 妒：嫉妒，小心眼。

[3] 米水：淘米水，即洗大米用过的水。

[4] 汤：此处用米汤。米汤有健脾之功效，脾胃健则血气生。

[5] 躯肢迫塞：躯，躯体；肢，四肢。迫，闭。《改并四声篇海·辵部》引《玉篇》："迫，闭也。"塞，堵塞。

[6] 莲肉：即莲子肉。

数月而经一行

如瘦人，责其脾胃弱、气血虚也，用十全大补汤及地黄丸主之。

十全大补汤

方见前。

地黄丸

方见前。

如肥人，责其多痰[1]，兼气血虚也，用六君子加苍莎导痰丸主之。

六君子汤

人参一钱　川芎一钱　半夏七分　甘草五分　白术一钱
云苓一钱　陈皮一钱　苍术一钱，米水浸　当归身一钱　香
附一钱，童便炒　枳壳一钱　生姜为引，水煎服。

苍莎导痰丸

苍术二钱　香附二钱　陈皮一两五钱　云苓一两五钱
枳壳一两　半夏一两，姜炙　南星一两，姜炙　炙甘草一两
共为细末，汁[2]浸蒸饼为丸，淡姜汤下。

【注释】

[1] 多痰：此处多痰，是由于脾胃虚弱所引起。

[2] 汁：此处宜用生姜汁，生姜汁有健脾祛痰之功效。

血寒经迟[1]

凡血寒者，经必后期而至。然血何以寒？亦[2]惟[3]
阳气不足，则寒从中生[4]，而生化失期，是即所谓寒
也。血寒经过期，调经汤加煨姜肉桂方治之。

调经加煨姜肉桂汤

川芎七分　当归一钱　生地黄一钱　益母草一钱　白
芍八分　香附八分　丹皮八分　茯苓八分　甘草三分　煨姜
三分　肉桂三分　大枣三枚　空心，温服。

血热经迟

血热者经期常早，此营血流利[1]及未亏甚者多有之。其有阴火内烁，血本热而亦每过期[2]者，此水亏[3]血少燥涩而然。治宜清火滋阴，宜加味四物汤、加减一阴煎、滋阴八味丸主之。

加味四物汤

当归一钱　川芎七分　赤芍七分　熟地黄二钱　丹皮一钱　柴胡一钱　栀子一钱　水煎服。

加减一阴煎

生地黄一钱　熟地黄一钱　麦冬一钱　白芍一钱，酒炒　知母一钱　地骨皮五分　炙甘草三分　水煎服。

滋阴八味丸

山药四两　丹皮三两　茯苓三两　山茱萸三两　泽泻二两　黄柏二两　熟地黄八两　知母二两　共为细末，蜜丸，如梧桐子大[4]，白汤下。

调经章

如血热过期，紫黑或块，调经黄连汤治之[5]。

调经黄连汤

方见前。

【注释】

[1] 流利：顺畅，调和。

[2] 过期：即月经过期而至，月经后期也。

[3] 水亏：水，阴也；水亏，即阴虚阴亏。

[4] 梧桐子大：梧桐子，为梧桐科植物梧桐的种子，其大小如胡椒。作为剂量，"梧桐子大"相当于现代的0.25ml。

[5] 调经黄连汤：在前文有"如血热先期，紫黑或块，调经汤加黄连方治之"的条文和"调经黄连汤"方剂，因此调经黄连汤主治证应为：血热月经不调，或先期而行，或过期而至，色紫黑或有块。

经闭不行

凡妇人女子[1]，经闭不行，其候有三：一则脾胃伤损，饮食减少，气耗血枯而不行者。法当补其脾胃，养其血气，以待气充血生，经自行矣。不可妄用通经之剂，则中气益[2]损，阴气益乾[3]，致成痨瘵[4]之疾而不可救，所谓索千金于乞丐，箠楚[5]日加，徒毙其生而已。

一则忧愁思虑，恼怒怨恨，气郁血滞而经不行者，法当开郁气、行滞血而经自行。苟用补剂，则气得补而益结，血益凝聚，致成癥瘕[6]胀满之疾，所谓养虎为遗患也。

一则躯肢迫塞，痰涩壅滞而经不行者，法当行气导痰，使经得行，斯谓之治矣。

经闭，败血停积五脏，流入四肢而作浮肿者，宜调经汤主之。

调经汤

川芎七分　当归一钱　生地黄一钱　益母草一钱　白芍八分　香附八分　丹皮八分　茯苓八分　甘草三分　姜三片　枣一个　空心，温服。

临期正行作痛，加元胡八分、青皮八分；临行继断不来，积块刺痛，加红花五分、苏木五分、桃仁五分；经水过多，加黄芩一钱、蒲黄炒，八分；经来饮食不思，加白术八分、陈皮五分、砂仁五分；肥人多痰，赤白带下，加南星八分、苍术八分；气虚血弱，四肢虚软，面无颜色，加人参五分、黄芪五分。

如因脾胃损伤，血枯不行者，用加减补中益气汤主之。更宜常服参术大补丸、乌鸡丸，以经行为度。

加减补中益气汤

人参二钱　白术二钱　黄芪七分，炙　柴胡七分　炙甘草五分　当归身七分　川芎七分　白芍七分，酒洗　陈皮七分　神曲五分，炒　麦芽五分，炒　姜枣引，水煎温服。

参术大补丸

经水过期后行，平素多痰，脾胃虚损，气血失养。

人参五钱　白术三钱　白茯苓三钱　陈皮三钱　莲肉三钱　当归身三钱　炙甘草三钱　山药一两　砂仁五钱　川芎五钱　石菖蒲五钱　上为末，薄荷包米煮饭为丸，米饮送下。

乌鸡丸

专治妇人气血两亏，羸瘦内热，骨蒸劳热，经候不调，崩漏带下者，服之屡验。

泰和乌骨鸡二斤，去毛、爪、肠　用石斛二两半煎煮去渣取汁，加入土酒[7]一斤、醋一斤，将乌骨鸡煮烂去骨，再加生晒参一钱、甘草蜜炙，一钱、五味子一钱、栀子一钱、艾叶一钱、黄连一钱、北沙参三钱、丹参三钱、玄参三钱、白术麸炒，三钱、白芍麸炒，三钱、茯苓三钱、山药三钱、牛膝三钱、川芎三钱、续断三钱、杜仲炒，三钱、当归三钱、天麻三钱、地黄三钱、牡丹皮三钱、麦门冬三钱、菟丝子三钱、柴胡三钱，烘干研细末，炼蜜为丸，如梧桐子大，白汤送下。

如因气郁血闭不行者，用开郁二陈汤主之，更宜服四制香附丸，以经行为度。

开郁二陈汤

陈皮一钱　云苓一钱　苍术一钱　香附一钱，童便浸　川芎一钱　半夏七分。泡，炒　青皮七分　莪术七分，煨　槟榔七分　甘草五分　木香五分　生姜引，水煎服。

四制香附丸

此丸乃妇人常用之要药也。

香附一斤。净，杵，分四制，金泉烧酒[8]、醋、盐水、童便各浸三日，焙研　天台乌药八两　共为末，醋糊为丸，白汤下。

如因痰者，用苍莎导痰丸主之。更服开郁二陈汤加枳壳一钱，去莪术。

苍莎导痰丸

方见前。

开郁二陈加枳去莪汤

陈皮一钱　云苓一钱　苍术一钱　香附一钱，童便浸　川芎一钱　枳壳一钱　半夏七分。泡，炒　青皮七分　槟榔七分　甘草五分　木香五分　生姜引，水煎服。

不论室女妾妇，怀恨不伸，故多经闭劳疾[9]，或用香附丸、参术大补丸，攻补兼行，庶几[10]可治。此七情之变[11]，无以法治者也。

香附丸

经水不调，或经闭带下，胸闷胀痛，临经小腹疼痛。

香附六两，醋制　当归四两　川芎一两　白芍二两，炒　熟地黄二两　白术二两，炒　砂仁半两　陈皮一两　黄芩一两　上碎细末，炼蜜为丸，如梧桐子大，温水送下。

参术大补丸

方见前。

有经闭不行，骨蒸潮热[12]，脉虚[13]者，增减八物柴胡汤主之。

增减八物柴胡汤

人参一钱　云苓一钱　炙甘草五分　当归身一钱　白芍一钱，酒拌炒　生地黄一钱　麦门冬一钱　知母一钱　北柴胡一钱　骨皮一钱，有汗加之　丹皮一钱，无汗加之　竹叶为引，煎服。

凡妇人血虚有热者，皆可服之。如热太甚，服此不平者，加黑干姜一钱，神效。

有经闭不行，潮热，咽燥唇干，脉实[14]者，四物凉膈散主之。

四物凉膈散

当归身一钱　川芎一钱　赤芍一钱　生地黄一钱　黄芩一钱，酒炒　黄连一钱，酒炒　栀子一钱，酒炒　连翘一钱　桔梗一钱　甘草五分　薄荷叶五分　淡竹叶十皮煎服。

凡血实形盛，脉有力者，皆可服之。

凡妇人瘀积经闭者，宜活血调经，调经汤主之。

调经汤

当归二钱　延胡索二钱　白术二钱　香附一钱　白芍一钱　生地黄一钱　川芎一钱　陈皮一钱　丹皮一钱　甘草五分　益母草三钱　水煎，经来时日[15]，空心服。

【注释】

[1] 女子：未嫁未婚之女。

[2] 益：副词。更加。清·刘淇《助字辨略》（卷五）："益，加甚之辞也。"《孟子·梁惠王下》："如水益深，如火益热。"

[3] 阴气益乾：阴气，即阴血。乾，与"湿"相对的词，乾枯。

[4] 痨瘵：病名，亦称劳瘵。痨瘵包括现代医学中的肺结核病，以及某些肺外结核。《三因极一病证方论》始以"痨瘵"定名，并指出与"予事而忧则'肺劳'"为"各一门类，不可不知"，从发病学上把痨瘵与一般的虚劳进行了界定。病因方面，在唐代关于肺虫说的基础上，创立了"痨虫"、"瘵虫"之说。在治疗方面，《仁斋直指方》已提出"治瘵疾，杀瘵虫"的重要观点。《丹溪心法·痨瘵》倡"痨瘵主乎阴虚"之说，突出病理重点，确立了滋阴降火的治疗大法。《医学入门·痨瘵》指出"潮、汗、咳嗽、见血、或遗精、便浊、或泄泻，轻者六症间作，重者六症兼作"。《明医杂著》："睡中盗汗，午后发热，哈哈咳嗽，倦怠无力，饮食少进，甚则痰涎带血，咯吐出血；或咳血、吐血、衄血，身热，脉沉数，肌肉消瘦，此名痨瘵。"

[5] 箠楚：箠、楚，杖木之名。古代杖刑用具，因此引申为杖刑、拷打的通称。《文选·司马迁〈报任少卿书〉》："太上不辱先，其次不辱身……其次关木索被箠楚受辱。"李善注："《汉书》曰：'箠长五尺。'《说文》曰：'棰，以杖击也。'箠与棰同，以之笞人，同谓之箠楚。箠、楚，皆杖木之名也。"唐·元稹《授刘悟检校司空幽州节度使制》："守臣婴疾，幕吏擅权，挠政行私，亏恩剥下，过为箠楚，妄作威稜。"明·屠隆《昙花记·阎君勘罪》："伏后，你可手执铁鞭，亲行箠楚。"《汉书·路温舒传》："棰楚之下，何求而不可得？"又《韩延寿传》："民无棰楚之忧。"亦作"捶楚"。

[6] 癥瘕：妇女下腹部、腹中结有包块，伴腹胀、满闷，或阴道出血，小腹疼痛者，统称为癥瘕病。本病一般是由于气滞、血瘀、痰湿而引起。癥瘕是中医特有的病症名称，是基于中医的理论，对人体病理变化作出的诊断。可惜在目前所谓"西医诊断，中医治疗"的大气候中，中医已

经基本交出了独立思考、判断的权力，人云亦云，随声附和，沦为西医学的附庸。很少有人再用癥瘕做诊断。"癥"字也被简化成了"症"。

[7]　土酒：即指青海本地的一种土酒，可能是以青稞为主要原料酿制的白酒。这种土酒的生产已有300余年历史，民间素有土法酿制熬酒传统，名为"酩"。以作坊形式酿制，始于明末清初，山西"客娃"将杏花村酿酒技术带到青海，并用当地黑青稞作主料，配以豌豆、黑燕麦等酿造出别具风味"威远烧酒"。此后，历经各家烧房的酒大工、曲大工不断实践，形成了从踩曲、制坯到蒸馏一套完整的酿造技艺，自成体系。特点是香味纯正，酒体澄明，醇和绵软，回味悠长。主要是藏族以及西北地区土著民族的民间传统酒精饮料，流行于西藏、青海、四川及云南等地藏族、土著民族聚居区。以产于西藏、青海等地的为上等佳品。

[8]　金泉烧酒：金泉：即甘肃酒泉，古时名字叫"金泉"。《十三州志》说："福禄城，谢艾所筑，下有金泉，味如酒。有人饮此泉水，见有金色从山中照水，往取得金，故名。"烧酒：古人把蒸馏器称烧锅，把生产作坊叫作烧坊，所酿制的蒸馏酒自然称为烧酒。敦煌壁画中有一幅十一世纪西夏时代的酿酒蒸馏壁画，说明当时就已经生产蒸馏酒了。

[9]　劳疾：因长期劳伤虚损，妇女或生产血伤不止，致身羸而黄，体瘦心怯，盗汗，饮食不进，妇女则赤白带下不绝等为表现的一类慢性消耗性疾病。

[10]　庶几：或许，也许。表示希望或推测。《史记·秦始皇本纪》："寡人以为善，庶几息兵革。"《宋史·文天祥传》："而今而后，庶几无愧。"

[11]　七情之变：七情，喜、怒、忧、思、悲、恐、惊也；变，变化，改变。因七情发生变化，派生出多种疾病。如清·李用粹《证治汇补·噎膈》认为噎"有气滞者，有血瘀者，有火炎者，有痰凝者，有食积者，虽有五种，总归七情之变"。七情中的"悲、忧、惊、恐"都属情感之症，相当于现今的"抑郁症"与"焦虑症"。抑郁之情属于"悲、忧"，而焦虑状态则表现为"惊恐、易怒"，在现实生活中，抑郁与焦虑两种病理情绪较为常见。

［12］骨蒸潮热：骨蒸，病名。①五蒸之一。发热似自骨髓蒸蒸而出。《外台秘要》（卷十三）："骨髓中热，称为骨蒸。"《诸病源候论·虚劳骨蒸候》："蒸病有五。一曰骨蒸，其根在肾，且起体凉，日晚即热，烦躁，寝不能安，食无味，小便赤黄，忽忽烦乱，细喘无力，腰疼，两足逆冷，手心常热，蒸盛过伤，内则变为疳，食人五藏。"并常见有盗汗、遗精、梦交，或月经失调等证，由阴虚内热所致。又为二十三蒸之一。《诸病源候论·虚劳骨蒸候》："骨蒸，齿黑。"②指痨瘵。《杂病广要·骨蒸》："骨蒸即后世所称痨瘵是也。"潮热，是一种时有时无的热型，就像潮水一样，是阴虚发热的特征。骨蒸潮热，一般发热不高，好像是从骨子里往外透地一样，象蒸笼蒸蒸而出的感觉。

［13］脉虚：脉呈虚象。

［14］脉实：脉呈实象，即不虚之象。

［15］经来时日：指行经之时。但临床上治疗经闭患者，服药时间不局限于此。

经水多少

瘦人经水来少者，责其血虚少也，用四物汤加人参主之。肥人经水来少者，责其痰凝经隧[1]也，用二陈加芎归汤主之。

四物加人参汤

人参一钱　当归身一钱　川芎一钱　白芍一钱，酒炒　生地黄一钱　香附一钱，便炒　炙甘草一钱　姜枣为引，水煎服。

二陈加芎归汤

陈皮一钱　云苓一钱　当归身一钱　川芎一钱　香附一

钱　枳壳一钱，米炒　半夏八分　甘草五分　滑石三分　生姜为引，水煎服。

凡经水来太多者，不问肥瘦，皆属热也[2]。用四物加芩连汤主之，兼服三补丸。

四物加芩连汤

当归身一钱　白芍一钱，酒炒　知母一钱　生地黄一钱　条芩一钱　黄连一钱，酒炒　川芎一钱　熟地黄五分　黄柏七分　水煎服。

三补丸

方见前。

【注释】

[1] 经隧：经，经络、经脉。隧，血气津液等运行分泌的通道。《素问·调经论》："五脏之道，皆出于经隧，以行血气。"王冰注："隧，潜道也。"隋·巢元方《诸病源候论》（卷三）："曰五谷入于胃也，其糟粕津液宗气，分为三隧。"

[2] 凡经水来太多者，不问肥瘦，皆属热也：此句所论，应要注意"经水来太多"之意。如果不是"太多"，而只是"多"，那也有可能是因气虚而致者。

经水色异[1]

经水色紫[2]者，热也，香连四物汤主之。

香连四物汤

当归尾二钱　川芎二钱　赤芍二钱　香附二钱　生地

黄二钱　黄连二钱　丹皮二钱　甘草二钱　水煎服。

经水色淡[3]者，虚也，八物汤主之，更宜常服地黄丸。

八物汤

人参一钱　白术一钱　云苓一钱　当归身一钱　川芎一钱　白芍一钱，酒炒　熟地黄一钱　黄芪一钱，炙　炙甘草五分　香附一钱　姜枣引，水煎服。

地黄丸

方见前。

经来全白色[4]，五心烦热，小便作痛，面色青黄，乃血气虚也，宜服乌鸡丸。

乌鸡丸

乌鸡肉三两，去皮油不用，酒蒸熟　山药一两，炒　肉桂一两　肉苁蓉一两，酒洗净，炒　蒲黄一两，炒黑　当归一两　山茱萸一两　白芍一两　熟地黄一两五钱　大附子三钱，制　鹿茸一钱，酥制　川芎五钱　上为末，粳米糊丸，空心，酒下百丸。

经来成块如葱白色[5]，或如死猪血黑色[6]，头昏目暗，口唇麻木，此虚冷也，宜服内补当归丸。药忌寒凉。

内补当归丸

续断一两　阿胶一两，炒珠　蒲黄一两，炒黑　肉苁蓉一两，酒洗净，炒　浓朴一两，姜汁炒　山茱萸一两　白茯

苓一两　香附一两，童便制　当归一两　白芷一两　川芎八钱　白芍八钱　炙甘草五钱　干姜五钱　熟地黄一两五钱

上为末；炼蜜丸，空心，白汤下八十丸。

经来如鱼脑髓[7]，双脚疼痛不能举动，乃下元虚冷，更兼风邪所致。当行血行气，宜服肃风止痛汤。

肃风止痛汤

天麻四钱　僵蚕三钱，炒　紫金皮三钱　乌药三钱，炒　牛膝二钱　独活二钱　川芎二钱　当归三钱　乳香三钱，去油　南藤二钱　补骨脂四钱，炒　生姜三片　葱白二茎　水酒煎，空心服。

经来色绿[8]者，加减四物汤治之。

加减四物汤

附子三钱　鹿茸一钱　山药五钱　肉苁蓉五钱　肉桂五钱　蒲黄五钱，炒　当归五钱　萸肉五钱　白芍一两　熟地黄一两五钱　乌骨鸡肉去皮、油，酒蒸，三两　共捣，米糊为丸，空腹，酒下三十丸。

经来如铜绿水[9]，全无红色，乃大虚大冷也，宜服乌鸡丸。忌用凉药。

乌鸡丸

方见前。

经来色黄[10]，如黄泥水者，此大虚症也，宜用加味四物汤，以暖其经，以和其血治之。最忌凉药。

加味四物汤

当归八钱　乌药八钱，炒　川芎八钱　玄胡索八钱　茴香八钱　白芍八钱，酒炒　熟地黄二钱　姜枣引，水煎，空心服。

经来如猪肝水[11]，五心烦热，腰腹疼痛，面黄肌瘦，不思饮食，此气血皆虚也。先用黄芩汤退其烦热，后用调经丸调其气血。

黄芩汤

黄芩六分　当归一钱　川芎八分　天花粉七分　知母七分，酒炒　苍术七分　白芍七分　水煎服。

调经丸

生地黄一两　熟地黄一两　当归一两　白芍一两　三棱一两　蓬术一两　玄胡索一两　白茯苓一两　川芎八钱　砂仁八钱　乌药八钱，炒　香附一两二钱　大茴二两　小茴二两　上为末，粳米糊丸，如梧子大，每服百丸，酒下。

经来如屋漏水[12]，头昏目眩，小腹作痛，更兼白带，咽中臭如鱼腥，恶心吐逆，此血虚有热也。先用理经四物汤，后用内补当归丸。

理经四物汤

川芎一钱　当归一钱　白芍一钱　生地黄一钱　白术一钱，蜜炙　柴胡一钱　香附一钱，童便制　玄胡索一钱　黄芩八分　三棱八分　水煎，临卧服。

调经章

31

内补当归丸

方见前。

经来臭如腐肉[13]，此乃血弱，更伤热物。譬如沟渠水干，天气无雨，久则臭也。身衰旧血少，新血不生，则臭如夏月腐肉。宜服龙骨丸，兼服通瘀饮。

龙骨丸

龙骨一两，煅　海螵蛸一两　生地黄一两　白芍八钱　当归八钱，酒炒　牡蛎粉八钱　川芎八钱　黄芩八钱　白茯苓八钱　共为末，炼蜜丸，空心，酒下百丸。

通瘀饮

当归八分，酒洗　三棱八分　莪术八分　赤芍八分　丹皮八分　白术八分，蜜炙　香附八分，童便制　猪苓八分　陈皮八分　木通八分　生姜一片　水煎服。

以上各例调经之法，并宜于经候行时[14]，连进十余服，下次经候则不愆[15]矣。如丸药，则宜常久服之，乃效。

【注释】

[1] 经水色异：以色泽改变为主征的月经病变。

[2] 经水色紫：即经来色紫。经来色紫，病证名。指经血呈紫红色。参见《竹林女科证治》。多因情志不舒，肝气郁结化火，火热灼血，以致经色紫红，质稠黏，症属实热，治宜清热调经。也有血瘀见色紫者。

[3] 经水色淡：即经来色淡。经来色淡，病证名。指月经颜色浅淡。参见《竹林女科证治》。多因气血俱虚，脾肾阳虚，运化功能减弱所致。

《女科经纶》中引朱丹溪语："色淡者，虚而有水混之也。"治宜补气益血。也有寒者见色淡者。

　　[4] 经来全白色：即经来白色。经来白色，病证名，亦称经水全白。指经水颜色极浅似白色。

　　[5] 经来成块如葱白色：病证名。《叶氏女科证治》："经来成块如葱白色，或如死猪血黑色，头昏目暗，口唇麻木，此虚冷也。"临床少见。

　　[6] 如死猪血黑色：即经来黑色。经来黑色，病证名。指月经来时，色如黑灰或如黑豆汁样。《竹林寺女科秘方》："此属虚弱血衰之症。如见面色青，嗜睡，或卧不安，五心烦热，口舌干，头目眩晕，小腹作痛者，宜服调经丸。若沉黑色败，由于虚寒者，宜补中益气汤、理中汤、归脾汤等温之。"

　　[7] 经来如鱼脑髓：病证名。《叶氏女科证治》："经来如鱼脑髓，双脚疼痛，不能举动，乃下元虚冷更兼风邪所致。当行气行血。"临床少见。

　　[8] 经来绿色：病证名。即经来如铜绿水。

　　[9] 经来如铜绿水：病证名。又名经来绿色。《叶氏女科证治》："经来全无红色，乃大虚大冷也。忌用凉药，宜用乌鸡丸。"临床少见。

　　[10] 经来色黄：即经来如黄泥水。经来如黄泥水，病证名。又名经来黄色、月水色黄。《竹林寺女科秘方考》："经来如黄泥水，全无血色，乃大虚大寒，不可用凉药。"临床少见。

　　[11] 经来如猪肝水：即月经来如胆水。月经来如胆水，病证名。指经期阴道流出黄绿色的液体。《女科备考》："月经来如胆水，五心作热，腰痛并小腹痛，面色萎黄，不思饮食，乃气血虚弱。"

　　[12] 经来如屋漏水：病证名。屋漏水，即下雨天，茅草屋漏雨滴下的雨水，其颜色象死猪血淡黑色状。

　　[13] 经来臭如腐肉：病证名。《竹林女科证治》："此乃血弱，更伤热物。譬如沟渠水干，天气无雨，久则臭也。身衰旧血少，新血不生，则臭如夏月腐肉。"

　　[14] 经候行时：即月经行经之时。

　　[15] 不愆：不错过时期。南朝齐·王融《永明九年策秀才文》（之二）："将使杏花菖叶，耕穫不愆。"即谓月经正常不愆期。

经候诸痛

经水将来，而脐腹绞痛[1]，此血涩不行以作痛也。宜服通经汤。

通经汤

熟地黄七分　当归七分　川芎七分　白芍七分　川楝子七分，炒　小茴香七分　槟榔七分　玄胡索七分　木香七分　水煎，食前服。

凡经水将行，腰胀腹痛者[2]，此气滞血实[3]也，桃仁四物汤主之。

桃仁四物汤

当归尾一钱　川芎一钱　赤芍一钱　丹皮一钱　香附一钱，童便制　玄胡索一钱　生地黄五分　红花五分　桃仁廿五粒，另捣如泥，冲服　水煎，临服时入桃仁泥，空心服。

如瘦人，责其有火，加黄连一钱，酒炒、条苓一钱，酒炒。

如肥人，责其有痰，加枳壳一钱，米炒、苍术一钱，米泔[4]浸、半夏一钱，制。

冲任脉虚，风寒客搏[5]，气结凝滞，每经候将行，脐腹先作撮痛[6]，或小腹急胀，攻注[7]腰脚疼重。调经汤主之。

调经汤

当归一两，洗焙　半夏一两，汤洗七次　炙甘草一两麦门冬一两，去心　五加皮一两　熟干地黄一两，洗焙　川芎一两　吴茱萸一两，汤洗七次　肉桂一两，去粗皮　牡丹皮一两　赤芍药一两　乌药一两　人参一两，去芦头　红花一两　没药半两，另研　生姜五片　上㕮咀[8]，每服五钱，水一盏半，煎至一盏，去滓，食前温服。经欲行时，前五日及经断后五日，并宜服之。

经来小腹痛，有结成块[9]，或如皂角一条横过，痛不可忍，面色青黄，不思饮食，宜服玄胡散。

玄胡散

玄胡索四两　头发灰四钱　为末，酒调下。

经来一半，余血未尽，腹中作痛[10]，或发热或不发热，乃气血俱实也。宜服红花当归汤，破其余血，而热自止。

红花当归汤

红花一钱　当归一钱　牛膝一钱　苏木一钱　川芎五分　枳壳六分，麸炒　莪术八分　赤芍八分　三棱八分　芫花八分　水煎，临卧服。

凡经水过后，腹中痛者[11]，此虚中有滞也，加减八物汤主之。

加减八物汤

人参一钱　白术一钱，蜜炙　云苓一钱　归身一钱　川芎一钱　白芍一钱，酒炒　生地黄一钱　熟地黄一钱　广木香五分　青皮七分　香附一钱，醋炙　炙甘草五分　生姜枣为引，水煎，食前服。

经来尽后腹作痛，手足麻痹，乃腹中虚冷也。血虚衰甚者，加味四物汤主之。

加味四物汤

熟地黄三钱　当归三钱，酒炒　白芍二钱，酒炒　川芎一钱　吴茱萸一钱，滚汤泡，炒　姜枣为引，水煎服。

经来小腹作痛，小便痛如刀割[12]，此乃血门不通。人皆用八正散，不效，急服牛膝汤。

八正散

木通三钱　瞿麦三钱　车前子一钱　萹蓄三钱　滑石二钱　炙甘草三钱　大黄二钱　山栀子三钱　灯芯为引，水煎服。

牛膝汤

大牛膝三两　麝香一分　乳香一钱，去油　水一盏半，煎牛膝至一盏，临服，磨麝、乳二香入内，空心服。

经来胁内有一块如杯作痛[13]，其血淡黑色，宜治块为先，服四物玄胡汤。

四物玄胡汤

熟地黄七钱五分　当归七钱五分　白芍七钱五分　川芎七钱五分　玄胡索四两　沉香五钱　每服三钱，水煎服。

经来未尽，遍身潮热，小便作痛[14]，头痛口渴。此因伤食生冷，故血滞不行，内有余血。宜服莪术汤，忌服补剂。

莪术汤

莪术八分　三棱八分　红花一钱　苏木一钱　牛膝一钱
水煎，空心服。

经来未尽时，遍身疼痛[15]，此寒邪入骨，或发热，或不发热，俱宜解表。宜服乌药顺气汤。

乌药顺气汤

乌药八分，炒　僵蚕八分，炒　川芎八分　白芷八分
陈皮八分　枳壳八分，麸炒　干姜五分，炒　甘草五分　麻
黄四分　姜三片，葱一根，水煎温服。

【注释】

[1] 经水将来，而脐腹绞痛：即经前腹痛。经前腹痛，病证名。指经行之前出现下腹部疼痛，经行后即愈。多因气滞、血瘀、寒湿凝滞等所致。《叶天士女科诊治秘方》："经水将来而脐腹绞痛，此血涩不行，以作痛也。"

[2] 经水将行，腰胀腹痛者：即行经腰腹作痛。病名。参见《女科秘要·卷四》。指经行前后腰骶、小腹疼痛者，即属痛经范畴。痛经，病名。亦名经前腹痛、经行腹痛、月水来腹痛、经后腹痛等。指在每次月经期间，或行经前后出现小腹及腰部疼痛，甚至剧痛难忍者，是妇女的常见病之一，尤以青年妇女为多见。如仅感小腹或腰部轻微胀痛不适，则是常有的现象，不作痛经论。临床常见的痛经有气滞、血瘀、寒湿凝滞、气血虚弱、肝肾亏损痛经等。

[3] 血实：①与血虚相对，即血气充实，属生理正常。《素问·刺志论篇》（第五十三）："黄帝问曰：愿闻虚实之要？岐伯对曰：气实形实，气虚形虚，此其常也，反此者病。谷盛气盛，谷虚气虚，此其常也，反此者病。脉实血实，脉虚血虚，此其常也，反此者病。"②属病理状况。清

调
经
章

初医家张璐曰："凡痛，按之痛剧者，血实也；按之痛止者，气虚血燥也；按之痛减，而中一点不快者，虚中挟实也。内痛外快，为内实外虚；外痛内快，为外实内虚。"③现代医学将血实归入"充血"。现代医学之充血的概念，广义来说是脏器一部分区域血量增加的状态。但一般是不包括由静脉血液的增加所形成的被动性充血（淤血），而是单指动脉（能动性）充血而言。充血的重要原因除炎症外，温热的、机械的、化学的以及精神的刺激也可引起。这些刺激可以通过血管舒张神经的兴奋或血管收缩神经的麻痹而导致充血。动脉充血时由于大量血液加速流通，因而局部出现发红、温度增高、肿胀和机能亢进等征候。充血即机体局部组织、器官的小血管过度扩张，内含血量比正常增多的现象。

〔4〕米泔：即米泔水，俗称"淘米水"。明·李时珍《本草纲目·榖一·稻》："米泔，甘，凉，无毒。"

〔5〕客搏：客：外来的敌人。《国语·越语下》："天下不作，弗为人客。"韦昭注："攻者为客。"搏：击。《广雅·释诂三》："搏，击也。"

〔6〕撮痛：撮，用手指捏住细碎的东西或抓取。《素问·病能论》："以泽泻、术各十分，麋衔五分，合以三指撮为后饭。"张介宾注："用三指撮合，以约其数。"撮痛，形容用手指捏住或抓取样的疼痛。

〔7〕攻注：犹侵入。《元典章·吏部六·儒吏》："验得某人元因某赃风虚攻注两耳，以致闭塞，不通声闻。"

〔8〕㕮咀：中药学名词，指一种药物炮制法。㕮咀，语出《灵枢·寿夭刚柔篇》。㕮咀，就是咬嚼的意思。是最原始的药物加工方法，是在无铁器的时代，以口将药物咬碎，如豆粒大，以便煎服用。随着炮制技术的发展，后世改为用捣或刀切将药物粉碎，但习惯上仍称㕮咀。《新修本草》（卷一）："凡汤酒膏药，旧方皆云㕮咀者，谓秤毕捣之如大豆者……今皆细切之，较略令如㕮咀者。"

〔9〕经来小腹痛，有结成块：即经来小腹痛有块。经来小腹痛有块，证名。《妇科指归》："经来小腹有块，痛不可忍，不思饮食，面色青黄。"

〔10〕经来一半，余血未尽，腹中作痛：即经来未尽腹痛。经来未尽腹痛，病证名。《叶氏女科证治》："经来一半余血未尽，腹中作痛，或发

热或不热，乃气血俱实也。"

[11] 经水过后，腹中痛者：即经后腹痛。经后腹痛，病证名。见《证治准绳·妇科》。指经行之后，小腹隐隐作痛，喜按。多属气血虚弱，肝肾亏损，血海空虚，行经后虚而作痛。治宜补益。

[12] 经来小腹作痛，小便痛如刀割：即经来小腹痛如刀刺。经来小腹痛如刀刺，证名。《秘传内府经验女科》："经行时，由热邪乘于小肠，闭而不通，以致小腹痛如刀刺。"

[13] 经来胁内有一块如杯作痛：即经来胁气痛。经来胁气痛，病证名。即经来胁痛。参见《叶氏女科证治》。

[14] 经来未尽，遍身潮热，小便作痛：即经来潮热气痛。经来潮热气痛，病证名。《叶氏女科证治》："经来一半，遍身潮热，头痛，口渴，小腹作痛。"

[15] 经来未尽时，遍身疼痛：即经来遍身疼痛。经来遍身疼痛，病证名。《叶氏女科证治》："经来二三日，遍身疼痛，此寒邪入骨，或发热，或不发热，俱宜解表。"即属经行身痛范畴。经行身痛，病证名。参见《医宗金鉴·妇科心法要诀》。多因经期感受外邪，营卫失调；或血虚筋脉失养；或瘀血阻滞经络，不通则痛所致。

经水妄行

经水妄行不止[1]，及产后气血虚弱，恶露内停，憎寒发热，宜服当归散治之。

当归散

当归半两，酒洗　川芎半两　白芍半两，炒　白术半两，炒　黄芩半两，炒　山茱萸肉一两半　上为末，每服二钱，酒调，日三服。

气虚者，去黄芩，加桂心一两。

妇女经血妄行[2]，或吐血唾血[3]，口内血腥，用四物凉膈汤服之。

四物凉膈汤

当归身一钱　川芎一钱　赤芍一钱　生地黄一钱　黄芩一钱，酒炒　黄连一钱，酒炒　山栀一钱，炒黑　连翘一钱　桔梗一钱　生草五分　薄荷五分　淡竹叶十皮[4]　水煎，加生韭汁[5]，服之。

【注释】

[1] 经水妄行：病证名。《景岳全书·妇人规古方》："治经水妄行不止，及产后气血虚弱，恶露内停，憎寒发热，宜服此去之。"明·赵献可《邯郸遗稿》："经水妄行及血崩不止，宜黄柏散，或凉血地黄丸。"清·陈复《幼幼集成》："痘疹发热，经水妄行，却非天癸之期。此毒火内蕴，扰乱血海，迫经妄行，月事不以时下，宜玄参地黄汤，或四物合黄连解毒汤，以凉血为主，必欲其止。"清·张温《张氏医通》："而妇人善怒，易动肝火，木邪乘土，多有腹痛经水妄行之疾。"

[2] 经血妄行：即经水妄行。

[3] 吐血唾血：吐血，病证名，见《金匮要略·惊悸吐衄下血胸满瘀血病脉证并治》。也称为呕血。是血从胃中经口呕吐而出的病症，血色红或多紫黯，多夹有食物残渣，并常伴有脘胁胀闷疼痛等症状。主要见于上消化道出血，其中以胃、十二指肠溃疡出血及肝硬化门静脉高压所致的食管静脉曲张破裂出血最多见。急慢性胃炎、食管炎、应激性溃疡等也可出现吐血。唾血，证名。①痰中带血。《素问·咳论》："肺咳之状，咳而喘息有音，甚则唾血。"②血随唾液而出。见《赤水玄珠》（卷九）。

[4] 皮：量词。

[5] 生韭汁：即生韭菜压榨的汁。

经水逆行^[1]

冲任二脉气郁生热，是成逆经^[2]倒行之病。其在母腹秉气偏僻者，竟以为常，或因病而致，虽无大损，而不能成胎，故皆当一律作病论也。大法以降冲任二脉之气逆，而平其火为第一义。

妇人有经水前一二日，每腹痛而吐血者。此由于肝气之逆，法宜补肾而兼平肝，顺经平逆汤治之。

顺经平逆汤

大熟地黄四钱　粉丹皮二钱　白茯苓三钱　生白芍三钱　象贝母二钱　茜草三钱　白当归身三钱　北条参三钱　黑芥穗三钱　石决明二钱　怀牛膝二钱　水二升煎一升，空腹服。

治经不往下而逆行，从口鼻而出。由过食椒姜辛热之物，热伤其血，则血乱上行，属火极盛者，宜用犀角黄芩汤，后服黄连丸。

犀角黄芩汤

犀角一钱　白芍一钱　丹皮一钱　枳实一钱　黄芩八分　橘皮八分　百草霜八分　桔梗八分　生地黄一钱　甘草三分　生姜三片，水二升煎取八合，空腹服。

黄连丸

川黄连七钱五分，去须，微炒　黄柏七钱五分，微炒厚朴七钱五分，去皮，生姜汁涂炙令香　当归五钱，微炒　干姜五钱，炮制　木香五钱，勿见火　地榆五钱　阿胶一两研为末，炼蜜和为丸，每服三十丸。

经从口鼻出，五心烦热，咳嗽气急[3]，治宜推血下行。先服红花汤，再服款冬汤可安。

红花汤

红花八分　黄芩八分　苏木八分　天花粉六分　水煎，空心服。

款冬汤

款冬花八分　桔梗八分　粟壳八分，蜜炙　苏子八分，炒　紫菀八分　知母八分　石膏一钱　桑白皮一钱，蜜炙　杏仁一钱，去皮尖　水煎，温服。

妇人血热，经血逆于上，注于目瞳[4]，满眼赤涩，宜用犀角黄芩汤。

犀角黄芩汤

方见前。

【注释】

[1] 经水逆行：病证名。亦称经血逆行、月经逆行、月水逆行。《本草分经》郁金条："辛、苦、微甘。轻扬。上行入心包、心、肺，凉心热，散肝郁，破血下气。治经水逆行，气血诸痛。耗真阴。"《丹溪治法心要》（卷五）："经血逆行，或吐，或唾衄，或血腥，以韭汁服立效。"

[2] 逆经：病名。亦名经从上逆、经从口鼻出、经行吐衄、逆经倒行、倒经等。是指行经期间或行经前后出现周期性的口鼻出血。多因肝郁

化火，经期冲脉气盛血动，血随气火上逆；或阴虚肺热，热伤肺络，血随冲脉之气上逆所致。

　　[3] 经从口鼻出，五心烦热，咳嗽气急：即逆经咳嗽气急。逆经咳嗽气急，病名。《竹林女科证治·调经上》："经从口鼻出，五心烦热，咳嗽气急，治宜推血下行。"

　　[4] 妇人血热，经血逆于上，注于目瞳：即室女逆经。室女逆经，病证名。指女子（原本指未婚女子）因逆经而导致眼部出血之病证。亦称女子逆经、女子涩经赤涩、女子血气逆流、逆经目赤等。《银海精微》："此乃室女或肥壮妇人血热经闭，过期不行，则血逆于上，注于目，灌于睛外皆红色。"《医宗金鉴·眼科心法要诀》："女子逆经之证，乃血逆上行，冲灌瞳人，所致满眼赤涩。"治宜清热调经或破血通经。本病相当于现代医学之异位月经引起的结膜下出血，甚至玻璃体积血、眼底出血等。

经水横行[1]

　　妇女有经前一二日，大便先下血者[2]，此经水横行，旁流大肠所致也。经水先是循冲脉而上逆，幸冲气不甚逆，因而横行脂膜入于大肠，亦血海[3]有热，所以经水越涌也。但清血海，勿犯肠胃。宜服顺行汤。

顺行汤

　　大生地黄四钱　粉丹皮二钱　当归身三钱　条芩三钱
淡生姜一钱　白茯苓三钱　白芍三钱，炒　黑芥穗三钱　怀
牛膝二钱　水煎，空心服。

　　经来大小便俱出，名曰差经[4]，此因食热物过多，积久而成。治宜解其热毒，顺其阴阳，宜服分利五苓汤。

调
经
章

分利五苓汤

猪苓一钱　泽泻一钱　白术一钱，蜜炙　赤芍一钱　阿胶八分，炒　当归八分，酒洗　川芎八分　水煎，空心服。

【注释】

[1] 经水横行：病证名。即错经。指月经不循正常途径出，有经血上逆而从口鼻出，有经血从大小便出者。参见《竹林寺女科秘方考》。

[2] 妇女有经前一二日，大便先下血者：即偏经。偏经，病名。即经行便血。参见《妇科百辨》。

[3] 血海：指冲脉。又称十二经之海。《灵枢·海论》："冲脉者为十二经之海，其输上在于大杼，下出于巨虚之上下廉。"冲脉上循脊里，与十二经脉会聚而贯通全身，因称。《素问·上古天真论》王冰注："冲为血海"。其气血输注出入的重要穴位，上在大杼穴，下出于上巨虚和下巨虚穴。

[4] 差经：病证名。亦名错经、蹉经、蹉缠、蹉理症、踵经。多因孕妇平素嗜食辛辣热物，积热内扰冲任，迫血妄行，以致经行时可兼见大小便中均有血出。治宜解热毒，调气血。参见《竹林女科证治》。或认为差经为产后交肠病。产后交肠病，病名。又名差径。《济阴要旨》："产后交肠病，又谓之差径，大小便易位而出。干粪结燥不行，方用润肠汤治之。如大便溏薄，而从小便出者，宜五苓散、调气散。"此所描述之病，当是指由于产伤造成的阴道直肠瘘症，因而有大小便易位而出的情况。现多采用手术修补，也可以辅以中西药物治疗。

经来下物[1]

经来不止，忽下肉胞[2]三五个，状如鸡子大，软如絮，用刀剖开，内如石榴子，昏迷不省人事，症亦惊人。宜服十全大补汤。

十全大补汤

方见前。

经来不止，兼下物如牛膜片[3]，昏迷倒地，乃血气结聚变成此症。症虽惊人，却无大事，宜朱雄丸、祛瘀汤、附子二仙汤治之。

朱雄丸

朱砂一钱，水飞　雄黄一钱　白茯苓二两　上为末，水丸，姜汤下五十丸。

祛瘀汤

乳香三钱　没药三钱　三棱三钱　莪术三钱　三七三钱　蒲黄三钱　五灵脂三钱　山楂　青皮　元胡四钱　血竭一钱，冲　水煎服。

附子二仙汤

淫羊藿四钱　仙茅四钱　附子二钱　香附四钱　三棱三钱　莪术三钱　元胡四钱　鸡血藤四钱　水煎服。

【注释】

[1] 经来下物：症名。指月经来潮，经血中出现他样物。

[2] 忽下肉胞：即经来下肉胞。经来下肉胞，病证名。亦名经来下血胞、经如虾蟆子。《叶氏女科证治》："经来不止，忽下肉胞三五个，状如鸡子大，软如絮，用刀剖开，内如石榴子，昏迷不省人事。宜服用十全大补汤。"相当于现代医学的葡萄胎，可中西医结合治疗。

[3] 下物如牛膜片：即经来如牛膜片。经来如牛膜片，病证名。《叶

氏女科证治》：“经来不止，兼下物如牛膜片，昏迷倒地，乃血气结聚，亦成此症。症虽惊人，却无大事。”月经来潮，经血中出现膜样物，犹似牛膜者，称为“经如牛膜”。相当于现代医学“膜样痛经”。是指子宫内膜脱落而不能碎解的一种病证，以青春期少女多见，婚后多合并有不孕。本病之本为肾气不足，阴阳失调，气化不利；其标为瘀血阻滞，诱发因素多为气郁和寒凝冲任。病因主要有：①气滞血瘀：情志抑郁，肝气郁结，冲任气机不利，经血运行不畅，子宫内膜碎解受遏而形成本病。②寒凝冲任：经期或产后将息不利，或冒雨涉水，或久居寒湿之地，寒邪乘虚而入，阳气被遏，胞宫失煦，气血运行不畅，子宫内膜不能碎解，遂致本症。③脾肾阳虚：“血之运行上下，全赖于脾”，“冲任血海皆属阳明主司”。肾阳为一身阳气之本，机体功能活动——子宫内膜碎解，全赖肾阳推动。脾肾阳虚，阴寒内盛，胞宫失温，阴聚不化，以致子宫内膜大片脱落。本病以经行剧烈腹痛，甚则出现晕厥，经血中有膜样片状血块，块下痛减为临床特征。临证需根据疼痛的时间、部位、性质及经血之色质，结合年龄特点加以分析。其治疗以活血化瘀治其标，补肾助气化治其本。在经期重活血化瘀，平时宜补肾助阳，并根据不同证型而灵活遣方用药。

经来撞红[1]

经水来时，房室相撞，俗曰撞红，明黄散服之。

明黄散

明雄黄三钱，水飞，净　陈酒冲服，一次即愈。

【注释】

[1] 经来撞红：俗称撞红、白撞红，指男女性交时，妇女月经适至，或月经期性行为。从性医学来说，月经期间过性生活对男女双方都有害处。妇女在月经期血液的流失使血液循环量减少，各系统、组织血供不足，营养缺乏，抵抗力下降，容易感染病原微生物。而月经期的子宫内膜功能层

几乎全部剥脱，内膜表面仅留下腺管和血管的断端，无上皮遮盖，极易受感染。这期间同房，男方阳具不洁，或女方外阴不洁，都会带进病原菌，引起急慢性生殖器或盆腔炎症，男方也容易造成泌尿系感染。男女同房时，双方在高级性神经中枢支配下，包括神经系统、心血管系统、呼吸系统为主的强烈兴奋活动，均调动全身的精力参加，应有一个良好的身体状况作反应基础。经期同房，无疑会加重女子身体的负担，还将严重影响以后的性生活和谐地进行。月经期的强烈性交可能是子宫内膜异位症形成的原因之一，也是不孕症的原因之一。有些女性月经期或经期前后，自觉性欲增强，若能自我控制则最好，若实在难以控制，应使用避孕套进行性生活，这样可以减少细菌感染的机会。在月经时，有腰痛或下腹痛，或有慢性炎症如阴道炎、盆腔炎等以及月经量过多的女性，必须避免月经期的性行为。

玉房蒸

玉房蒸[1]者，妇人月候不调，经闭、白淫[2]，房蒸汤主之。

房蒸汤

炙甘草七钱半　茯苓二钱半　人参一钱半　竹叶一钱半　生地黄二钱半　葛根二钱半　知母三钱　黄芩一钱半　黄柏一钱半　石膏三钱半　当归三钱　芍药一钱半　上　㕮咀，每服八钱，水二钟，白粳米钱半，煎八分，不拘时温服。以小麦煮汤煎药亦可。忌海藻、菘菜、芜荑。

【注释】

[1] 玉房蒸：病名。语出隋·巢元方《诸病源候论·卷四·虚劳骨蒸候》：“玉房蒸，男则遗沥漏精，女则月候不调。”玉房，闺房的美称。

唐·李端《听筝》："鸣筝金粟柱，素手玉房前。欲得周郎顾，时时误拂弦。"此处为男女藏精之所，在男子为精室，在女子为子宫。本病属二十三蒸之一。男子表现为小便常常遗沥不尽，并有精液漏出；而女子则表现为月经不调。

[2] 白淫：病名。①指男子尿出白物如精及女子带下病。《素问·痿论》："思想无穷，所愿不得，意淫于外，入房太甚，宗筋弛纵，发为筋痿，乃为白淫。"王冰注："白淫，谓白物淫衍，如精之状，男子因溲而下，女子阴器中绵绵而下也。"②指男子受外界色欲刺激而滑精。《证治要诀·遗精》："甚者耳闻目见，其精即出，名曰白淫。"《理虚元鉴·白浊白淫论》："初出茎中痛而浓浊如膏，谓之白浊。久之不已，精微弱而薄，痛亦渐减，至后闻淫声，见女色而精下流，清稀而不痛，则谓之白淫也。"③指蛊病。《杂病源流犀烛·五淋二浊源流》："白淫，热郁病也，一名蛊。"宜用半苓丸、清心莲子饮等方。此处是指妇女白淫。妇女白淫，病证名，见《妇人大全良方》（卷一）。指妇女从阴道流出白色黏液，或如胶样之秽物。多因房劳伤肾，肾虚气冷，肾主水而开窍于阴，肾虚胞冷，水液下流成淫浊。症见腰酸乏力，头晕耳鸣，带下绵绵，色白质稀，或如胶样，小便通利无碍，治宜补肾固涩。

淋浊[1]

妇人年七七[2]，数尽而经不断，此乃气血有余也，不可止之。

若既绝而复来者，或伤损或瘀血，皆以两胁、少腹急痛为辨，宜赤芍乌药汤；其势不可止者，宜加味八物汤，然不可遽投，恐伤脾胃。老年淋漓[3]不断，因幼时气多，积久而成。经水每月二、三至者，多成崩淋[4]，宜大剂八物汤主之。淋漓白滑，间有如屋漏水状，下而不止，止而复来，脐下如冰者，宜香胶艾叶汤。若劳伤血气虚弱，淋漓日久者，宜加味胶艾汤。

赤芍乌药汤

赤芍三钱　乌药二钱　当归三钱　川芎三钱　熟地黄三钱　甘草一钱　香附三钱　水煎，加姜汁服。

加味八物汤

川芎一钱　白芍酒炒，二钱　元参一钱　云苓一钱　白术一钱　当归身二钱　生地黄二钱　条芩一钱　黄连八分　甘草五分　生姜为引，水煎，食后服。

八物汤

方见前。

香胶艾叶汤

丁香一两　阿胶一两，炒　艾叶一两，炒　川芎一两　熟地黄一两　当归一两　白芍一两　上锉散，每服四钱，水一盏煎七分，去滓，温服。

加味胶艾汤

熟地黄一两　艾叶一两，炒　当归一两　甘草一两，炙　蒲黄一两，炒　条芩一两　芍药一两　川芎一两　阿胶一两，炒　黄芪一两，炙　上锉散，每服三钱，水一盏半煎七分，去滓，空腹时温服。

胸中逆冷，加生姜五片，大枣三枚。

血淋[5]不断，三、五日一至，积久不愈，或因经来入房致劳，或因受气郁结所致。须视小腹痛与不痛、脾胃实与不实。若房劳所伤，宜先活血，后理其经。如小腹痛者，以归附丸治之；如小腹不痛者，以内补汤治之。如气伤，胸满迷闷，腹痛，与脾胃不实者，恐上有瘀血，未可止也。宜四乌汤、归陈香山丸、香苓陈梗散、四物加橘香汤，后以四胶艾益胞汤、四胶艾安宫饮。

归附丸

香附子八两。一半醋浸一宿，砂铫内煮干，切，焙；一半童便浸一宿，依前者焙　当归四两　上为细末，米醋煮面糊为丸，如梧桐子大。每服五十丸，空心，淡醋汤送下。

内补汤

地黄四钱　当归三钱　川芎二钱　白芍三钱　橘红二钱　茯苓三钱　白术三钱　甘草一钱　水煎服。

四乌汤

当归三钱　白芍三钱　川芎三钱　熟地黄三钱　甘草一钱　香附三钱　乌药二钱　水煎，加姜汁服。

归陈香山丸

当归身一两　香附一两，醋制　陈皮一两　山楂一两　上为细末，米醋煮面糊为丸，如梧桐子大。空心，淡醋汤送下。

香苓陈梗散

半夏二钱　陈皮三钱　甘草一钱　桔梗二钱　浓朴三钱

苏梗二钱　香附三钱　藿香二钱　白芷三钱　茯苓三钱　菟丝子三钱　水煎服。

四物加橘香汤

当归三钱　川芎二钱　白芍四钱　熟地黄四钱　陈皮三钱　甘草一钱　桂枝二钱　香附三钱　水煎服。

四胶艾益胞汤

当归三钱　白芍三钱　川芎二钱　熟地黄四钱　熟艾二钱，炒　陈皮三钱　白术三钱　甘草一钱　阿胶三钱，炒　地榆二钱　水煎服。

四胶艾安宫饮

白术三钱　黄芩二钱　地榆二钱　甘草一钱　熟地黄三钱　当归三钱　白芍三钱　川芎二钱　阿胶三钱，炒　艾叶二钱，炒　半夏二钱　水煎服。

【注释】

[1] 淋浊：原本淋浊是指小便滴沥涩痛，尿出混浊的病证（见《赤水玄珠·白浊门》）。此处则是指妇女绝经期前后症。

[2] 年七七：即年龄四十九岁。

[3] 淋漓：液体湿湿地淌下，即流滴的样子。

[4] 崩淋：崩漏不止，经乱之甚者。《景岳全书》："崩淋之病，有暴崩者，有久崩者。暴崩者，其来骤，其治亦易；久崩者，其患深，其治亦难。"

[5] 血淋：原本是指以尿血或尿中夹血为主要症候的疾病。《诸病源候论·淋病诸候》："血淋者，是热淋之甚者，则尿血，谓之血淋。"此处是指经水淋漓不断。

崩漏章

崩中

妇人崩中[1]之病，是伤损冲脉、任脉。冲任之脉，起于胞内，为经脉之海，劳伤过度，冲任气虚，因气虚不统制其经，不能收敛其血，加以积热在里，迫血妄行，故令经血暴下而成崩中。而内有瘀血，故时而止，淋沥不断，遂成漏下[2]。崩中日久为白带[3]，漏下时多肾水枯[4]。治有三法，初止血，次清热，后补其虚，未有不全[5]者矣。

凡妇人妇子[6]，初得崩中暴下之病者，宜用止血之剂，乃急则治其标也。四物汤调十灰散服之。止血之法，以血止为度。

四物汤

妇人妇子首之要方也。

当归三钱五分　白芍四钱，酒炒黑　川芎二钱五分　熟地四钱　水煎，食远服。

十灰散

藕节三钱　莲蓬[7]二钱　艾叶二钱　棕榈三钱　大蓟

叶三钱　小蓟叶三钱　仄柏[8]三钱　干姜二钱　油发[9]三钱　干漆二钱　上和烧存性为灰，每服三钱。不喜服者，或用醋煮糯米粉为丸，每服百丸。

用之血止，即服清热之剂，用凉血地黄汤主之。如血未尽，再吞十灰丸。血已止，里热已除，宜用补中之剂，加味补中益气汤主之。更宜朝服地黄丸，夕服参术大补丸，以平为期。

凉血地黄汤

生地黄一钱　当归一钱　黄连五分　黄柏五分　知母五分　藁本五分　川芎五分　升麻五分　柴胡七分　羌活七分　防风七分　黄芩四分　炙甘草四分　细辛四分　芥穗四分　蔓荆四分　红花一分　水煎服。

十灰丸

崩中下血不止。

锦灰　黄绢灰　马尾[10]灰　艾叶灰　藕节灰　莲蓬灰　油发灰　赤松皮[11]灰　棕榈灰　蒲黄灰　上药研为细末，等分和匀，用醋煮糯米糊为丸，如梧桐子大。每服七十丸，空心，米饮下。

加味补中益气汤

黄芪一钱，蜜炙　人参一钱　白术一钱　陈皮一钱　当归身一钱　白芍一钱，酒炒　熟地黄一钱　炙甘草五分　白茯苓五分　升麻五分　柴胡五分　知母五分　黄柏五分，酒炒　姜枣引，水煎服。

地黄丸

方见前。

参术大补丸

方见前。

妇人血山崩[12]，昼夜十数行不止，各药不效，急用川芎方治之。

川芎方

川芎八分　生地黄汁一升　以酒五升，煎取二升，去滓，下地黄汁煎一沸，分三服。不饮酒者，水煮亦得。

治崩中去长血[13]，龙骨丸、干地黄丸、龙骨牡蛎散、生汁饮服之。

龙骨丸

龙骨二两　阿胶二两，炙　赤石脂二两　牡蛎二两　干地黄二两　当归二两　炙甘草二两　蒲黄三两　上捣筛，丸如梧子，服十五丸，日三服。

干地黄丸

干地黄三两　鹿茸二两　当归二两　川芎二两　白术三两　蒲黄二两　阿胶二两，炙　上捣筛和丸，如大豆，服十丸，日三服。

龙骨牡蛎散

龙骨六分　赤石脂六分　乌贼鱼骨五两　牡蛎粉五两

肉苁蓉五两　鳖甲八分，炙　芍药八分　续断八分　上捣散，饮服方寸匕，日三服，渐加之。

生汁饮

春生蓟根汁一升　春生地黄汁一升　温顿服之，即止。亦可以酒煮，随意服之。

治妇人五崩[14]，服枣黄汤、鹿归散治之。

枣黄汤

大枣百枚　黄芪三两　阿胶八两　甘草二两　以水一斗，煮取三升半，内胶令烊，分三服。

鹿归散

鹿茸二两　当归二两　蒲黄二两　捣筛为散，酒服五分匕加至方寸匕，日三服。

治崩中赤白不绝困笃[15]，禹余粮丸主之。

禹余粮丸

禹余粮五两　白马蹄十两　龙骨三两　鹿茸二两　乌贼骨一两　上捣末，蜜丸如梧子大，酒下二十丸，日再，以知为度。

治崩中漏下血，服五末散，白茅根饮。

五末散

赤石脂末　露蜂房烧末　陵霄花末　桑耳末　干姜末等分下筛，温酒服方寸匕，日三服。

崩漏章

白茅根饮

白茅根二十斤　小蓟根十斤　捣绞取汁，煮取五升，服一升，日三四。

【注释】

[1] 崩中：病症名。指阴道忽然大量流血。亦称崩（《素问·阴阳别论》）、血崩（《素问·六元正纪大论》）。《诸病源候论》（卷三十八）："崩中者，脏腑伤损，冲脉任脉血气俱虚故也。冲任之脉，为经脉之海，血气之行，外循经络，内荣脏腑，若无伤则腑脏平和而气调，适经下以时，若劳动过度，致腑脏俱伤，而冲任之气虚，不能约制其经血，故忽然暴下，谓之崩中。"

[2] 漏下：病症名。妇女阴道淋漓下血不断者，称为"漏下"。《济生方》："崩漏之病，本乎一证，轻者谓之漏下，甚者谓之崩中。"《圣济总录》："论曰漏下之病，经血淋沥不断是也，夫冲任之脉，所至有时，非时而下，犹器之津泄，故谓之漏下。"

[3] 白带：即带下病。带下病是指带下的期、量、色、质、气味发生异常，并伴有局部或全身症状为特征的疾病。（《李积敏医学文集》）带期正常情况应是，女子生而即有，绝经期后则逐渐减少，直至干涸无带。

[4] 肾水枯：肾水，肾阴也，真阴也。即肾阴枯涸。

[5] 全：通"痊"，病愈。《周礼·医师》："十全为上。"注："犹瘳也。"清·龚自珍《病梅馆记》："复之全之。"

[6] 妇子：即室女处子。

[7] 莲蓬：即莲蓬草。也称橐吾、独脚莲、荷叶术、荷叶三七、岩红、独足莲、铁铜盘、野金瓜、作角乌、铁冬苋、大马蹄、马蹄当归、一叶莲、活血莲、大马蹄香、熊掌七等。有清热解毒、凉血止血、消肿散结等功效。

[8] 仄柏：即侧柏。也称扁柏、香柏、片柏、片松、丛柏等。有凉血止血、止咳等功效。用于治疗吐血、咯血、便血、尿血、崩漏、烧烫伤，

咳嗽痰稠等。止血多炒炭用，祛痰止咳多生用。

[9]油发：油，盛貌、光润貌，颜色深暗。发，头发，血余。血余炭性温、味苦，具有收涩止血之功能，止血而又去瘀，故没有止血后留下瘀血的弊端。

[10]马尾：即马尾连。有清热燥湿、泻火解毒的功效。

[11]赤松皮：即松木皮，也称赤龙鳞、松皮、松树皮、赤龙皮等。有祛风除湿、活血止血、敛疮生肌等功效。

[12]血山崩：病名。即血崩。语出《中藏经》（卷七）："治血山崩甚者，以凌霄花焙干为末，酒下三钱。"《红楼梦》（第七二回）："（平儿）说道：'只从上月行了经之后，这一个月，竟沥沥淅淅的没有止住，这可是大病不是?'鸳鸯听了，忙答应道：'嗳哟！依这么说，可不成了血山崩了吗?'"

[13]长血：即长流血，流血不止之意。

[14]五崩：病名。指阴道流出五种不同颜色（青、赤、黄、白、黑）分泌物的五种病。出《脉经》（卷九）："白崩者形如涕，赤崩者形如绛津，黄崩者形如烂瓜，青崩者形如蓝色，黑崩者形如衃血也。"衃血，凝固呈赤黑色的败血。《素问·五藏生成论》："赤如衃血者死。"王冰注："衃血，谓败恶凝聚之血，色赤黑也。"《医宗金鉴·四诊心法要诀上》"赤白裹朱，衃赭死原"注："衃血，死血也……不欲如衃、赭，即死血、赭石之色，死红色也。"

[15]困笃：病重；病危。汉·王充《论衡·解除》："病人困笃。"《后汉书·卫飒传》："载病诣阙，自陈困笃。"宋·陆游《南唐书·刘仁赡》："仁赡已困笃，不知人。"

漏下

漏下[1]不止，致损五脏。五脏之色，随脏不同，因虚其五色，与血而俱下。其状白者如涕，赤者如红汁，黄者如烂瓜汁，青者如蓝色，黑者如血也。

如崩久成漏，或连年不休[2]者，此中气下陷[3]、元气不固[4]也，宜用加味补中益气汤，兼服鹿甲霜丸补之。

加味补中益气汤

方见前。

鹿甲霜丸

鹿甲霜[5]一两　柏子仁一两，去壳，炒　当归身一两　茯神一两　龙骨一两，煅　阿胶一两，蛤粉炒成珠　川芎七分　香附二两，醋制　炙甘草五钱　川断一两半　山药五两　共末，以山药作糊为丸，如梧桐子大，每服五十丸，空心，温酒送下。

漏下不止，五色与血俱下者，服去五色止漏散治之。

止漏去青散

大黄五钱　黄芩五钱　白薇五钱　桂心五钱　牡蛎六钱　上制下筛，空腹，酒下方寸匕，日三。

止漏去赤散

白术二两　黄柏二两半　白薇五钱　上制下筛，空腹，酒下方寸匕，日三。

止漏去黄散

黄连五钱　大黄五钱　桂心五钱　黄芩六钱　干地黄六

钱　上制下筛，空腹，酒下方寸匕，日三。

止漏去白散

鹿茸一两　白蔹十八株　狗脊半两　上制下筛，空腹，米饮下方寸匕，日三。

止漏去黑散

鹿茸三两　阿胶三两，炙　乌贼骨二两　当归二两
蒲黄一两　上制下筛，空腹，酒服方寸匕，日三夜再。

妇人漏下不断，积年困笃者，服鹊巢散治之。

鹊巢散

鹊重巢柴合烧末。鹊重巢者，去年在巢中产，今岁更在其
上复作巢是也　槐耳烧捣　下筛，温酒服方寸匕，日三，
立愈。

治妇人漏赤不止，尽夜上气虚竭，龟甲散治之。

龟甲散

龟甲一两，炙　牡蛎一两　上为散，酒服方寸匕，日
三服。

【注释】

　　[1] 漏下：病证名。《诸病源候论》（卷三十八）："漏下者，由劳伤血气，冲任之脉虚损故也。冲脉任脉为十二经脉之海，皆起于胞内，而手太阳小肠之经也，手少阴心之经也，此二经主上为乳水，下为月水。妇人经脉调适，则月下以时；若劳伤者，以冲任之气虚损，不能制其脉经，故血非时而下，淋沥不断，谓之漏下也。"

　　[2] 连年不休：指漏下时间长，连年不止。

〔3〕中气下陷：证候名，又称脾气下陷。指脾气亏虚，升举无力而反下陷所表现的证候。多由脾气虚进一步发展，或久泄久痢，或劳累过度所致。临床以脾气虚证和内脏下垂为辨证要点，治宜补气升提。

〔4〕元气不固：病证名。也称肾气不固、下元不固。指由于肾气亏虚，封藏固摄功能失职所表现的病证。本证多因年高体弱，肾气亏虚，或先天禀赋不足，肾气不充，或久病劳损，耗伤肾气所致。

〔5〕鹿甲霜：即鹿角霜。

带下章

带下[1]，如带不断者是也。其所以然之故，带[2]者奇经八脉[3]之一也，腰脐间回身一周，如束带然。八脉[4]俱属肾，人身带脉统摄一身无形之水。下焦肾气虚损，带脉漏下，治法俱补肾为主。

带之为病，初无大苦，及其积久，伤损冲任而阻碍经水。带下有气虚、痰郁、血虚种种不一，伤于脏腑，流经[5]而发。伤肝经者，肝之色青，故带下而挟青色，宛如绿豆汁，甚则其气腥臭，色如青泥，稠粘不断。伤心经者，心之色赤，故带下而挟赤色，似血非血，淋漓不断，色如红津。伤脾经者，脾之色黄，故带下而挟黄色，宛如黄茶浓汁，甚则其气腥秽，色黄如烂瓜。伤肺经者，肺之色白，故带下而挟白色，形如鼻涕，甚则臭秽，下流白物。伤肾经者，肾之色黑，故带下而挟黑色，色黑如豤[6]血，甚则如黑豆汁，其气亦腥。然虽分五色之伤，大约白、赤色居多。

妇人带下

或因六淫[7]七情[8]，或因醉饱房劳[9]，或因膏粱[10]浓味，或服燥剂所致，脾胃亏损，阳气下陷[11]；

或湿痰下注，蕴积而成，故言带也。凡此皆当壮脾胃、升阳气为主，佐以各经见症之药。

　　若属肝则青，小柴胡汤加山栀主之；或湿热壅滞，小便赤涩，龙胆泻肝汤主之；属心则赤，小柴胡汤加黄连、山栀、当归主之；属肺则白，补中益气汤加山栀主之；属脾则黄，六君子汤加山栀、柴胡主之，不应，归脾汤治之；属肾则黑，六味地黄丸主之；若气血俱虚，八珍汤主之；阳气下陷，补中益气汤主之；湿痰下注，补中益气汤加茯苓、半夏、苍术、黄柏主之；气虚痰饮下注，苏苓汤送肾气丸主之。

小柴胡加山栀汤

　　柴胡四钱　黄芩三钱　山栀子三钱　人参二钱　半夏三钱，姜汁制　甘草一钱五分，炙　生姜三钱，切　大枣四枚，擘[12]　上药水煮，去滓[13]，再煎温服。

龙胆泻肝汤

　　龙胆草三钱　生地黄三钱　当归梢三钱　黄芩三钱　山栀子三钱　柴胡梢一钱　泽泻一钱　车前子五分　木通五分　水三盅煎一盅，去滓，空腹时稍热服，便以美膳压之。

小柴胡加黄连山栀当归汤

　　柴胡四钱　黄芩三钱　黄连二钱　山栀子二钱　当归三钱　人参二钱　半夏三钱，姜汁制　炙甘草一钱五分　生姜三钱，切　大枣四枚，擘　水煎服。

补中益气加山栀汤

人参二钱　白术二钱　黄芪七分，蜜炙　当归一钱　川芎一钱　陈皮一钱　白芍一钱，酒炒　熟地黄一钱　神曲五分　山栀子二钱　炙甘草五分　水煎服。

六君子加山栀柴胡汤

人参二钱，去芦　白术三钱，去芦　陈皮一钱　半夏一钱，姜汁制　白茯苓二钱，去皮　炙甘草一钱　柴胡二钱，醋炒　山栀子二钱　上锉[14]，水煎，不拘时服。

归脾汤

党参四钱　白术三钱　茯神三钱，去木　黄芪四钱，去芦　炙甘草二钱　当归三钱　酸枣仁三钱，炒，去壳　龙眼肉四钱　远志三钱　木香二钱，不见火　生姜五片　大枣三枚　上咬咀，水二盅煎一盅，去滓温服，不拘时候。

六味地黄丸

方见前。

八珍汤

方见前。

补中益气汤

方见前。

补中益气加苓夏术柏汤

人参二钱　白术二钱　黄芪七分，蜜炙　当归一钱　川

芎一钱　茯苓二钱　苍术二钱　半夏一钱，姜汁制　陈皮一钱　白芍一钱，酒炒　熟地黄一钱　神曲五分　黄柏二钱　炙甘草五分　水煎服。

苏苓汤

紫苏叶一钱　浓朴一钱五分　茯苓一钱　半夏七分，姜汁制　姜枣引，水煎服。

肾气丸

桂心四两　干地黄一斤　泽泻八两　薯蓣[15]八两　茯苓八两　牡丹皮六两　半夏二两，姜汁制　上七味末之，蜜丸如梧子大，酒服十丸。

【注释】

[1] 带下：①指妇女阴道流出一种黏性液体，连绵不断，其状如带，名为带下。有白带、青带、黄带、赤带、黑带、赤白带下、五色带下者。《素问·骨空论》："任脉为病，男子内结七疝，女子带下瘕聚。"②泛指妇科病症。《史记·扁鹊仓公列传》："扁鹊名闻天下，过邯郸，闻贵妇人，即为带下医。"

[2] 带：即带脉，人体奇经八脉之一。带脉能约束纵行之脉，足之三阴、三阳以及阴阳二跷脉皆受带脉之约束，以加强经脉之间的联系。带脉还有固护胎儿和主司妇女带下的作用。带脉循行起于季肋，斜向下行到带脉穴，绕身一周，并于带脉穴处再向前下方沿髋骨上缘斜行到少腹。李时珍《奇经八脉考·带脉篇》："带脉者，起于季胁足厥阴之章门穴，同足少阳循带脉穴，围身一周，如束带然。"

[3] 奇经八脉：是督脉、任脉、冲脉、带脉、阴维脉、阳维脉、阴跷脉、阳跷脉的总称。它们与十二正经不同，既不直属脏腑，又无表里配合关系，"别道奇行"，故称"奇经"。《难经·二十七难》说："凡此八者，

皆不拘于经，故曰奇经八脉。"八脉中的督、任、冲脉皆起于胞中，同出会阴，称为"一源三歧"，其中督脉行于腰背正中，上至头面；任脉行于胸腹正中，上抵颏部；冲脉与足少阴肾经相并上行，环绕口唇。带脉起于胁下，环行腰间一周。阴维脉起于小腿内侧，沿腿股内侧上行，至咽喉与任脉会合。阳维脉起于足跗外侧，沿腿膝外侧上行，至项后与督脉会合。阴跷脉起于足跟内侧，随足少阴等经上行，至目内眦与阳跷脉会合。阳跷脉起于足跟外侧，伴足太阳等经上行，至目内眦与阴跷脉会合，沿足太阳经上额，于项后会合足少阳经。

[4] 八脉：即奇经八脉。《奇经八脉考》中曰："凡人有此八脉，俱属阴神闭而不开，惟神仙以阳气冲开，故能得道，八脉者先天之根，一气之祖。"

[5] 流经：流注于经络。

[6] 羱：一种象羊的凶猛野兽。

[7] 六淫：中医认为自然界的阴、阳、风、雨、晦、明这六种气候条件（六气），如果变化异常，就会成为邪气，可引起多种疾病，即所谓"淫生六疾"。或非其时而有其气，如春天应温而反寒，秋天应凉而反热等，或其太过或不及，如气候变化急骤、恶劣，暴冷、暴热等。在人体正气不足，抵抗力下降时，"六气"就能成为致病的重要外因，这种情况下的"六气"，就称之为"六淫"，即风、寒、暑、湿、燥、火。六淫致病，多从皮肤或口鼻而致侵入人体致病，也就是说多从外侵，叫六淫侵袭。

[8] 七情：指喜、怒、忧、思、悲、恐、惊等七种正常的情志，当其太过就成引起疾病的重要内因，这时叫七情太过。中医认为，喜伤心，怒伤肝，忧思伤脾，悲伤肺，惊恐伤肾。因此，保持乐观愉快的情绪，放平心态，处事稳健，这是防止"七情"致病的关键所在。

[9] 醉饱房劳：醉饱，指酒足饭饱。醉饱入房交接劳伤肝肾。《内经》："以酒为浆，以妄为常，醉以入房，以欲竭其精，以耗散其真，不知持满，不时御神，务快其心，逆于生乐，起居无节，故半百而衰也。"《千金要方》："醉不可以接房，醉饱交接，小者面黯咳喘，大者伤脏损命。""大醉入房，气竭肝肠，男人则精液衰少，阳痿不举；女子则月事衰微，

65

恶白淹留。"《玉房秘诀》："新饮酒饱食，谷气未行，以合阴阳，腹中彭享（膨胀），以是生子，子必痈肿。"又说："大醉之子必癫狂。"《养生要集》也说："交接尤禁醉饱，大忌也，损人百倍。醉而交接，或致恶创，或致上气。"

[10] 膏粱：膏，油脂、肥肉；粱，精米、精面。肥肉和细粮，泛指美味的饭菜，代指富贵生活。

[11] 阳气下陷：指中气下陷。

[12] 擘：分开；剖裂。唐·李朝威《柳毅传》："乃擘青天而飞去。"也同"掰"。用手指把整个的东西分开来。

[13] 滓：渣子，沉淀物。

[14] 锉：古同"挫"。挫，劈断，折断；摧折。《说文》："挫，摧也。"

[15] 薯蓣：即山药。

白带[1]

白[2]者多，赤[3]者少；白为气虚，赤为有火。有脾虚者，六君子汤加升麻；有气虚者，补中汤；肝虚者，逍遥散兼六味地黄丸。

六君子加升麻汤

人参二钱，去芦　白术三钱，去芦　升麻二钱　陈皮一钱　半夏一钱，姜汁制　白茯苓二钱，去皮　炙甘草一钱

上锉，水煎，不拘时服。

补中汤

升麻一钱　柴胡一钱　当归一钱　神曲一钱五分，炒　泽泻二钱　大麦芽面二钱五分　苍术二钱五分，盐水炒焦

黄芪十二钱五分　炙甘草四钱　红花少许　五味子二十个
上药哎咀，水二盅煎取一盅，去滓，空腹，分作二服。

逍遥散

柴胡五钱　当归五钱　白芍五钱，炒黑　白术五钱　茯
苓五钱　生姜五钱　薄荷二钱　炙甘草二钱　水煎，温服。

六味地黄丸

方见前。

白者热入大肠，赤者热入小肠。白者属气，赤者属
血。气虚者用参、术，血虚者用芎、归也。然此症腰痛
者多，不痛者少。

大凡白带甚则腰痛，轻则不痛也。然腰痛、头晕、
眼眩，则白带系气虚可见矣，宜服养荣汤。

养荣汤

熟地黄一钱　当归五分　川芎五分　白芍一钱，炒黑
姜黄五分　乌梅一个　白芷五分　生姜五片　五加皮五分
海桐皮五分　上药粗末，水二盅煎取一盅半，温服，不
拘时候。

肥人白带，多是湿痰，宜用星、夏、海石、芎、
柏、苍、附之类。瘦人白带，多是湿热，宜用滑石、
芎、柏、海石、蛤粉、青黛之类。治赤白带与痢同法，
宜胃风汤、五苓散、四物汤。

胃风汤

白术五分　牡蛎五分　当归五分，去芦　白芍五分，炒

67

黑　肉桂五分，去粗皮　茯苓五分，去皮　川芎五分　粟米百余粒　上为粗末，水三盏煎取一盏半，去滓，空腹时温服。

五苓散

桂枝二钱　白术三钱，炒　茯苓三钱　泽泻五钱　猪苓三钱　上为细末，每服三钱，温米汤下。

四物汤

方见前。

痰流下注，渗入膀胱，宜用二陈术楞丸，以燥其湿。

二陈术楞丸

半夏五钱，汤洗七次　橘红五钱　苍术三钱，盐水炒焦　白术三钱　白茯苓三钱　瓦楞子三钱　炙甘草一钱五分　上药为细末，用水一盏，生姜七片、乌梅一个，同煎六分，去滓取汁为丸，每服三钱，温米汤下。

白带、心腹痛，面黄虚弱者，宜当归煎丸。

当归煎丸

当归二两　赤芍五钱　牡蛎五钱　陈皮五钱　熟地黄八钱　白芍五钱，炒黑　地榆五钱　川断五钱　上为细末，先将当归用米醋三盏，慢火熬成膏，入诸药末和为丸，如梧桐子大。每服三钱，空腹时用酒、米饮送下。

如腰痛，宜草厘清饮。

萆厘清饮

川草薢三钱　石菖蒲二钱　益智仁一钱　乌药二钱
甘草梢三钱　茯苓三钱　青盐少许　水煎服。

白带漏久，尺脉微弱，肾水枯者，宜用补经固
真汤。

补经固真汤

白葵花五分，去萼，研烂。白者治白带，红者治赤带　郁
李一钱，去皮、尖，研泥　炙甘草一钱　陈皮五分，留皮
干姜二钱，细末　柴胡一钱　人参二钱　川芎一钱　上药除
川芎外，以水四盏煎至二盏，再入川芎煎，同煎至一
盏，去滓，早晨空腹时热服，少时以早饭压之。

瘦弱之妇，肾虚火旺，亦有患白带者，治之不可太
燥。茯苓山药汤治之。

茯苓山药汤

焦冬术四钱　白芍三钱，炒　绵茵陈二钱　阿胶珠三
钱，炒　贯众炭三钱　石苇二钱　淮山药四钱，炒　黑栀
子三钱　白茯苓三钱　木耳炭二钱　车前子一钱五分　水
煎服。

壮年之妇，饮食照常，两便如故，而患白带者，是
则由于水不能尽化为经，乃溢而为湿也。治之之道，勿
泄有余之肾水，但补不足之命火，交其心肾，使化为有
用之精血也，是为得之。宜益智交泰汤服之。

益智交泰汤

益智仁五钱　远志肉五钱　黑姜三钱　贯众炭三钱　丹皮三钱　补骨脂五钱　当归三钱，炒　艾叶三钱　车前子一钱五分　泽泻三钱　水煎服。

带下有脓者，单叶红蜀葵根汤治之。

单叶红蜀葵根汤

蜀葵根[4]二两，红单叶者　白芍五钱　白芷一两　白矾五钱　上为末，蜡和丸梧子大，空腹及食前各服十丸，脓尽自愈。

治白带，用白芷、黄柏须炒成炭，苍术盐水炒焦，芍药须炒黑，用之良验。

【注释】

[1] 白带：①病名，出《千金要方》（卷四）。亦名带下白候。属病理现象。是指带下量多，绵绵不断，在色、质、气味方面发生异常的一类疾病。多因脾虚肝郁，湿热下注，带脉失约，任脉不固所致。②生理学名词。指妇女阴道内排出的液体，属生理现象。一般在经期前后或妊娠期中，白带量可能略多，色白，带黏性，无臭味。

[2] 白：指带下色白。

[3] 赤：指带下色红。

[4] 蜀葵根：锦葵科植物蜀葵的根。性味甘，微寒滑，无毒。功效清热凉血，利尿排脓。主治淋病，白带，尿血，吐血，血崩，肠痈，疮肿。《本草衍义》："取红单叶者，治带下，排脓血恶物。"

赤带

妇人忧思伤脾，脾滞[2]生湿，积而为水，恼怒伤肝，肝郁生火，血不归经，于是乎水与血合，走带脉，入胞宫，淋沥下泄，非经行，非血崩，无大苦楚，是为赤带[1]。

妇人赤带，火重湿轻，但宜补血以制火，不宜利湿。加减四物汤治之。

加减四物汤

白芍四钱，醋炒　当归三钱，酒炒　生地四钱，酒炒　黄柏三钱　粉丹皮三钱　阿胶珠四钱，烊　香附三钱，酒炒　牛膝三钱　小黑豆三钱　红枣三枚　水煎服。

妇人肥胖，赤带色淡，下元有寒，水胜于火，湿多而血少也。宜赤术茯苓汤治之。

赤术茯苓汤

党参四钱，炙　白茯苓四钱　法半夏三钱　陈皮二钱　车前子二钱，炒　赤术三钱，制　白术三钱，制　当归三钱，炙　黑芥穗三钱　生薏仁二钱　贯众炭三钱　白芍二钱，酒炒　焦栀子三钱　生甘草二钱　水煎服。

下元寒甚者，加吴茱萸、艾叶、炮姜。

【注释】

[1] 赤带：病证名，出《备急千金要方》（卷四）。亦名带下赤。指妇

女带下色红而浊黏有臭味者。多因忧思伤脾，郁怒伤肝，肝经郁火内炽，下克脾土，脾失健运，湿热之气与血俱下而成赤带。治宜扶脾气，清肝火。此证如长期不愈，应注意癌变，宜早期诊治。

〔2〕脾滞：脾气淤滞不行。《医碥》："土得木疏则脾滞以行。"《临证指南医案》："木能疏土而脾滞以行。"脾滞邪从湿化，湿蕴结则气机壅滞，升降失职，从而导致疾病的发生。

赤白带下[1]

带下之病，妇女多有之。赤者属热，兼虚兼火治之[2]；白者属湿，兼虚兼痰治之[3]。凡年久不止者，以补脾胃为主，兼升提。赤带用四物加芩连汤，再加升麻丹皮治之，兼服三补丸。白带用加味六君子汤主之，兼服香莎导痰丸。

四物加芩连汤

方见前。

三补丸

方见前。

加味六君子汤

陈皮一钱　半夏一钱　苍术一钱　人参一钱　白术一钱五分　茯苓一钱二分　炙甘草七分　升麻五分　柴胡五分
生姜为引，水煎服。

香莎导痰丸

苍术四钱　香附四钱　黄芩二钱　陈皮一两五钱　云苓

一两五钱　枳壳一两　半夏一两，姜炙　南星一两，姜炙
炙甘草一两　上为末，生姜汁浸蒸饼为丸，如梧桐子大，
每服五十丸，淡姜汤下。

　　带久不止者，专以补虚为主，宜服加减十全大补
汤。更服参术大补丸，以补脾胃之虚；服龙牡补宫丸，
以固下元之脱。

加减十全大补汤

　　人参一钱　白术一钱，土炒　云苓一钱　当归一钱　川
芎一钱　白芍一钱，酒炒　陈皮一钱　半夏一钱，制　黄芪
一钱，蜜炙　肉桂五分　干姜一钱　炙甘草一钱　枣为引，
水煎服。

参术大补丸

　　方见前。

龙牡补宫丸

　　鹿角霜二钱　云苓二钱　白术二钱　白芍二钱，酒炒
白芷二钱　牡蛎二钱，煅，童便淬　山药二钱　龙骨二钱，
煅　赤石脂二钱　干姜一钱，炒　共为末，醋糊为丸，如
梧桐子大，空心，米饮下。

　　治妇人赤白带下，宜用七制香附丸、禹余粮丸、长
血草散。

七制香附丸

　　香附以三棱、蓬术、童便同浸，一两；又以红花、乌梅、
盐水同浸，一两；又以川芎、生水同浸，一两；又以当归、酒

同浸，一两；又以延胡索、生水同浸，一两；又以熟地、酒同浸，一两；又以丹皮、艾叶、醋同浸，一两　用七制净香附为末，酒、醋糊为丸，梧桐子大。每服二钱，淡醋汤送下。

禹余粮丸

禹余粮一两半　当归一两半　川芎一两半　赤石脂一两六钱　白石脂一两六钱　阿胶一两六钱　龙骨一两六钱　石苇一两六钱　乌贼骨一两　黄柏一两　白蔹一两　黄芩一两　续断一两　桑耳一两　牡蛎一两　上为末，炼蜜为丸，梧子大，空腹饮下十五丸。日再，加至三十丸为度。

长血草散

长血草[4]阴干　为末，空心，每服三钱匕[5]，温酒送下。

妇女经水不利，子脏坚僻[6]，中有干血，即下白物如浆，名曰白沃[7]。矾石散内之。

矾石散

矾石一分，烧　杏仁一分　捣末，蜜和丸枣核大，内子脏中，日一易。

【注释】

[1] 赤白带下：病证名，出《备急千金要方》（卷四）。亦名赤白沥（出《针灸甲乙经》）、赤白漏下（见《圣济总录》卷五十）、妇人下赤白沃（见《针灸甲乙经》卷十二）等。指妇女带下，其色赤白相杂、味臭者。多因肝郁化热，脾虚聚湿，湿热下注，损及冲任、带脉，以致白带夹

74

胞络之血混杂而成赤白带下。治宜疏肝健脾，清热利湿。此证尚应注意癌变之可能，当早期诊治。《诸病源候论》（卷三十九）："带下之病，日沃与血相兼，带而下也。"

[2] 兼虚兼火治之：指补虚清热泻火的治疗方法。

[3] 兼虚兼痰治之：指补虚除湿祛痰的治疗方法。

[4] 长血草：即酢浆草，出《唐本草》。双子叶植物药酢浆草科植物。又称：酸箕，三叶酸草，醋母草，鸠酸草，小酸茅，雀林草，酸浆，赤孙施，醋啾啾，田字草，酸浆草，雀儿草，酸母草，酸饺草，小酸苗，酸草，三叶酸，三角酸，雀儿酸，酸迷迷草，斑鸠草，酸味草，三叶酸浆，酸酸草，酸斑苋，威酸草，酸酢草，酸得溜，铺地莲，酸梅草，三叶破铜钱，黄花梅，老鸭咀，满天星，黄花草，六叶莲，野王瓜草，王瓜酸，冲天泡，酸芝草，酸批子，东阳火草，水晶花，蒲瓜酸，鹁鸪酸等。性味酸微涩，寒。有小毒。入手阳明、太阳经。功效清热利湿，凉血散风，消肿解毒。主治泄泻，痢疾，黄疸，淋病，赤白带下，麻疹，吐血，衄血，咽喉肿痛，疔疮，痈肿，疥癣，痔疾，脱肛，跌打损伤，汤火伤等。内服3～12g；鲜者煎服或研末。外用：煎水洗、捣敷、捣汁涂、调敷或煎水漱口。全国各地均有分布。《纲目》："醉浆草，此小草，三叶酸也，其味如醋，与灯笼草之酸浆名同物异，唐慎微《本草》以此草之方收入彼下，误矣。闽人郑樵《通志》言福人谓之孙施，则苏颂《图经》赤孙施即此也。孙施亦酸箕之讹耳。"《纲目拾遗》："酸迷迷草有赤、白二种。赤带用赤者，白带用白者，捣汁半酒盏，和匀，加绍兴酒半盏，煮熟服。"

[5] 钱匕：古代量取药末的器具。用汉代的五铢钱币量取药末至不散落者为一钱匕，分量比一方寸匕稍小，合一方寸匕的十分之六七。用五铢钱币量取药末至半边者为半钱匕；钱五匕者，是指药末盖满五铢钱边的"五"字至不落为度。一钱匕约今五分六厘，合2g强；半钱匕约今二分八厘，合1g强；钱五匕约为一钱匕的1/4，约今一分四厘，合0.6g。《千金要方》（卷一）："钱匕者，以大钱上全抄之；若云半钱匕者，则一钱抄取一边尔，并用五铢钱也。钱五匕者，今五铢钱边五字者以抄之，亦令不落为度。"《本草纲目》："凡云抄散一钱匕或一刀圭，以钱之匕，或刀操

75

散，取不落为度。凡云一字者，即以五铢钱抄散盖满一字，不落为度。"

[6] 坚僻：固执怪僻。清·黄钧宰《金壶浪墨·堪舆》："各持己见，彼此相非，而坚僻谬妄之徒，遂与操刃杀人者等，悲乎痛哉。"

[7] 白沃：此处指"妇人下赤白沃"，即赤白带下。《本草汇言》："妇人白沃，由于中气下陷。"另外，在《内经》中有将痢疾称为"白沃"者。

青带 [1]

妇人素患白带，偶时带青绿色者，乃属脾湿，胆郁生热，其汁溢出，湿挟之而下也。加减六君子汤治之。

加减六君子汤

党参四钱，炙　白茯苓三钱　陈皮二钱　青蒿子一钱　贯众炭二钱　木通一钱　白术三钱，制　生甘草二钱　半夏二钱，制　竹茹二钱，炒　木耳炭一钱　泽泻二钱　水煎服。

肝家 [2] 湿热成带下者，其色青绿。郁浅热少者色青，郁久热盛者色绿。加减逍遥散治之。

加减逍遥散

白茯苓三钱　生甘草二钱　绵茵陈二钱　陈皮二钱　白芍二钱，酒炒　柴胡三钱　黑山栀二钱　水煎服。

肝素无病不郁，疏泄如常，寒湿入之，乘其气化而为淡青色，得之未久者，治宜温化汤。

温化汤

淡吴萸三钱　白芍二钱，炒　麦芽二钱，炒　贯众炭二

钱　细青皮二钱　白茯苓三钱　韭子二钱，研　泽泻二钱
水煎服。

妇人有崩下之液体形如蓝色者，名曰青崩[3]。亦加
减六君子汤治之。

加减六君子汤

方见前。

【注释】

[1] 青带：病证名。参见《诸病源候论》（卷三十七）、《傅青主女
科》（卷上）。指妇人带下色青，甚则绿如如豆汁，稠黏不断，气腥臭之
证。亦名带下青候。多因经产之后胞脉空虚，秽浊之邪乘虚侵袭，或肝经
湿热之邪下注，伤及任脉所致。治宜调肝清热利湿。

[2] 肝家：即肝脏。《医宗金鉴·删补名医方论四·逍遥散》："治肝
家血虚火旺。"《红楼梦》（第十回）："左关沉伏者，乃肝家气滞血亏。"

[3] 青崩：病名，属五崩之一。见《脉经》（卷九）。指崩下之液体为
青色者，临床极少见。五崩，病名。指阴道流出五种不同颜色分泌物的五
种病。出《脉经》（卷九）："白崩者形如涕，赤崩者形如绛津，黄崩者形
如烂瓜，青崩者形如蓝色，黑崩者形如衃血也。"

黄　带

黄带[1]者，任脉之湿热也。任脉下达胞宫，水液往
来其间，今有胞宫热阻其水液，化而为湿，积多下注，
色如黄丹浓汁。易黄汤治之。

易黄汤

山药三钱，炒　黄柏二钱，盐水炒　车前子一钱，酒炒

芡实三钱，炒　白果五分，打碎　水煎服。

带证亦有正黄[2]色者，其色着物，涤之不去，此脾湿为黄胆[3]也。其小溲亦必正黄，着物亦必如染，此但当作黄[4]治，稍顾任带脉。利湿祛黄汤主之。

利湿祛黄汤

莪术二钱，制　白茯苓二钱　法半夏二钱　制浓朴二钱生栀子二钱　山药三钱，炒　白术三钱，制　赤茯苓二钱绵茵陈三钱　福泽泻二钱　黄连二钱，姜炒　贯众二钱，炒龟版三钱　广陈皮二钱　甘草梢一钱　水煎服。

【注释】

[1] 黄带：病证名。参见《傅青主女科》（卷上）。亦名带下黄候。指阴道内流出淡黄色、质稠黏的分泌物，甚则色深如茶汁，或有臭秽气味。多因脾虚湿盛，郁久化热，或恣食膏粱厚味酿生湿热，或情志不畅，肝郁化火，横克脾土而致肝热脾湿，均能导致湿热下注，损及任带二脉而带下色黄。治宜清热利湿解毒。

[2] 正黄：一种黄色颜料，主要用作绘画颜料。其来源天然矿产品是雌黄，也可用人工合成（三硫化二砷）。其颜色遮盖力强，不耐酸碱，不耐光。其颜料品有毒性。

[3] 黄胆：病名，即胆黄。胆黄，病名。①三十六黄之一。《圣济总录》（卷六十一）："病人体上黄绿色，胸中气满，或硬，不下饮食，此是胆黄。"②惊恐胆虚而致的黄疸。《太平圣惠方》（卷五十五）："胆黄者，面色青黄，多惊少卧，悲泣不定，嗔怒无恒，舌上生疮，唇口干燥，若喘粗不止者，难治。"《景岳全书·杂证谟》："胆黄证，凡大惊大恐及斗殴伤者皆有之。""其证则无火无湿，其人则昏沉困倦，其色则正黄如染。凡此数证，皆因伤胆。盖胆伤则胆气败而胆液泄，故为此证。"

[4] 黄：即黄胆。

黑带[1]

下元虚寒者，湿在肾经，走于带脉，由阴道出，其色淡黑，寒水之本象也。其人必面白，不渴，或却食[2]，两足常冷，腰以下如坐水中，尺脉紧，或沉迟，宜温补下元汤服之。

温补下元汤

附子三钱，炮　小茴香二钱　白茯苓三钱　桂枝二钱　姜炭三钱　益智仁三钱　蕲艾叶二钱　淡吴萸三钱　独活二钱　贯众炭二钱　水煎服。

黑带之为病，腹痛，小便时如刀刺，阴户肿，其面必发红，久则黄瘦，反能食，大渴引饮，此胃腑、三焦、命门、膀胱之火，合而熬煎，所以致此，危候[3]也。治逆则水血皆涸[4]，无延长之道也。利火汤主之。

利火汤

大黄二钱　石膏三钱　白术三钱，制　肥知母三钱　车前子二钱，酒炒　黄连三钱　栀子三钱，炒　白茯苓四钱　刘寄奴二钱　王不留行二钱　水煎服。

【注释】

[1] 黑带：病证名。参见《傅青主女科》（卷上）。亦名带下黑候。指妇女经常从阴道流出黑色，甚者如黑豆汁样液体，黏稠或清稀、或有腥臭味；或在赤白带下中杂有黑色的液体。伴面黄消瘦，口渴喜凉饮等症。多

因热盛熏蒸，伤及任脉、带脉，肾水亏虚所致。治宜泻火清热。

　　[2] 却食：拒绝或不欲饮食。《说文》："却，节欲也。"

　　[3] 危候：是对病情极重，精气将竭，脏腑衰微，濒于死亡的临床征象的概括。危候的出现，是患者生命垂危的标志，医者若早期发现危候，对于抢救生命有着积极的意义。

　　[4] 溷：混浊；混乱。《广雅·释诂三》："溷，浊也。"《易·噬嗑卦》："刚柔分动。"注："不溷乃明。"《汉书·翼奉传》："天气溷浊。"《徐霞客游记·滇游日记》："桥内峡中有池一圆，近流水而不溷。"《楚辞·离骚》："世溷浊而嫉贤兮。"《后汉书·陈宠传》："事类溷错，易为轻重。"

白浊

　　妇人白浊[1]者，浊随小便而来，浑浊如泔[2]，此胃中浊气渗入膀胱也，加味二陈汤、遗白带方主之。

加味二陈汤

　　陈皮一钱　半夏一钱　茯苓一钱　白术一钱　苍术一钱　益智仁一钱，盐水炒　升麻七分　柴胡七分　炙甘草五分　生姜为引，水煎服。

遗白带方

　　白果三升，酒煮，去心去膜，晒干　为末，每服二钱，白水[3]送下。

　　白浊者，膀胱经热也，失治当生痈疽，宜服清心莲子饮。

清心莲子饮

　　人参二钱　黄芪二钱，蜜炙　白茯苓二钱　炙甘草一钱

黄芩一钱　车前子一钱　石莲子二钱，去心　地骨皮一钱
麦门冬十粒，去心　水三盅煎取一盅半，去滓，候冷，空
腹时服。

妇人白浊之证，则与男子遗精[4]无异，由精窍[5]
出，多自觉之。经水不闭，无他病而常常郁冒[6]，脉浮
芤，则此虚寒精滑，有浮火[7]也。宜温益虚元汤、白浊
术苓汤服之。

温益虚元汤

党参二钱　熟地黄二钱　益智仁三钱　菟丝子三钱
黄芪二钱　萸肉二钱　骨碎补三钱　女贞子二钱　水煎服。

白浊术苓汤

陈皮一钱　半夏一钱，制　茯苓一钱　白术一钱　益智
仁一钱，盐水炒，研　苍术一钱　升麻七分　柴胡七分　甘
草五分　水煎服。

【注释】

[1] 白浊：病证名。此处所指的是小便浑浊色白。亦称便浊、溺浊、
尿浊。《诸病源候论·虚劳小便白浊候》："胞冷肾损，故小便白而浊也。"

[2] 泔：淘米水，洗过米的水。《说文》："周谓潘曰泔。从水，甘声，
淅米汁也。"苏轼《东湖》："有水浊如泔。"

[3] 白水：①泛指清水。②白开水的简称。

[4] 遗精：在非性交的情况下精液自泄，称之为遗精，又名遗泄、失
精。在梦境中之遗精，称梦遗；无梦而自遗者，名滑精。《张氏医通》（卷
七）："陆丽京曰：'遗精之原有三。有斫丧太过，肾气不藏，无梦而遗者，
当益精以壮火，如鹿茸丸、安肾丸、聚精丸、九龙丹、金锁玉关丸之类。

有劳心太过，心肾不交，酣卧而遗者，当实土以堤水，如归脾汤、妙香散、远志丸、补中益气汤、朱砂安神丸之类。有思想无穷，所愿不得，妄梦而遗者，当泻火以宁水，如滋肾丸、威喜丸、《本事》猪苓丸、清心莲子饮之类。'"遗精多见于性神经衰弱、慢性前列腺炎、慢性消耗性疾患。

[5] 精窍：男性尿道口。《寓意草》："其实漏病乃精窍之病。"

[6] 郁冒：证名。①昏冒神志不清的病证。《素问·至真要大论》："郁冒不知人者，寒热之气乱于上也。"《伤寒论·辨厥阴病脉证并治》："下利，脉沉而迟，其人面少赤，身有微热，下利清谷者，必郁冒汗出而解，病人必微厥。所以然者，其面戴阳，下虚故也。"《医学入门》（卷四）："郁乃气不舒，冒乃神不清，俗谓之昏迷也。经曰：诸虚乘寒则为厥。郁冒不仁，言寒气乘虚中人，如物蒙罩其首，恍惚不省人事，比之眩昏更重。"②指血厥。《普济本事方》（卷七）："郁冒，亦名血厥。"

[7] 浮火：指因浮阳上越、虚火上炎、龙火上僭等，致使火不归原，而上浮越外。

白淫

妇人白淫[1]者，常在小便之后而来，亦不多，不用治而自愈。若白淫或一时放白水，寡妇尼姑多有是疾，此乃郁火也，宜降火为主。或有劳伤肾虚，或有心虚而得，或因思虑过度。若过虑伤脾，宜四七汤、锁精丸。

四七汤

半夏五两　浓朴三两　茯苓四两　益智三两　苏叶三两
上每服四钱，姜七片、枣一枚，水煎热服。

锁精丸

青盐一钱　茯苓三钱　五味子三钱　益智三钱　破故

纸三钱　上为末，蜜丸，梧桐子大，淡盐汤下。

妇人白淫，或为男精内入，不能摄收，即随小便而出者。锻石茯苓丸服之。

锻石茯苓丸

风化锻石[2]一两，陈久者　茯苓三两　研末，糊丸如梧子大，空腹米饮下三十丸。

【注释】

[1] 白淫：病名。指男子尿出白物如精及女子带下病。《素问·痿论》："思想无穷，所愿不得，意淫于外，入房太甚，宗筋弛纵，发为筋痿，乃为白淫。"王冰注："白淫，谓白物淫衍，如精之状，男子因溲而下，女子阴器中绵绵而下也。"

[2] 锻石：《本草易读》："风化者良，陈久者佳。辛，温，无毒。散瘀止痛，止血生肌。蚀恶肉而灭瘢疵，止泻痢而收崩带。消积聚而除结核，收阴挺而杀疮虫，疗金疮而坠胎孕，住血痢而止水泄。"

白崩[1]

白崩清稀，腰酸乏力，食少倦怠，便溏，面色㿠白，宜加减既济汤服之。

加减既济汤

鹿角霜三钱　石菖蒲三钱　牡蛎一两，煅　龙骨六钱五分，煅　白石脂六钱五分　当归三钱　茯苓三钱五分　远志三钱　淮山药四钱　附子三钱，制　益智仁三钱　炮姜炭三钱　肉豆蔻三钱　补骨脂三钱　怀牛膝三钱　杜仲四

钱　水煎，温服。

妇人形体消瘦，白崩混浊秽臭，面色灰暗，时有下腹或阴部疼痛，宜加味健固汤服之。

加味健固汤

党参一两　白术五钱　茯苓四钱　薏苡仁四钱　巴戟天四钱　土茯苓一两　半枝莲一两　败酱草四钱　丹参四钱　牡蛎一两，煅　白石脂五钱　白毛藤四钱　淮山药四钱　水煎，温服。

治白崩中，伏龙肝汤治之。

伏龙肝汤

伏龙肝[2]七枚，鸡子大　干地黄四两　阿胶二两，炙　川芎二两　桂心二两　赤石脂二两　小蓟根二两　上以酒六升，水四升，煮取三升。去滓，内胶令烊，分三服，日三。

【注释】

[1] 白崩：病名，为五崩之一。出《脉经》（卷九）。指带下量多，日夜津流如米泔水或如胶黏，状如崩冲。多因忧思过度，劳伤心脾，不能化荣血为经水而成白滑之物崩下，或因虚寒不固，肾不摄纳，带脉不约所致。以老年或中年妇女多见。但也有身体虚弱者。相当于西医的阴道炎或输卵管癌症、子宫内膜腺癌等病。

[2] 伏龙肝：中药名。别名灶心土、灶中黄土、釜下土、灶中土等。全年可收集，在拆修柴火灶时，将烧结的土块取下，用刀削去焦黑部分及杂质即得。性味温、辛；归脾、胃经。功能温中止血，止呕，止泻。用于治疗脾气虚寒不能统血之吐血、便血、崩漏，虚寒呕吐，反胃，以及妊娠恶阻等。

种 子 章

天地氤氲[1]，万物化醇；男女媾精[2]，万物化生。此造化自然之理也，亦无思无为之道也。故有人道，即有夫妇；人之夫妇，犹天之与地也。天地合和，化生万物；男女媾精，乃育子嗣[3]。人为万物之灵，故生之与人，惠莫大焉。夫人之立，籍道以成。所谓道者，乃言五伦，即君臣、父子、夫妇、兄弟、朋友。君臣之忠义、父子之亲爱、兄弟之悌敬[4]、朋友之和睦，皆始于夫妇之后。故云：夫妇乃人伦[5]之本。《中庸》[6]云：君子之道，肇于夫妇。《孟子》[7]亦云：不孝有三，无后为大。故婚配之后，必求续嗣。

夫凡人乏嗣者，其故有三：一曰祖宗无德，自身无行，心地有亏；二曰丈夫阳气不足，不能施化；三曰妻妾血寒，不能受胎。有何法而治之？生所为，过恶尽去，心中人我，一切不平，便当内治身心，外修功行，久之则自然获福，而上天报施。所谓功德者，非谓修盖寺观，看经念佛，须要广行阴骘[8]，施恩布德，济困扶危，出无依之丧，嫁孤寒之女，常行方便，心存善念，如是三年之后，可以求嗣[9]种子[10]。所谓内治身心者，奋志勇猛，不与妇人同衾[11]，戒禁房事，百日保养，神气壮盛，元气充实，方可待其种子。是以男子积精引气，女子调经对月，故曰以实投虚，是谓及时；以虚投实，是谓不时。所谓种子者，须择女子性行温良，慈裕无骄妒之态者，为之配合，不惟要得其嗣，抑亦生子形容端正，而有异乎人也。

种子之道有四：一曰择地，地者，母血是也；二曰养种，种者，父精是也；三曰乘时，时者，精血交感之会是也；四曰投虚，虚者，去旧生新之初是也。

岐伯曰：女子二七而天癸至，任脉通，太冲脉盛，月事应时而下。所以谓之月事者，平和之气常以三旬一见，以象盈则亏也。若遇经脉行时，最宜谨于将理。将理失宜，似产后一般，受病轻为宿病，重则死矣，可不畏哉！经行之际，若被惊则血气错乱，经脉渐然不行，逆于上则从鼻口中出，逆于身则为血分劳瘵之疾。若恚怒则气逆，气逆则血逆，逆于腰腿心腹背胁之间，遇经行时，则疼痛不已，过期即安。凡此之时，中风则病风，感冷则病冷，久而不逾，变证百出。故妇人调经最宜谨慎，戒喜怒，少忧思，勿骄妒，和性情，常悦乐，调饮食，则自然血气和平，而百病不生。百病不生，而后孕育成矣。又孝敬公姑，柔顺夫主，体古人三从四德之行，则上天庇护，必得贵子。若遇天癸至时，急报郎君知之，应时种子，百无一失。

大凡受胎，皆在妇人月经行过一日、三日、五日交合，则受胎成男。若月经绝后二日、四日、六日泻精者受胎，皆成女。过此六日外，皆不成胎。经绝一日，曰对周，久之元气起于子，胎气在巳，泊乎午，所以种子宜子午时，易于受胎也。

男女会合，精血交感，浅则阴血先聚，深则阳精易耗，若阴血先聚，阳精后冲，血开裹精，阳内阴外，阴包阳，胎则男形成矣；若阳精先泻，阴血后参，精开裹血，阳外阴内，阳包阴，胎则女形成矣。

妇人经行过后，凡六日宜种子之时，行事既毕，须当禁止，不可恣其淫佚，恐有触伤胎气，故言牛女相别，不得相会也。花无发，谓有孕，则次月经水不朝也。且夫至精才化，一气方凝，始受胞胎，渐成形质。子在腹中，随母听闻，自此之后，则须行坐端严，性情和悦，常处静室，多听美言，令人讲读诗书，陈说礼乐，耳不听淫声，目不观恶事。如此，则生子贤明、忠孝、敦厚、福寿。不然，则男女既生，多鄙贱愚顽，不得其寿。此因外象而内感也。昔太姒娠文王，目不视恶色，耳不听恶声，口不道恶言，生文王而明圣。此胎教之道也。

求嗣之要，在乎男精女血充满而无病也。苟或病焉，必资明医而证调之。夫精者，血也，水也，阴也。盖以有形言之也。有形而能时者，则又为气为火，为阳所使然也。论曰：孤阳不生，独阴不成。无阴则阳无所附，无阳则阴无所依。是精兼气，血兼水，火兼阴阳，总属肾与命门二脉，以沉静为平。若见命门脉微细或绝，阴事痿弱，是为阳虚，法当补阳；若见命门脉洪大鼓击，阳事坚举，是谓相火妄动，法当滋阴制火。王太仆[12]云：壮水之主，以制阳光。正此谓也。若见肾脉洪

种子章

大或数，遗精尿血，是为阴虚，法当补阴；若见肾脉虚微太甚，别无相火为病，法当阴阳双补。又如经者，血也，水也，阴也，假火色而为赤也，随气而行，依阳而运，亦若精之兼气血、兼水火、兼阴阳者也。

其候以一月为期，上应月之盈缺，故名月水。应其期则平，失其期则病。先期者，血热也；过期者，血虚也。过期而色淡者，有痰也，或曰虚也；经行面成块者，血之凝也，或曰风冷乘之也；将行而作疼者，气之滞也；行后而疼者，气血俱虚也；经水紫黑色者，气血俱热也。虽然，又当察其时之寒暄，脉之迟数，证之冷热，平而调之，以复常候，不可一途而取。夫男女精血既充，别无他疾，惟守投虚之法，是为知要。

妇人所重在血，血而媾精，胎孕乃成。欲察其病，惟于经候见之；欲治其病，惟于阴分调之。盖经即血也，血即阴也。阴以应月，故月月如期，此其常也。及其为病，则有或先或后者，有一月两至者，有两月一至者，有枯绝不通者，有频来不止者，有先痛而后行者，有先行而后痛者，有淡色、黑色、紫色者，有瘀血而为条为片者，有精血不充而化作白带、白浊者，有子宫虚冷而阳气不能生化者，有血中伏热而阴气不能凝成者，有血滞气癖、子藏不收、月水不通者，凡此皆真阴之病也。真阴既病，则阴血不足者不能育胎，阴气不足者不能摄胎。是以求子之法，首重调经。

女子以阴用事，从乎水而主静，静则众阴集。故治女子，无过寒凉以益其阴。男女嗣续稍迟，虽无疾病，当加调护。妇人阴静之质，多苦交而弗孕，不能遂其生成，由是[13]培养之术，若[14]不可废。妇人常与温居，今失所养，则子宫有阴无阳，不能生发，则用启宫荣育丸，平调气血，鼓作微阳[15]，以为发育之基。

启宫荣育丸

妇人无他疾，经事调匀，容颜不损，但久无胎孕，生育之要药也。

香附一十五两，去皮毛，水醋浸三日，炒干，为细末　赤石脂一两，研　没药一两，研　人参　白术　甘草　当归　川芎　茯苓　白芍　熟地　牡丹皮　白芷　藁本　白薇　玄胡索各一两。药一十三味，以醇酒浸三日，焙，晒干，为细末　上药重罗[16]极细末，炼蜜丸如梧桐子，磁器中封固，每服五十丸，空心，温酒或白汤送下。以干物[17]压之，待月事调匀，受娠为度。

沉星受胎丸

干地黄四钱　沉香　白芷　檀香　半夏　大黄　细辛　南星　枳壳　枳实　草蔻　川乌各二钱　为细末，炼蜜和匀为丸，如蚕豆[18]大。以中和汤送下，每日清晨用一粒，一月用尽，必然受胎，不可再用。

中和汤

厚朴一钱，姜制　白术三钱　半夏曲二钱　枳实一钱，炒　陈皮一钱，去白　炙甘草三钱　生姜五片　大枣三枚
上为粗末，水二盅煎至一盅，去滓，温服前丸[19]。

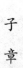

种子章

广济丸

宁心神，养气血，益精髓、壮腰膝，润肌肤，悦颜色，清耳目，乌须发，通和藏腑，延年广嗣。

人参八两　天门冬四两　麦门冬四两　柏子仁四两　酸枣仁四两　远志肉四两　菟丝子八两　白茯苓八两　甘枸杞八两　生地黄四两　熟地黄四两　牡丹皮四两　当归四两　五味子二两　沙苑蒺藜八两　山茱萸肉四两　山药四两　石斛二两　牛膝四两　虎胫骨二两　甘菊花一两　石菖蒲一两　杜仲四两　破故纸三两　肉苁蓉二两　鹿角胶八两　玄武胶[20]八两　上二十七味，炮制如法，共为末。研入柏子仁、玄鹿二胶，用好酒熔化和炼蜜为丸，如梧桐子大。每晚用秋石[21]白滚水送下三钱，好酒下亦可。

种子温经汤

妇人行经之时，连服三剂，易能成孕。

陈皮一钱　半夏一钱　生地一钱　当归尾二钱　川芎一钱　白芍一钱，酒炒　红花一钱　秦艽一钱　乌药八钱　香附一钱五分　木通三分　青皮七分　生姜为引，水煎服。

冲任亏损，血气不调，致微阳不振，不能媾精，而久无子焉。鹿附丸主之，使子宫温暖，则生阳振发，而经脉滋荣，血气无不调之患，年久无不孕之虞矣。

鹿附丸

香附子一斤，大者，砂罐内醋煮极熟，水洗，焙干为末鹿角二两，大者，刮去粗皮，镑末，绵纸垫铁锅内，文火炒，为细末　当归十两，大者，去芦梢，用身，酒洗，切片，焙干为末　上和匀，醋糊为丸，如梧桐子大。每服三钱，早起、临睡各一服，白滚汤送下。一月，经后入房即孕。

胞宫久冷，经事不调，年久无子不能成妊，小腹腰痛，羸瘦肢乏，减食发热，夜多盗汗，赤白带下者，补宫熟地丸治之，易能成孕。

补宫熟地丸

熟地二两，姜汁炒　当归二两，酒炒　肉苁蓉二两，酒洗，去膜　菟丝子二两，酒洗，去膜　牛膝二两，酒洗　肉桂一两　沉香一两　荜茇一两，去蒂，炒　吴茱萸一两，去梗　肉果一两　真血竭五钱　艾叶五钱　上为末，醋糊为丸，如梧桐子大。每服五十丸，酒或白汤下。

妇人诸虚不足，久不妊子，骨热形羸，腹痛下利，崩漏带下，方用乌白补宫丸主之。

乌白补宫丸

鹿角霜八钱　白术二两　白茯苓二两，去皮　香白芷一两　白薇一两　山药二两　白芍一两，酒炒　牡蛎一两，煅，童便淬　乌贼鱼骨一两　为细末，面糊为丸，如梧桐子大。每服三十丸，空腹时，米饮温下。

妇人调经养血，安胎顺气，不问胎前产后，月事参差，有余不足诸证，悉皆香川熟地归胶丸治之，殊[22]益胎嗣，无不应者。

香川熟地归胶丸

阿胶三两，蛤粉炒成珠　川芎一两，去芦　当归二两，肥大者，酒洗，去芦　蕲艾一两，去筋梗，醋煮干　白芍二两，肥长者　熟地四两，怀庆[23]者，去脑，取沉水　香附一十二两[24]，赤心者，去毛，杵成米，水醋各浸一宿，晒，焙干

上为极细末，用大陈榴[25]一枚，连皮捣碎，东流水[26]三升熬去滓，打面糊为丸，桐子大，每服百丸，空心，陈米醋点沸汤下，日一服。

归附苓香丸

妇人久无子，经事不调，及数堕胎[27]者服之，可立致效。

香附一斤，北方香附米，去毛四分，浸，一分好酒浸，一分童便浸，一分米泔浸，一分醋浸，各七日七夜　艾绵四两，洁净无尘梗者，用醋二大碗，同香附一处煮干，石臼内约杵三千下，以烂为度，捻如饼子，只钱样厚，用新瓦炭火焙干，捣为细末　云苓四两，净　人参一两，去芦　当归一两，酒浸一宿　川芎一两，去土，大实者　广木香五钱　熟地黄一两，用酒浸去土，又以酒浸一宿，饭上蒸过　为细末，醋糊为丸，如桐子大，每服五十丸，空心，好东酒[28]下。

益母百妙丸

妇人服百丸而有孕，其妙如神。

当归一两　川芎一两　赤芍一两　广木香一两　益母草八两　上为末，炼蜜丸，如桐大，每服五十丸，用好

酒，或童便酒送下。

参术麦胶养荣丸

妇人服之有孕，且无小产之患。

当归二两，酒浸洗　白术二两　芍药一两五钱，煨　黄芩一两五钱，炒　香附子一两五钱，炒　贝母一两　陈皮一两，去白　白茯苓一两　人参一两　麦门冬一两，去心　阿胶七钱，炒　炙甘草五钱　川芎一两半　熟地黄二两，酒浸黑豆四十九粒，大者，炒，去皮　为细末，炼蜜丸，如桐子大，每服七八十丸，食前空心，盐汤或温酒下。忌食诸血。

调经香附丸

调经养血，顺气健脾，服令有妊。

当归四两，酒浸　芍药四两，酒炒　熟地黄四两，姜汁炒　川芎三两　泽兰叶三两　白术三两　陈皮二两　黄柏一两，酒炒　甘草一两，酒炒　香附一斤。均四两，醋、酒、盐汤、童便各浸二日，炒　为末酒糊丸，桐子大，每服七十丸，空心，白汤下。

地黄济阴丹

令人体壮，经调有孕，且服久诸病不作。

当归四两　川芎四两　香附一斤　生干地黄四两，去苗蕲艾一斤，去梗　赤芍药四两　上六味分为四份[29]，一份醋浸，一份童便浸，一份盐水浸，一份酒浸，俱各过一宿，用醋三壶拌匀，以砂锅煮干醋为度，取出晒干为末，醋打面糊为丸，如桐子大，每服五六十丸，食前，米饮下，日三食。

醋煮香附丸又名煮附丸

专宜妾婢，此方最妙。盖妾婢多郁，情不宣畅，经多不调，年久无子，服之不调者即调，难孕者亦孕。

香附不拘多少，去毛并粗皮，米泔水浸一宿，晒干，用上好米醋，砂锅内同煮之，旋干旋添，以煮透极烂为度，取出焙干　为末，醋糊为丸，如桐子大，每服五十丸。经不调者即调，久不孕者亦孕。

四香调经丸

治妇人无子，能令经正。

香附一斤，一半童便，一半醋，各浸七日　蕲艾四两，拣去枝梗，加入香附搅匀，再加好醋五碗，入砂锅内，同煮干为度，日中晒干，磨为细末．没药三两　当归三两，酒洗　川芎三两　芍药三两，煨　琥珀一两，另研　熟地黄二两。酒蒸，另杵入糊　生地黄二两，酒浸，另杵入糊　上为细末，共一处捣极细，同为丸，用醋糊丸如桐子大，每服六十丸，空心，艾醋汤下。

凡少子者，皆因元禀虚弱，或因色欲过度，以致气血两亏，心肾不交，百病内蚀，不能成育，方用中和胎孕丸主之。

中和胎孕丸

不论人之男妇，虔服百日，多至半载，决能成育。

菟丝子四两，拣净水淘，舂去粗皮，用酒煮烂，以丝出为度，捣如泥，为薄饼晒干，磨为末　云苓三两　山茱萸四两，酒抖蒸，取净肉　怀熟地五两。取大生地，酒洗净，用砂仁末三钱，好酒半斤抖浸一宿，置瓷器坐砂锅内，隔汤炖黑烂为度，另捣　怀山药三两　枸杞子四两，甘州[30]者佳　远志二两，甘草汤泡，捶去骨取肉，再用甘草汤煮，晒干　车前子二两，净，用泔汤[31]蒸，晒干　覆盆子四两，去蒂，酒蒸，晒干　麦冬三两，去心　五味子二两，北方者佳　鱼鳔胶四两，用牡蛎粉炒成珠，去蛎粉　嫩鹿茸四两，酥油慢火炙透　归身三两，酒洗，晒干　柏子仁三两，去壳取白净肉，另捣　人参三两　川牛膝三两，盐酒炒　沙苑　蒺藜各四两。微焙为末，入药，二者煮膏，同炼蜜为丸　杜仲三两，盐酒炒　上药十九味，除另捣外，余磨为极细末，隔汤炼蜜为丸。空心，淡盐汤下三钱；临卧，灯心汤下二钱。百日之后，神效难能尽述。

香檀种子丸

沉香一钱　檀香一钱　川乌一钱　细辛一钱　甘草一钱枳壳一钱　紫蔻仁一钱　为细末，炼蜜为丸，如梧桐子大，男女各用一料，姜汤送下，不可再用。用药之时，忌生肉。

肾气丸

主男子、妇人劳损虚羸，伤寒冷乏，年久无子方。

石斛二两　紫菀五分　牛膝五分　白术五分　麻人[32]一分　人参六分　当归六分　茯苓六分　川芎六分　苁蓉六

分　大豆卷六分　黄芩六分　甘草六分　杏人[33]四分　蜀椒四分　防风四分　桂心四分　干地黄四分　羊肾一具　为细末，蜜丸如梧子大，每服十丸，日再，渐增之。

补天丸

治六脉虚微，气血衰弱，虚劳证。具补天一以生水之剂。

紫河车一具，即胞衣，男用女胎，女用男胎，俱以初胎为主，若不可得，即壮盛妇人者亦可　龟板炙，各三两　杜仲酥炙　牛膝酒浸　陈皮各一两

冬加干姜五钱，夏加五味子一两。上共为细末，先以河车水洗净，布绞干，或用酒煨熟，入诸药末，共捣匀焙燥，再为末，酒糊丸，如桐子大。每服百丸，空心温酒或白沸汤送下。

女人一切虚弱，或禀气素弱，或斫丧[34]太过，面色痿黄，形体羸瘦，口不能呼，足不能任地，或老年虚惫，气血俱衰，或月水不调，或常小产，或多生女少生男。凡是气血虚损不足之症，艰于嗣育者，宜服紫河大造丸治之，当有奇效。

紫河大造丸

紫河车一具，须初生男女为炒。用米泔水洗净，新瓦上焙干为末　生地黄二两五钱，怀庆肥大者，入砂仁六钱、白茯苓二两，稀绢包，入银罐内，好酒煮干，添酒七次，去茯苓、砂仁，只用地黄　当归二两　天门冬一两二钱，去心　麦门冬一两二钱，去心　牛膝一两二钱，去苗，酒浸晒干　杜仲一两

五钱，酥炙去丝 人参一两，去芦 上药除地黄，另用木石杵臼内春一日，余药各为末，和地黄膏捣极匀，酒米糊为丸，如小豆大，每服八十丸，空心，盐汤进一服。寒月，以冬酒[35]进妙。

妇人带下者，加牡蛎一两五钱；夏月，加五味子七钱。

神效墨附丸

专治妇人久无子，有经事不调，及数堕胎者服之，可立致效。

香附一斤，要北方香附米，去毛四分，浸，一分好酒浸，一分童便浸，一分米泔浸，一分醋浸，各七日七夜 艾绵四两，要洁净无尘梗者，用醋二大碗，同香附一处煮干，石臼内约杵三千下，以烂为度，捻如饼子，只钱样厚，用新瓦炭火焙干，捣为细末 茯苓净白者 人参去芦 当归酒浸一宿 川芎去土，大实者 上徽墨火煅，醋淬 木香五钱，要广南者为真 熟地黄用酒浸去土，又以酒浸一宿，饭上蒸过，各一两

上九味，各为细末，醋糊为丸，如桐子大，每服五十丸，空心，好酒下。

百子附归丸

调经养血，安胎顺气，不问胎前产后，月事参差，有余不足诸证，悉皆治之，殊益胎嗣。

阿胶蛤粉炒成珠 川芎去芦 当归肥大者，酒洗，去芦 蕲艾去筋梗，醋煮干 芍药肥长白者 熟地怀庆者，去脑，取沉水者，各二两 香附赤心者，去毛，杵成米，水醋各浸一宿，

— 97 —

晒，焙干，一十二两

上为极细末，用大陈榴一枚，连皮捣碎，东流水三升熬去滓，打面糊为丸，桐子大。每服百丸，空心，陈米醋点沸汤下，日一服。

加味益母丸

川芎　广木香　赤芍药　当归各一两　益母草半斤

上为末，炼蜜丸，如桐大。每服五十丸，用好酒或童便酒送下，其妙如神，服百丸有孕。

加味养荣丸

妇人服之有孕，且无小产之患。

当归酒浸洗　白术各二两　芍药煨　黄芩炒　香附子炒，各一两五钱　贝母　陈皮去白　白茯苓　人参　麦门冬去心，各一两　阿胶炒，七钱　炙甘草五钱　川芎一两半　熟地黄酒浸，二两　黑豆大者，炒去皮，四十九粒

上为细末，炼蜜丸，如桐子大。每服七八十丸，食前空心，盐汤或温酒任下，忌食诸血。

四制香附丸

调经养血，顺气健脾，信服有妊。

当归酒浸　芍药酒炒　熟地黄姜汁炒　川芎各四两　泽兰叶　白术　陈皮各二两　黄柏酒炒　甘草酒炒，各一两　香附一斤，四两醋，四两酒，四两盐汤，四两童便，各浸二日炒

上为末，酒糊丸，桐子大。每服七十丸，空心，白

汤下。

壬子丸

依方修合此药服之，不过半月一月有孕，试之屡见效。

乳香三两　白芨　白敛　白茯苓净　吴茱萸各一两　牛膝　细辛各五钱　菖蒲　当归　白附子各少许　厚朴　桂心　没药　人参各四两

上为细末，炼蜜丸，用壬子日修合，如红豆大。每服十丸，空心，好酒送下。

琥珀调经丸

治妇人无子，能令经正。

香附一斤，一半童便，一半醋，各浸七日　蕲艾四两，拣去枝梗，加入香附搅匀，再加好醋五碗，入砂锅内，同煮干为度，日中晒干，磨为细末，另加末药　当归酒洗　川芎　芍药煨，各三两　琥珀一两，另研　熟地黄酒蒸，另杵入糊　生地黄酒浸，各二两，另杵入糊

上为细末，共一处捣极细，用醋糊丸，如桐子大。每服一百丸，空心，艾醋汤送下。

济阴丹

当归　川芎各四两　香附一斤　生干地黄四两，去苗　好大艾叶一斤，去梗，蕲艾尤妙　赤芍药四两

上分为四分，一分醋浸，一分童便浸，一分盐水浸，一分酒浸，俱各过一宿，用醋三壶拌匀，以砂锅煮

干醋为度，取出晒干为末。醋打面糊为丸，如桐子大。一日三食，食前每服五六十丸，令人体壮经调有孕，且服久诸病不作。

妇人无子，多有躯肥体胖，脂膏[36]满溢，致子宫闭塞，不能受孕。宜二陈苍星汤祛其寒痰。又有性急之人，动伤冲任二脉，致经乱气积，不能孕育。宜四物柴芩汤凉血降火，补其阴分。

二陈苍星汤

陈皮一钱五分　半夏一钱五分，姜炙　茯苓一钱，去皮　炙甘草五分　苍术八分，米泔制　南星八分　滑石五分　羌活四分　防风四分　姜枣引，水煎，食远服。

四物柴芩汤

当归三钱五分　白芍四钱，酒炒黑　川芎二钱五分　熟地黄四钱　香附一钱五分，炒　柴胡二钱　黄芩一钱五分　水煎，食远服。

温脐种子方

白芷　青盐各二钱　麝香一分　五灵脂二钱

上各为末，以荞麦面汤和搓成条，圈于脐上，以前药实于其条内，以艾灸之，但脐内微温即好，不过二三度。

兜肚方

升麻　丁皮　甘松各七钱　白檀一两　零陵香五钱　麝香九分　白芷五钱　木鳖八钱　兜苓　马蹄香　血竭各

五钱　羚羊角一两

　　已上共十二味，用蕲艾绵絮装于白绫兜肚内，分作三个兜肚。初敷者用三日后一解，至第五日复敷，至一月后常敷。专治妇人赤白带下，及妇人经脉不调，久不受孕者，惟孕妇不可敷。亦治男子痞积遗精，白浊。

暖脏温炉丹

　　治女人子宫寒冷，暖脏[37]种子，此调经、固胎、护产也。

　　潮脑入碗升打三次如灰色，三钱　蛇床子五钱　牡蛎一钱　母丁香三钱　良姜一钱　紫梢花一钱　上为细末，津唾[38]为丸，如樱桃大。每次一丸，用丝绵裹纳子户[39]内，留带在外，坐定片时便觉温热，一日一换。

熏蒸法

　　女子月信[40]不调、赤白带下、子宫寒冷、久不成胎者，决能成孕，诚之妙法也。

　　疗病之黄道吉日[41]，令人食饱仰卧，用荍麦[42]面汤和搓成条，圈于脐上，径过脐阔之厘许[43]。以前暖脏温炉丹药末实[44]其中，用槐树皮一块，削去粗皮，止用半分厚，覆圈药之上。如豆大艾壮炙之，但觉脐内微温好换新者。不可令痛，痛则反泄真气。炙至行年[45]岁数为止，炙之觉饥再食再炙。或至冷汗如雨，或腹内作声作痛，大便有涎沫等物出为验。只服米汤稠粥、白肉[46]好酒，以助药力。炙时能令百脉[47]和畅，毛窍[48]皆通。上至泥丸[49]，下达涌泉，撤脏腑之停邪[50]，驱三焦之

种子章

宿疾[51]。

妇人立身[52]已来，全不生产，及断续久不生产者，服必能汤。

必能汤

朴硝一钱五分　牡丹一钱五分　当归一钱五分　大黄一钱五分　桃仁一钱五分　浓朴一钱　桔梗一钱　人参一钱　茯苓一钱　桂心一钱　甘草一钱　牛膝一钱　橘皮一钱　以清酒[53]、水各五升，合煮取三升，日三夜一，分四服。

妇人下积血及冷赤脓如赤小豆汁，此恶物为子宫内冷血，能使不受胎。宜内阴法，服紫石英丸治之。

内阴法

皂荚一两　萸肉一两　当归一两　细辛二两　五味子二两　干姜二两　大黄五钱　矾石五钱　戎盐五钱　蜀椒五钱　上为末，以绢制袋，大如指，长三寸，盛药令满，内妇人阴中，坐卧任便，勿急于行走，小便时去之。则一日以后，必下青黄冷汁，可幸御[54]，自有子。若未见病出，亦可安之十日。

紫石英丸

紫石英三两　天门冬三两　当归一两三钱　川芎一两三钱　紫葳[55]一两三钱　长生草[56]一两三钱　桂心一两三钱　乌头一两三钱　干地黄一两三钱　牡荆[57]一两三钱　禹余粮一两三钱　石斛一两三钱　辛夷一两三钱　人参一两三钱　桑寄生一两三钱　续断一两三钱　细辛一两三钱　浓朴一两

三钱　干姜一两三钱　食茱萸一两三钱　牡丹一两三钱　柏子仁一两三钱　牛膝一两三钱　上为末，炼蜜和丸，如梧子大，酒服十丸，日三。渐渐增三十丸，以腹中热为度。不禁房室^[58]，夫行不在，不可服。

【注释】

[1] 氤氲：古代指阴阳二气交会和合之状。《白虎通·嫁娶》引《易》："天地氤氲，万物化淳。"按：今本《易·系辞下》作"绷缊"。南朝·陈徐陵《劝进梁元帝表》："自氤氲混沌之世，骊连、栗陆之君，卦起龙图，文因鸟迹。"《旧唐书·李义府传》："邃初冥昧，元气氤氲。"宋·周密《齐东野语·贾相寿词》："听万物氤氲，从来形色，每向静中觑。"清·龚自珍《辨仙行》："仙者乃非松乔伦，亦无英魄与烈魂；彼但堕落鬼与神，太乙主宰先氤氲。"此处的氤氲之时，即相当于西医学所称的排卵期，正是受孕的最佳时机。《证治准绳·女科准绳·胎前门》引了凡语："凡妇人一月经行一度，必有一日绷缊之候，于一时辰间，……此的候也。……顺而施之，则成胎矣。"

[2] 媾精：媾，交合。《康熙字典》："又合也，与《易》男女構精之構同。"構，《广雅》："合也。"《易·系辞》："男女構精，万物化生。"《李白诗》："造化合元符，交媾腾精魄。"媾精，即交合受精之意。

[3] 子嗣：指传宗接代的人。元·无名氏《刘弘嫁婢》（楔子）："师父道在下夭寿，师父道在下绝嗣。师父，如何全美的寿数，如何得有这子嗣？师父一发与迷人指路者。"《二刻拍案惊奇》（卷十九）："他并无子嗣，与庄家老姥夫妻两个早夜算计思量，无非只是耕田、锄地、养牛、放猪之事。"《红楼梦》（第四六回）："叔叔只说婶子总不生育，原是为子嗣起见，所以私自在外面作成此事。"

[4] 悌敬：敬重、亲近、敬爱、亲密和睦。《孟子·梁惠王上》："孝悌之义。"《说文》："悌，善兄弟也。"贾谊《道术》："弟爱兄谓之悌。"

[5] 人伦：①封建礼教所规定的人与人之间的关系。特指尊卑长幼之

种子章

间的等级关系。《管子·八观》："背人伦而禽兽行，十年而灭。"《孟子·滕文公上》："人之有道也，饱食、暖衣、逸居而无教，则近于禽兽圣人（舜）有忧之，使契为司徒，教以人伦——父子有亲，君臣有义，夫妇有别，长幼有叙，朋友有信。"《汉书·东方朔传》："上不变天性，下不夺人伦。"宋·周密《齐东野语·巴陵本末》："人伦睦，则天道顺。"《水浒传》（第四二回）："这件是人伦中大事，不成我和你受用快乐，到教家中老父吃苦。"②人类。伦，辈，类。《荀子·富国》："人伦并处，同求而异道，同欲而异知。"杨倞注："伦，类也。并处，群居也。其在人之法数则以类群居也。"《后汉书·陈蕃传论》："愍夫世士以离俗为高，而人伦莫相恤也。"《北齐书·文襄帝纪》："（侯景书云）禽兽恶死，人伦好生，仆实不辜，桓、庄何罪。"

[6]《中庸》：是我国儒家的重要哲学经典之一，是一部含有深刻哲理的重要古代思想文献，也是中国古代讨论教育理论的重要论著，通常被认为是孔子的孙子子思所著。它原来是《礼记》中的一篇，宋代的朱熹把《中庸》从《礼记》四十九篇中分割出来，与《大学》、《论语》、《孟子》合在一起，使它成为"四书"之一。宋、元以后，《中庸》成为学校官定的教科书和科举考试的必读书，对古代教育产生了极大的影响。它的内容主要是发挥和贯通了孔子"中庸"的思想。"中"就是不偏不倚，"庸"就是常。以"中庸"为名就是启发人们在思想上要不偏不倚，在行为上要不走极端，无不及亦无过之。其中也体现了儒家关于修身、治国、处世等方面的伦理道德思想。同时，《中庸》一书还希望人们以"至诚"的态度不断进行道德修养，以达到自我完善的境界。

[7]《孟子》：是记载孟子及其学生言行的一部书。与论语一样，《孟子》也是以记言为主的语录体散文，但它比《论语》又有明显的发展。《论语》的文字简约、含蓄，《孟子》却有许多长篇大论，气势磅礴，议论尖锐，机智而雄辩。如果说《论语》给人的感觉是仁者的谆谆告诫，那么《孟子》给人的感觉就是侃侃而谈，对后世的散文写作产生了深刻的影响。

[8]阴骘：犹阴德。宋·梅尧臣《欧阳郡太君挽歌》（之二）："暮年终飨福，阴骘不应欺。"清·纪昀《阅微草堂笔记·姑妄听之三》："吾辛

苦积得小阴骘，当有一孙登第。"阴德：指在人世间所做的而在阴间可以记功的好事；阴功；暗中做的有德于人的事。《淮南子·人间训》："有阴德者必有阳报，有阴行者必有昭名。"《隋书·隐逸传·李士谦》："或谓士谦曰：'子多阴德。'士谦曰：'所谓阴德者何？犹耳鸣，己独闻之，人无知者。今吾所作，吾子皆知，何阴德之有！'"

[9] 求嗣：妇科名词。见《妇人大全良方》（卷九）。亦名求子。求子，出《备急千金要方》（卷二）。指不孕妇女要求生育或要求生育男孩。

[10] 种子：妇产科名词。见明·万全《妇人秘科·种子章》。又名种玉（参见《广嗣纪要》）。指受孕。

[11] 同衾：①谓共被而寝。比喻亲近。汉·徐干《中论·亡国》："苟得其心，万里犹近；苟失其心，同衾为远。"晋·张华《女史箴》："出其言善，千里应之；苟违斯义，同衾以疑。"②谓结为夫妻。清·姚燮《双鸩篇》诗："生不同衾死同穴，妾虽无言妾已决。"

[12] 王太仆：即唐代医学家王冰，相传曾任太仆令，故亦称"王太仆"。"壮水之主，以制阳光"出《素问·至真要大论》王冰注语，是王冰对于"诸寒之而热者取之阴"的注释语，后又简称为"壮水制阳"、"滋水制火"、"滋阴涵阳"。是用滋阴壮水之法，以抑制亢阳火盛的意思。

[13] 由是：由，经过；是，对的，合理。由是，通过合理的。

[14] 若：此。

[15] 鼓作微阳：鼓作，发动兴起，鼓舞振作；微阳，谓阳气始生，或指衰落低下虚弱的阳气。

[16] 重罗：重，再；罗，用罗筛东西。重罗，再用罗筛一次。

[17] 干物：即干果之类食物。

[18] 蚕豆：此处比喻药丸的大小，宜 1.5g 左右。蚕豆，又称胡豆、湾豆、川豆、佛豆、倭豆、罗汉豆、南豆、马齿豆、竖豆、仙豆、寒豆、罗泛豆、夏豆。豆科巢菜属一年生或越年生草本。为粮食、蔬菜和饲料、绿肥兼用作物。中国以四川最多，次为云南、湖南、湖北、江苏、浙江、青海等省。

[19] 前丸：即前面的沉星受胎丸。

种子章

［20］玄武胶：即龟板胶。玄武，本意就是玄冥，武、冥古音是相通的。玄，是黑的意思；冥，就是阴的意思。玄冥起初是对龟卜的形容，龟背是黑色的，龟卜就是请龟到冥间去诣问祖先，将答案带回来，以卜兆的形式显给世人。因此，最早的玄武就是乌龟。《礼记·曲礼》："行前朱鸟而后玄武。"孔颖达疏："玄武，龟也。"唐·段成式《酉阳杂俎·支诺皋下》："朱道士者，太和八年常游庐山，憩于涧石，忽见蟠虵如堆缯绵，俄而变为巨龟，访之山叟，云是玄武。"

［21］秋石：从童便尿中提取制成，精致的称为秋冰。取漂净晒干的人中白，研成粉末，加白芨浆水作辅料，拌和后，用模型印成小方块，晒干。气味咸、温、无毒。主治虚劳冷疾，小便频数，漏精白浊等。《苏沈良方》记载了秋石的"阳炼法"与"阴炼法"及其养生效果。秋石有淡秋石和咸秋石二种。《本草蒙筌》："秋时聚童溺，每溺一缸，投石膏末七钱，桑条搅混二次，过半刻许，其精英渐沉于底，清液白浮于上，候其澄定，将液倾流，再以别溺满搀如前，投末混搅，倾上留底，俱勿差违。待溺搀完，清液倾尽，方入秋露水一桶于内，亦以桑条搅之，水静，再倾，如此数度，滓秽洗涤，污味咸除，制毕，重纸封面，灰参待干成有坚凝，囫囵取出。其英华之轻清者自浮结面上，质白。原石膏末并余滓之重浊者，并沉聚底下，质缁而黯，面者留用，底者刮遗。若复入罐固封，文火煅炼半刻，色虽白甚，性却变温，终不及晒者优也。"《本经逢原》："阴收秋石法，将铅球大小数十枚，俱两片合成，多钻孔眼，入尿桶中浸，每日倾去宿尿，换溺浸之。经秋收取，置铅罐藏之。阳炼秋石，将草鞋数百双，旧者尤佳，长流水漂晒七日，去黄色，浸尿桶中，日晒夜浸，一月许，曝干，烈日中烧灰，须频挑拨令烧尽，滚汤淋汁澄数日，锅内烧干，重加雨水煮溶，篾簩纸数重，滤净再澄，半月余，银缶器内煮干，色白如霜。铅罐收之。又阳炼法，以童子小便，入锅熬干，其锅先烧通红，香油熬过洗净，则不粘滞伤锅，初如油脚，入阳城罐或小铁釜中。煅通红，用热水溶化，置有嘴壶中，将草掩塞壶口，徐徐倾出，下以竹簩衬纸滤清，再以文火收干，铅罐收之，则不溶化。"叶梦得《水云录》："世之炼秋石者，但得火炼之法，此药须兼阴阳二炼，方为至药。阳炼法，用人尿十余石，各用木

桶盛，每石入皂荚汁一碗，竹杖急搅百千下，候澄，去清留垽，并作一桶，如前搅澄，取浓汁一、二斗，滤净，入锅熬干，刮下捣细，再以清汤煮化，筲箕铺纸淋过再熬，如此数次，直待色白如雪方止，用沙盒固济，火煅成质，倾出，如药未成，更煅一、二次，候色如莹玉，细研，入沙盒内固济，顶火养七昼夜，取出摊土上，去火毒，为末。阴炼法，用人尿四、五石，以大缸盛，入新水一半，搅千回，澄定，去清留垽，又入新水搅澄，直候无臭气，澄下如腻粉，方以曝干，刮下再研，以男儿乳和如膏，烈日晒干，如此九度，为末。"

[22] 殊：副词。很：甚。《战国策·赵策》："老臣今者殊不欲食，乃自强步，日三四里。"《史记·廉颇蔺相如列传》："廉君宣恶言，而君畏匿之，恐惧殊甚。"宋·沈括《梦溪笔谈》："古法采草药多用二月、八月，此殊未当。"

[23] 怀庆：今河南省焦作市所属的沁阳市。"四大怀药"（山药、地黄、牛膝、菊花）曾被列为"皇封贡品"，享誉中外。

[24] 一十二两：古时一斤为一十六两。

[25] 陈榴：放置了一段时间非新鲜的石榴。

[26] 东流水：即长江水。宋朝陈郁《藏一话腴》："太白（李白）曰：'请君试问东流水，别意与之谁短长。'（《金陵酒肆留别》）江南李主曰：'问君能有几多愁，恰似一江春水向东流。'略加融点，已觉精彩。至寇莱公（准）则谓'愁情不断如春水（《夜度娘》），少游（秦观）云'落红万点愁如海'（《千秋岁》），肯出于蓝而胜于蓝矣。"现可用大河流动不息的水。

[27] 数堕胎：病名。出《诸病源候论》（卷四十一）："……若血气虚损者，子脏为风冷所居，则血气不足，故不能养胎，所以致胎数堕。"即滑胎，相当于现代医学之"习惯性流产"。是指妇人堕胎或小产后，下次受孕仍如期而坠，或屡孕屡坠，达三次以上者。滑胎的主要病因是肾虚冲任不固，不能摄血养胎所致。因冲为血海，任主胞胎，冲任之气固则胎有所载，血有所养。

[28] 东酒：即桂花东酒。清代酿有"桂花东酒"，为京师传统节令

种子章

酒，也是宫廷御酒。中秋节以饮桂花酒为习俗。据清代潘荣陛著的《帝京岁时记胜》记载，八月中秋，"时品"饮"桂花东酒"。在文献中还有"于八月桂花飘香时节，精选待放之花朵，酿成酒，入坛密封三年，始成佳酿，酒香甜醇厚，有开胃，怡神之功……"的记载。

[29] 份：原本为"分"，后同。

[30] 甘州：即今天的甘肃省张掖市。据文字记载，甘州已有5000年的历史。从夏商到春秋战国时期，先后有羌、戎、狄等少数民族居住，北凉沮渠蒙逊建郡，西魏废帝三年改为甘州，因甘泉清冽而名，甘州之称自此开始。隋唐在甘州设立交市，西夏在甘州发迹崛起。

[31] 泔汤：也称糯泔汤。旧时还分"生糯泔"与"熟糯泔"，生糯泔，即洗米汤；熟糯泔，则用梗米煮成汤，其浓度视需要而定。

[32] 麻人：即麻子仁。

[33] 杏人：即杏仁。

[34] 斫丧：斫，大锄；引申为用刀、斧等砍。斫丧：喻摧残、伤害，特指因沉溺酒色而伤害身体。

[35] 冬酒：冬酒是一种传统佳酿。因是在寒冬腊月酿制成酒，有的要经三伏封藏后成陈品，故称冬酒。此酒耐贮藏，经久不坏。贮藏期越长，色、香、味越佳。酒色金黄，绵软醇厚，饮之和血养气，暖胃辟寒。冬酒一般以糯米为原料，以药白曲、红曲为糖化发酵剂，采用"淋饭法"酿造而成，酒度为15°左右。

[36] 脂膏：油脂。《礼记·内则》："脂膏以膏之。"孔颖达疏："凝者为脂，释者为膏。"北魏·贾思勰《齐民要术·荏蓼》："荏油色绿可爱，其气香美，煮饼亚胡麻油，而胜麻子脂膏。"唐·杜甫《黄鱼》诗："脂膏兼饲犬，长大不容身。"

[37] 脏：指胞脏，即胞宫。

[38] 津唾：唾液。宋·苏轼《物类相感志·总论》："津唾可溶水银，末茶可结水银。"《金瓶梅词话》（第十五回）："他在虎口里求津唾。"

[39] 子户：解剖学人体部位名，出《脉经》（卷九）。即妇女前阴。

[40] 月信：生理学名词，即月经。《妇人大全良方》（卷一）引《产

宝方》（序论）："月水如期，谓之月信。"

[41] 黄道吉日：旧时以星象来推算吉凶，谓青龙、明堂、金匮、天德、玉堂、司命六个星宿是吉神，六辰值日之时，诸事皆宜，不避凶忌，称为"黄道吉日"。泛指宜于办事的好日子。《元曲选·连环计》："禀上太师，今日是黄道吉日。"

[42] 莜麦：禾谷类作物，学名裸燕麦。莜麦在各地称呼很多，如油麦、稞燕麦、玉麦、苏鲁等。《穆天子传》称"焚麦"，《黄帝内经》称"迦师"，《广志》称"折草"，《稗海博志》称"燕麦"，《史记》称"斯"，《唐本草》称"麦"。莜麦生产在我国历史久远，据山西省志载，最少有2500年的历史。

[43] 径过脐阔之厘许：直径超过肚脐，比脐宽少许。径，直径；阔，宽广；厘，长度单位，尺的千分之一。

[44] 实：充满、充实。

[45] 行年：①经历的年岁指当时年龄（实岁）。②指将到的年龄（虚岁）。

[46] 白肉：①大腿内侧的肉。②宋代肉食品，指砧压去油之肉。亦泛指熟猪肉。

[47] 百脉：人身各条血脉，全身之经脉。《淮南子·泰族训》："百脉九窍，莫不顺比。"宋·范仲淹《君以民为体赋》："调百姓而如调百脉，何患纠纷。"宋·司马光《旬虑呈同舍》诗："神明还九藏，清气袭百脉。"

[48] 毛窍：毛孔。明·刘基《二鬼》诗："……三百六十骨节，八万四千毛窍，勿使淫邪发泄生疮痍，两眼相逐走不歇。"

[49] 泥丸：①即百会穴。②上丹田之异名。③气功术语，指脑或脑神。《黄庭内景经·至道章》："脑神精根字泥丸。"务成子注："泥丸，脑之象也。"

[50] 停邪：蓄积停滞的邪气。

[51] 宿疾：一向有的病，旧病。

[52] 立身：原意为处世、为人；立足；安身。《孝经·开宗明义》："立身行道，扬名于后世，以显父母，孝之终也。"《史记·太史公自序》：

109

"且夫孝始于事亲，中于事君，终于立身。"《周书·李和传》："宇文庆和，智略明赡，立身恭谨，累经委任，每称吾意。"唐·寒山《诗》之一〇一："立身既质直，出语无谄诿。"《太平广记》（卷四二七）引唐·张读《宣室志·李征》："吾子以文学立身，位登朝序，可谓盛矣！"《平山冷燕》（第十一回）："宋信在扬州，被冷降雪在陶进士、柳孝廉面前出了他的丑后，而传出来人人嘲笑，故立身不牢。"此处借指妇人发育成熟，成人。

[53] 清酒：①古代祭祀用的清洁的酒。《诗·小雅·信南山》："祭以清酒，从以骍牡。"《朱熹集传》："清酒，清洁之酒。"《周礼·天官·酒正》："辨三酒之物，一曰事酒，二曰昔酒，三曰清酒。"郑玄注："郑司农云：'清酒，祭祀之酒。'……今中山冬酿，接夏而成。"汉·董仲舒《春秋繁露·求雨》："其神共工，祭之以生鱼八、玄酒，具清酒膊脯。"②清醇的酒。《后汉书·南蛮传·板楯蛮夷》："明曰：'秦犯夷，输黄龙一双；夷犯秦，输清酒一钟。'"唐·杜甫《哭台州郑司户苏少监》诗："情乖清酒送，望绝抚坟呼。"

[54] 幸御：原指与帝王同房。《后汉书·荀爽传》："臣愚以为诸非礼聘未曾幸御者，一皆遣出，使成妃合。"此处即指夫妻同房性交。

[55] 紫葳：又名凌霄、陵苕、陵时、女葳、芰华、武威、瞿陵、鬼目。气味酸、微寒、无毒（花、根）；苦、平、无毒（茎、叶）。主治妇女血崩、粪后下血、消渴、通身风痒、大风疬疾、悲羊疮（满脸满头，温烂成疮，延及两耳，痒而出水）、月经不行等。

[56] 长生草：即卷柏。别名一把抓、老虎爪、万年松、九死还魂草等。为卷柏科植物卷柏或热状卷柏的干燥全草。全年均可采收，除去残留须根及杂质，洗净，切段，晒干。性味辛，平。归肝、心经。功能活血通经。主治经闭痛经，癥瘕痞块，跌扑损伤。卷柏炭化瘀止血，主治吐血，崩漏，便血，脱肛。孕妇慎用。

[57] 牡荆：即牡荆子。别名小荆实、牡荆实、梦子、荆条果等。又名楚、荆、铺香、午时草、土柴胡、蚊子柴、山京木、土常山、奶疸、野牛膝、布惊草、蚊香草等。为双子叶植物药马鞭草科植物牡荆的果实。本植物的根（牡荆根）、茎（牡荆茎）、叶（牡荆叶）、茎汁（牡荆沥）亦供

药用。性味辛微苦，温。入足阳明、厥阴经。功效祛风化痰，下气，止痛。主治咳嗽哮喘，中暑发痧，胃痛，疝气，妇女白带。用量：内服煎汤，2～3钱；研末或浸酒。用药配伍：防己为之使，畏石膏。《纲目》："牡荆，处处山野多有，樵采为薪，年久不樵者，其树大如碗也。其木心方；其枝对生；一枝五叶或七叶，叶如榆叶，长而尖，有锯齿；五月杪间开花成穗，红紫色，其子大如胡荽子，而有白膜皮裹之。苏颂云叶似蓖麻者误矣。青、赤二种，青者为荆，嫩条皆可为筥囤。古昔贫妇以荆为钗，即此二木也。"

[58] 房室：指房事，性生活。晋·张华《博物志》（卷五）："去肥浓，节酸咸，减思虑，损喜怒，除驰逐，慎房室。"《南史·梁纪中·武帝下》："（武帝）自五十外便断房室。"《二刻拍案惊奇》（卷三五）："有一个女子陈氏，年十四岁，嫁与周世文为妻，世文年纪更小似陈氏两岁，未知房室之事。"

种子章

胎妊章

妊娠恶阻

恶阻[1]者，谓有胎气[2]恶心[3]，阻其饮食也。其症颜色如故，脉息和平，但觉肢体沉重，头目昏眩，择食，恶闻食气，好食酸咸。甚者或作寒热，心中烦闷，呕吐痰水，胸膈烦满，恍惚不能支持。轻者不服药无妨，乃常病[4]也。重者须药调之，恐伤胎气，以二陈汤为主，但半夏有动胎之性[5]，宜姜制用之。

二陈汤

半夏五钱，汤洗七次，姜汁炒　橘红五钱　茯苓三钱，去皮　甘草一钱半，炙　上药哎咀，每服四钱，用水一盏，生姜七片，乌梅一个，同煎六分，去滓，热服。

如肥人专主治痰，二陈砂术汤主之。

二陈砂术汤

陈皮一钱五分　半夏一钱五分，姜炙　茯苓一钱，去皮　甘草五分，炙　砂仁八分　白术一钱五分，去芦　桂枝五分　姜枣引，乌梅一个，水煎，食远服。

瘦人兼痰兼热治之，参术陈苓汤主之。

参术陈苓汤

人参一钱　陈皮一钱　白术一钱，去芦　麦冬七分，去心　甘草五分　黄芩七分　川朴一钱五分　茯苓一钱五分，去皮　生姜为引，水煎，食远服。

恶阻甚，不能食者，桔术砂附汤主之。

桔术砂附汤

人参一钱　砂仁一钱　白术一钱五分，去芦　香附一钱五分　乌梅一钱五分　陈皮一钱五分　甘草五分　生姜为引，水煎，食远服。

心中愦闷[6]空烦，吐逆，恶闻食气，头眩体重，四肢百节[7]疼烦沉重，多卧少起，恶寒汗出，疲极[8]黄瘦，旋覆恶阻汤治之。

旋覆恶阻汤

半夏一钱五分，姜炙　生姜二钱　干地黄三钱　茯苓三钱　橘皮一钱五分　旋覆花五分　细辛三分　人参一钱　芍药一钱　川芎一钱　桔梗一钱　甘草一钱　以水六盅煮取三盅，分服。

青竹止吐汤

青竹茹一钱五分　橘皮一钱五分　茯苓一两　生姜一两　半夏二钱，姜炙　以水六盅煮取二盅半，分服。

【注释】

[1] 恶阻：①中医病名。特指妊娠早期出现的恶心呕吐、择食或食入

即吐等。亦称之为妊娠恶阻、子病、病儿、阻病等。《医宗金鉴·诸气·四七汤》："妇人有孕喜吐者，名曰恶阻。"西医称为"妊娠剧吐"。②谓消化不良，不思饮食。《宋诗纪事》（卷九六）引宋·陈郁《话腴》："朝来不喜餐，必恶阻也。"

[2] 胎气：①中医指妇女在怀孕期间气血运行的情况。胎气不顺有恶心、呕吐及下肢浮肿等现象。②指胎儿在母体内所受的精气。见《备急千金要方》。人由胚胎以至成形，皆赖胎气而逐渐滋长。离开母体之后，生长发育的正常与否，亦与胎气禀受有关。如禀受充足，则气血调和，精神充沛，发育正常，形体壮健。如禀受不足，则发育受限，形体羸瘦，如至四、五岁尚不能立行等，均属胎气不足的象征。③《妇人良方大全》（卷十五）："治妊娠面目浮虚，四肢肿如水气，名曰胎气。"④《邯郸遗稿》："妊娠腹痛者，名痛胎，俗名胎气。"⑤《坤元是宝》："胎前痢疾，产后即止者，名曰胎气。"

[3] 恶心：想要呕吐的感觉。明·冯惟敏《僧尼共犯》（第二折）："但闻着荤酒气儿，就头疼恶心。"《儒林外史》（第六回）："严贡生坐在船上，忽然一时头晕上来，两眼昏花，口里作恶心，哕出许多清痰来。"

[4] 常病：一般的、普通的、平常的疾病。

[5] 半夏有动胎之性：《别录》云："消心腹胸膈痰热满结，咳嗽上气，心下急痛坚痞，时气呕逆；消痈肿，堕胎，疗痿黄，悦泽面目。"

[6] 愦闷：烦闷。《宋书·范晔传》："为性不寻注书，心气恶，小苦思，便愦闷。"宋·叶适《陈彦群墓志铭》："医云：'寒湿所为也。'用附子七物汤。饮，加愦闷，呼曰：'吾何以不得食冷果子耶？'"

[7] 百节：指人体各个关节。

[8] 疲极：非常疲劳。

胎动不安

夫妇人胎症，多因喜怒劳伤，触其胎孕，至于心腹攻痛，或风寒所伤。因发喘咳嗽，治宜顺气为先，药宜香附、缩砂，乌梅、黄芩、白芷为佐。喘促，祛痰散寒为要，药宜甘草、桔梗、陈皮、沉香、乌梅为主。今人但知黄芩为圣，不用黄连、芍药，虑其清凉有害，止用温药安胎。殊不知产前服清凉之药，能令血循经而不妄行，血和则胎自安矣。且生地、栀、连能除上下中之火，香附、砂仁快膈畅郁理气，茯苓、白术健脾生血，百试无差。凡百[1]胎病，多忌动气之药。

治妇人怀娠，不问几月何日，但觉胎气不安，腰腹微痛，饮食不美，术芩安胎饮主之。

术芩安胎饮

白术一钱　白芍一钱　熟地黄一钱　当归一钱　广陈皮五分　人参五分　川芎五分　黄芩五分　甘草二分　缩砂仁二分　紫苏二分　上锉作一服，加生姜一片水煎，温服。

妇人胎动不安及下血，胶艾即验方、秦艾胶汤治之。

胶艾即验方

艾叶三钱　阿胶三钱　川芎三钱　当归三钱　甘草一钱
上锉，水四盅煎取二盅，去滓，纳胶令化，日分三服。

秦艾胶汤

秦艽五钱　阿胶五钱，蛤粉炒　艾叶五钱，醋炒　上为粗末，每服五钱，入糯米百余粒，水二盏煎至一盏，去滓，温服。

安催如意饮

专治一切产症，有胎即能安胎，临产交骨不开[2]，横生[3]不下，子死腹中[4]，临产即能催生，不拘月份。妇人偶伤胎气，凡胎动不安，腰酸腹痛，甚至见红[5]不止，势欲小产，一服即安，再服全愈。胎孕者七个月即宜预服，直至临盆[6]，断无难产[7]之患者也。

当归三钱　川芎二钱　芍药三钱　荆芥一钱　羌活一钱　川贝母一钱　甘草一钱　枳壳二钱　厚朴二钱　菟丝子二钱　艾叶二钱，炒　黄芪二钱　加生姜三片，水煎，温服。

如脾胃素弱，不能管束其胎，气血虚衰，不能滋养其胎，不以日月多少而常堕者，小安胎汤主之，更服杜断丸。

小安胎汤

当归一钱　白芍二钱，酒炒　黄芩二钱，酒炒　白术二钱　人参一钱　炙甘草一钱　陈皮一钱　砂仁二钱　生地黄二钱　姜枣引，水煎，食前服。

杜断丸

杜仲二两，姜炙　川断二两，酒洗　共为末，枣肉和丸，米饮下。此方与胡连条芩丸同。

胡连条芩丸

条芩四两　白术四两　莲肉二两，去心　砂仁一两，炒　山药一两　炙甘草一两　胡连四两　作糊为丸，米饮下。

房事触动不安，熟地归胶汤主之。

熟地归胶汤

当归一钱　熟地黄二钱　阿胶二钱　炙甘草五分　砂仁五分　竹茹五分　水煎，调男人裤灰一钱服。更禁房事，妙。

如因怒伤肝，主胞胳[8]，加减四物汤主之。

加减四物汤

当归二钱　川芎一钱　白芍二钱，酒炒　黄芩二钱，酒炒　人参一钱　柴胡二钱　甘草五分　水煎服。

如因喜乐太过伤心，四物加条芩、黄连、白术、麦冬一钱，炙甘草五分。

如因思虑久积不解伤脾，四物加白术、人参、陈皮、香附、炙甘草。

如因忧悲伤肺，用四物加黄芩、阿胶、苏叶、五味、炙甘草。

如因恐伤肾，主胞络，四物加黄柏、川断、杜仲、五味，宜用熟地。

如因跌扑触动惊胎[9]者，和气安胎饮主之。

和气安胎饮

当归身一钱　白芍一钱，酒炒　白术一钱五分　黄芩一钱五分　苏叶一钱五分　炙甘草五分　砂仁五分　姜枣引，水煎，食前服。

如犯胎神[10]所占方位，胎动不安，用上和气安胎饮主之。如见血动，加阿胶、艾叶炒黑。

凡胎动不安，势欲小产[11]，及临产艰危，横生逆产，儿死腹中，皆可服安胎功伟方治之，极有奇效。

安胎功伟方

凡妇人妊娠，七月者服一剂，八月者服二剂，九月十月皆服三剂；临产服一剂。预服者，空心温服；保产及临产者，皆临时热服。一剂不足，继以二剂。迨[12]已产后，切忌入口，慎之。

浓朴七分，姜汁炒　蕲艾七分，醋炒　当归一钱五分，酒炒　川芎一钱五分　黄芪八分　荆芥穗八分　菟丝子一钱，酒泡　白芍二钱，酒炒　羌活五分　甘草五分　枳壳六分，面炒　贝母一钱，去心，为末　前十一味，以水二盅煎取一盅，以汤[13]冲末[14]服。如虚弱，加人参五分更佳。

【注释】

[1] 百：概数，言其多。《诗·大雅·假乐》："千禄百福。"《乐府诗集·木兰诗》："将军百战死，壮士十年归。"吴均《与朱元思书》："猿则百叫无绝。"

[2] 交骨不开：病名，出《妇人大全良方》（卷十六）。①交骨指耻骨。古人认为未产前其骨合，临产时其骨开，若此骨不开，则难娩出。多因元气虚弱，胎前失于调养，以致气血不能运达所致。②交骨指骶尾关节部分。分娩时，一关节可被动地有一定的活动余地，使骨盆下口张大。如此关节活动有障碍，可影响胎儿娩出。治疗可用佛手开骨散（《女科效宝》方）。

[3] 横生：病证名，出《千金要方》卷二。《张氏医通》（卷十）："儿未生先露手臂，谓之横生。"

[4] 子死腹中：病名。《诸病源候论》（卷四十三）："下产时未到，

秽露已尽，而胎枯燥，故子死腹中。"又称胎死腹中、死胎。多因跌扑闪挫、气血逆乱；母患热病，热毒伏于冲任；误服毒药，药毒伤胞；母体素虚，冲任气血虚少；胎儿脐带缠颈，气绝致死等，致胎儿死于母体内。

[5] 见红：子宫开始有规则收缩前后，阴道会流出一些混有血的黏液，这就是见红。西医叫做产兆。见红是由于子宫颈逐渐扩张大，子宫颈里的黏液和子宫颈宫壁少量出血混合在一起形成的。血量不多，是开始临产的可靠现象，如果血量多，超过了月经量时，就要注意是否有产前出血（前置胎盘、胎盘早期剥离），要及时做进一步检查。

[6] 临盆：即临产。见薛立斋《女科撮要》。

[7] 难产：病名。见《诸病源候论》（卷四十三）。又名产难。指胎儿娩出困难的各种异常分娩。如杨子建《十产论》中之伤产、催产、冻产、偏产、横产、倒产、碍产、盘肠产等均属难产范围。

[8] 胞胳：即任脉。冲脉通天癸，主阳明，为众经之源，称血海。任脉周全身，主胞胎，为阴脉之库，称胞胳。血海置于胞胳。血海旺，则身体旺；血海衰，则身体衰。冲脉是人的孕育之源，任脉是人的生养之本。二脉相辅相成，不但是新生命的诞生基地，而且是女性健康的保本之园。

[9] 惊胎：病证名。《诸病源候论》（卷四十二）："惊胎者，见怀妊月将满，或将产，其胎神识已具，外有劳伤损动，而胎在内损动也。"

[10] 胎神：在民间信仰中，胎神是专管胎儿的神灵，它通常存在于孕妇的周围。人们对胎神既敬又畏，因为胎神有保佑胎儿和伤损胎儿的双重性质。当胎神有益于胎儿时，人们自然敬它；当胎神有害于胎儿时，人们又畏惧它，这时人们不管它叫胎神，而管它叫胎煞。神可敬，煞不可犯。据民间信仰认为，胎神对胎儿的损伤，皆因人们对胎神（亦即胎煞）的触犯。俗传胎神能与胎儿的魂魄交通，胎神按一定的时刻有规律地出现在孕妇周围一些固定的方位，或者附着于某些物体上。人们不得触犯、伤害到它。否则，便等于伤害到了胎儿，严重的会导致孕妇腹痛难产，或者胎损子夭。

[11] 小产：病名。出《景岳全书·妇人规》。亦名半生、半产、失胎、伤娠、草产、损娠。指妇人怀孕三月以上，由于气血虚弱，肾虚，血

胎妊章

119

热及外伤等原因损及冲任，导致冲任不固，不能摄血养胎；或毒药伤胎，以致未足月而产。

[12] 迨：等到。明·归有光《项脊轩志》："迨诸父异爨。"

[13] 汤：即前十一味药煎的药汤。

[14] 末：即贝母末。

妊娠胎漏

胎漏[1]，谓既有孕而复下血也。女子之血，在上为乳汁，在下为经水，然一朝有孕而乳汁、经水俱不行，此聚之子宫以养胎也。今复漏下，则是气虚血虚，胞中有热，下元不固也。法当四君子[2]以补其气，四物[3]以补其血，黄柏、黄芩以清其热，艾叶以止其血，杜仲、川断以补下元之虚，未有不安者矣。加减八物汤主之，兼服杜仲丸。

加减八物汤

人参一钱　白术二钱　当归身二钱　白芍一钱，酒炒　熟地黄二钱　艾叶一钱　条芩一钱　黄柏一钱　知母一钱　阿胶一钱　炙甘草一钱　生姜枣引，水煎，食远服。

杜仲丸

杜仲三两，姜炙　川断三两，酒洗　共为末，枣肉和丸，如梧桐子大，每服五十丸，米饮下。

【注释】

[1] 胎漏：病证名，见《素问病机气宜保命集》。亦称漏胎、胞漏、

漏胞、漱经。《医学入门》："不痛而下血者为胎漏。"多因孕后气血虚弱，或肾虚、血热等因素导致冲任不固，不能摄血养胎。

　[2]　四君子：即四君子汤。

　[3]　四物：即四物汤。

妊娠咳嗽

　如初得之，恶风寒、发热、鼻塞或流清涕者，宜发散，加减参苏饮主之。

加减参苏饮

　人参一钱　苏叶二钱　陈皮一钱　茯苓一钱　枳壳一钱桔梗二钱　黄芩一钱　前胡二钱　甘草一钱　生姜、薄荷为引，水煎，食后服，得微汗而解。

　久嗽不已，谓之子嗽[1]。引动其气，恐致堕胎[2]，参术苓胶饮主之。

参术苓胶饮

　人参二钱　白术三钱　茯苓三钱　阿胶二钱　苏叶二钱桔梗二钱　炙甘草一钱　水煎，食后服。

【注释】

　[1]　子嗽：病名。妊娠期间，出现咳嗽频作，日久不止，甚则五心烦热，胎不安的病症，称为"子嗽"。《女科百问》（第六十九问）："妊娠而嗽者，谓之子嗽。"又名子呛、妊娠咳嗽。多因孕后血聚养胎，阴精不能上承，肺阴亏损，阴虚火动，或痰饮上逆，外感风寒所致，由于肺气失宣，气机不畅，发为咳嗽。如久咳不愈，可成痨嗽，称为"抱儿痨"。

[2] 堕胎：病证名，出《诸病源候论》（卷四十二）。指妇女怀孕三月以内，由于肾虚、气血虚弱、血热、跌仆闪挫、药物中毒等，损及冲任，以致胎元失养而堕下。亦有父母之精不足，导致胎元有缺陷，胎不牢固，离胞殒堕。《医宗金鉴·妇科心法要诀》："五月成形名小产，未成形象堕胎言。"在治疗方面，须予区别对待。已完全堕落，可按产后调护；若已堕而又不全堕，往往可致阴道大出血而晕厥，甚或暴亡，则应中西医结合或手术治疗。

妊娠吞酸[1]

　　孕妇伤食，腹满、吞酸、恶心，不喜食者，加味六君子汤主之。

加味六君子汤

　　人参一钱　白术一钱　云苓二钱　陈皮一钱　半夏七分枳实五分　神曲[2]五分　砂仁五分　香附一钱，童便炒　炙甘草五分　生姜为引，水煎，食后服。

　　孕妇胃脘填塞，脘闷胁胀，胎前吞酸[3]者，参术萸神汤主之。

参术萸神汤

　　人参五分　白术一钱　半夏五分　陈皮五分　茯苓一钱炙甘草五分　吴萸五分　枳实五分，炒　神曲五分，炒　砂仁五分，研　生姜为引，水煎，食后服。

　　妊娠胃虚有热者，胃脘隐痛，嘈杂[4]吞酸，时时干呕，腹痛不能食，参地竹茹饮主之。

参地竹茹饮

人参六钱　干姜六钱　研为末，每服三钱，以生地黄三钱、竹茹三钱五分、橘皮二钱五分，煎汤泡闷药末，温饮。

【注释】

[1] 妊娠吞酸：病证名，亦称胎前吞酸。多因孕妇脾虚或肝郁，复伤于饮食所致。脾虚者，由于脾虚不运，伤食太过，症见胃脘填塞，不得传化而致吞酸。治宜温养脾胃，方用六君子汤加吴萸。肝郁者，由于肝气郁滞，化热犯胃，症见嗳腐吞酸、脘闷胁胀等。宜泻肝清热，用左金丸。

[2] 神曲：即建神曲，亦称泉州神曲、范志曲、百草曲、六神曲等。为麦粉、麸皮和多种药物混和后，经发酵而成的曲剂。主要有健脾消食、理气化湿的功效。炮制方法：①福建泉州：枳壳 1.5 斤、枳实（麸炒）1 斤、香附子（麸炒）1 斤、杭白芍（酒炒）1.5 斤、莪术（酒炒）1 斤、首乌片（微炒）1 斤、白扁豆（炒）2 斤、玄胡索（醋炒）1 斤、槟榔（炒）1 斤、高良姜（赤土炒）1 斤、青皮（醋炒）1 斤、黄栀子（炒）2.5 斤、光三棱（醋炒）1 斤、川花椒（炒）12 两、大黄（浸酒）1 斤、泽泻（沙炒）1 斤、砂仁（姜汁炒）1 斤、川朴（姜汁炒）1.5 斤、杏仁 4斤、黄芩（酒炒）1 斤、麦芽（炒）1 斤、黄柏（炒）1 斤、姜黄 0.5 斤、防风（去净毛）1 斤、木香 1 斤、羌活 0.5 斤、车前子 1.5 斤、芡实 1.5斤、山楂皮 1 斤、陈皮 1.5 斤、薄荷 2 斤、茯苓皮 1 斤、甘草 1 斤、白粉刘 1 斤、法白曲 1 斤、使君子（带壳）2.5 斤、藿香 1 斤、紫苏全 1 斤、白芥子 1 斤、香薷 1.5 斤、泽兰 1.5 斤、荆芥 1 斤、苍术（大米糖炒）1斤、柴胡（酒炒）1 斤。上药合并，磨成细末，过筛，加入赤小豆、小麦（均须浸透碾碎）各 8 斤及麦皮、麦粉各 2 斤，混合拌匀。另取青蒿草、赤栏草、苍耳草各 2 斤，切碎煎汤（称为三味汤），与上药混和，反复揉匀，入印模内压成小块，稍凉后用稻草覆盖，使充分发酵至外表长出黄色菌丝时，取出晒干，然后再用适当的火力（控制在 36℃）烘烤，储藏 4 个月

后，取出再晒，刷去霉毛即成。②北京：苍术2两，甘草、苏叶、藿香各4两，木香6两，青蒿、青茶各半斤，川朴12两，陈皮、六神曲、山楂各1斤半，麦芽2斤。取诸药共研细末，加米汤拌匀。放入装有松香末的模子内做成小块，发酵后晒干。

[3] 胎前吞酸：病证名，见明·赵献可《邯郸遗稿》。即妊娠吞酸。

[4] 嘈杂：俗称心嘈。指自觉胃中空虚，似饥不饥，似痛非痛，热辣不宁之状。有火嘈、痰嘈、酸水浸心作嘈、气郁胸膈作嘈及蛔虫作嘈之分。

妊娠头疼

因外感头疼者，此虚症也，加味川芎汤主之。

加味川芎汤

川芎一钱五分　当归一钱五分　黄芩一钱　白术一钱
细茶二钱　水煎，食后服。

妊娠中暑

凡盛暑时，中其暑热之毒者，其症发热而渴，自汗，精神昏愦[1]，四肢倦怠[2]，少气，清暑和胎饮主之。

清暑和胎饮

人参一钱　白术一钱　黄芪一钱，炙　黄芩一钱　黄连一钱　知母一钱　麦冬一钱　五味子二钱　炙甘草一钱　水煎服。

[1] 昏愦：头脑昏乱；神志不清。清·蒲松龄《聊斋志异·长亭》："方昏愦间，忽闻妇人哭入。视之，则缢经者长亭也。"

[2] 倦怠：疲乏懈怠，厌倦懈怠；疲劳困倦。

妊娠中湿[1]

凡孕妇早行，或感雾露[2]之气，或冒风雨，或久居下湿之地，或汗出取冷水浴之，其症发热，骨节烦痛，身体重浊，头痛，鼻塞，白术黄芩汤主之。

白术黄芩汤

白术五钱　条芩四钱　苏叶三钱　生姜为引，水煎服。

【注释】

[1] 妊娠中湿：病名，见《万氏女科》。多因孕后聚血养胎，肌腠、经络血少，冒雨或感受雾露之邪，久坐湿地及汗出冷浴，以致湿邪侵着肌腠。治宜祛湿安胎。

[2] 雾露：指雾。《楚辞·严忌＜哀时命＞》："雾露濛濛其晨降兮，云依斐而承宇。"王逸注："言幽居山谷，雾露濛濛而晨来下。"

妊娠泄泻

凡孕妇泄泻，以补中安胎为主，用加味四君子汤治之，更分寒热治之。

加味四君子汤

人参三钱　白术三钱　茯苓三钱　炙甘草二钱　白芍一

胎妊章

125

钱，酒炒　上为细末，水一盏煎至七分，食前服。

如发热而渴者为热，加条芩一钱；如不渴者为寒，加炒干姜五分，并乌梅一个为引。

如渴、泄久不止者，用加味四君子汤治之。

加味四君子汤

人参三钱　白术三钱　茯苓三钱　炙甘草二钱　白芍一钱，酒炒　诃子肉一钱　干姜一钱，炒　乌梅一个　水煎，食前服。

如久泻大渴者，人参白术散主之。

人参白术散

人参一钱　白术一钱　茯苓一钱　炙甘草一钱　藿香五分　木香二钱　干姜二钱　水煎服。

妊娠痢疾

凡孕妇痢疾，以清热和胎、行气养血为主。虚坐努力者，防其损胎，用当归黄芩芍药汤主之。

当归黄芩芍药汤

当归一钱　白芍一钱，酒炒　黄芩一钱，炒　黄连一钱，炒　木通一钱　枳实一钱，麸炒　茯苓一钱　陈皮一钱　生地黄一钱　甘草一钱　木香五分　乌梅一个　水煎，空心服。

痢久不止者，黄连阿胶汤主之。

黄连阿胶汤

黄连一钱，酒炒　阿胶一钱，炒　木香七分　姜炭五分　人参一钱　白术一钱，土炒　茯苓一钱　炙甘草五分　乌梅三个　姜枣为引，水煎，食前服。

妊娠伤寒

孕妇伤寒，专以清热和胎为主，各随六经所见，表里之症治之。务以谨慎，不可与常病伤寒同治，以致损胎，误其子母性命也。

凡得伤寒，勿拘日数，但见恶寒、头痛、发热，即病邪在表也，宜用四味紫苏和胎饮主之。

四味紫苏和胎饮

苏叶一钱五分　条芩一钱五分　白术一钱五分　甘草一钱　水煎，食远服。

如恶寒、头痛、项强、腰脊痛，此病在太阳经。依本方加羌活一钱、藁本一钱、川芎一钱、防风一钱，姜葱为引，水煎热服，汗出而解。

如恶寒却不发热，只头痛、鼻干或项强，此病在阳明经。本方加葛根一钱、白芷一钱、防风一钱、淡豆豉一钱、葱白三根，水煎服，以汗而解。

如寒热往来，头眩或呕，或心下烦，或胸膈满，此病在少阳经也。本方加柴胡一钱、人参一钱；呕，加半夏七分；胸膈满，加枳壳一钱、桔梗一钱；头眩，加川芎二钱，姜枣为引，水煎服。

如发热、恶寒、咳嗽甚者，此病在手太阳经也。本方加麻黄去根节，一钱、杏仁一钱、葱白三根，生姜为引，水煎，食后服，以汗而解。

如恶寒无热，腹中疼，吐泻不渴，手足逆冷，此病在足太阴脾经也。本方加人参一钱、干姜炒，一钱、白芍酒炒，一钱，姜枣为引，水煎热服。

如恶寒倦卧、发热、手足冷者，此病在足少阴肾经也。本方加独活一钱、熟地一钱、细辛七分，姜枣为引，水煎热服。

如恶寒、手足厥冷、唇口青、遍身痛甚、头顶崩痛者，此病在足厥阴经也。本方加归身一钱、吴萸炒，一钱、川芎一钱、细辛一钱，姜、葱白为引，水煎热服，出汗。

如因饮食失节，复发热者，此食复也。本方加枳实炒，一钱、黄连酒炒，一钱、神曲炒，一钱、陈皮一钱，姜枣为引，水煎，远食服。

凡得伤寒，勿拘日数，但无恶寒，无头疼，只发热、口燥、咽干而渴者，此病邪在里也。黄龙汤主之，各随所见之症增损治之。

黄龙汤

柴胡一钱　人参一钱　甘草一钱　黄芩一钱　生姜为引，水煎服。

如发热、口渴，小便不利者，此病在手足太阳、小肠膀胱腑病也。本方加白术一钱五分、猪苓一钱、泽泻一钱、赤苓一钱、木通一钱、生姜三片，水煎服。

如发热、大渴者，此病在手足阳明、胃与大肠也。本方加知母一钱、石膏槌碎，一钱、淡竹叶十五片、粳米一合，水煎服。

如大热、大渴、烦燥，大便不通者，此病在足阳明胃腑也。本方去人参，加枳壳一钱五分、大黄煨，一钱五分、芒硝一钱五分，生姜为引，水煎温服，以利为度。

如发热，口干而渴，心烦不得眠者，或干呕，此病在足少阳胆腑也。本方加麦冬一钱、花粉一钱、栀子一钱、酸枣仁一钱、竹茹一大团，水煎服。

如发热而渴，腹中痛，自利者，此病在足太阴脾经也。本方加白术一钱、白芍酒炒，一钱、阿胶炒，一钱、白茯苓一钱，姜枣为引，水煎，食前服。

如发热而渴，利下脓血，手足冷者，此病在足厥阴肝经也。本方加当归身一钱、白芍酒炒，一钱、白术一钱、白茯苓一钱、乌梅一个，水煎，食前服。

凡伤寒病后，调理失宜，复发热者，此劳复也。本方加知母一钱、麦冬一钱、石膏二钱、竹叶十五片、粳米一合，水煎服，以汗为度。

若天行时气[1]传染者，只依上法，分六经表里治之无失。或于初病之时，用败毒散加和胎药解之。

加味败毒散

人参一钱　川羌一钱　前胡一钱　柴胡一钱　茯苓一

钱　甘草一钱　枳壳一钱五分　桔梗一钱　黄芩一钱五分
白术一钱　苏叶一钱五分　葛根一钱　姜葱为引，水煎热
服，得汗而解。

凡伤寒热病不解，遍身发斑，赤如锦纹[2]者，加味
化斑汤主之。

加味化斑汤

人参一钱　知母一钱　石膏二钱　甘草一钱　黄芩一钱
栀子一钱　生地黄一钱　淡竹叶三片　淡豆豉半合　水煎，
远食服。

【注释】

[1] 天行时气：行，流行；时，季节，气候；气，疫气，疾病。因气
候不正常而引起的流行病。《千金方》："凡冬月，忽有大热之时；夏月，
忽有大凉之时，皆勿受之，有患天行时气者，皆由犯此也。"《医宗金鉴·
删补名医方论三·二圣救苦丹》："天行时气，即四时不正之气，感而为病
者，初不名疫也，因病气互相传染，老幼相似，沿门阖境而共病之，故曰
天行时气也。"明·洪楩《清平山堂话本·合同文字记》："你母患脑疽疮
身死，你父得天行时气而亡。"时气：①即疫病，见《肘后备急方》（卷
二）。亦名疫疠、天行、时行、时疫。《医学入门·疫疠》："疫疠如有鬼厉
相似，故曰疫疠，又曰时气。"②病邪名。具有强烈传染性、流行性的病
邪。《伤寒全生集·时气》："时气者，乃天时暴厉之气流行人间。"

[2] 锦纹：瓷器上采用织锦和建筑彩绘图案的一种装饰。以各种几何
图形连续构成，有菱形纹、龟背纹、八迭锦、十字锦、卍字锦、桂花锦、
古钱锦、云纹、水波、绣球等，繁密规整，华丽精致。锦纹用于陶瓷器装
饰始见于唐三彩。元景德镇窑受江南兴盛的织锦业影响，将其引入了制瓷
工艺。明清两代更是广为流行，表现技法多为彩绘。

妊娠中风

风从所向而来者，为正风[1]，不能伤人；不从所向而来者，谓之虚风[2]，中[3]人即病。中其皮毛经络者，则发寒热，头顶身体皆痛，或肌肉顽痹；中其筋骨者，则拘挛[4]强直；中其脏腑者，则卒倒昏闷，口眼㖞斜，手足瘛疭[5]，口噤[6]不语。孕妇得此，不可用常治中风之法，只以补虚为主，安胎为本，兼用搜风之剂，加减八物汤主之。

加减八物汤

当归身二钱　黄芩二钱　黄芪二钱，炙　羌活二钱　防风二钱　秦艽二钱　炙甘草二钱　生姜枣引，水煎，多服，以平为度。

【注释】

[1] 正风：正常的气候风向。如春为东风，夏见南风等。

[2] 虚风：外界致病因素之一。与"正风"相对，指时令所见的反向之风。如春应为东风反见西风，夏当见南风反见北风等。《灵枢·论勇》："黄色薄皮弱肉者，不胜春之虚风。"

[3] 中：受到，遭受。

[4] 拘挛：肌肉收缩，不能自如伸展。

[5] 瘛疭：证名，出《灵枢·邪气脏府病形》。亦作瘈疭、瘲疭，又称抽搐、搐搦、抽风等。瘛为筋脉急而缩，疭为筋脉缓而伸，伸缩交替，手足相引，搐搦不已，发为瘛疭。指手足伸缩交替，抽动不已的病证。《灵枢·热病》："热病数惊，瘛疭而狂。"

[6] 口噤：口紧闭。汉·张仲景《伤寒论·太阳病上》："病六七日，手足三部脉皆至，大烦而口噤不能言。"唐·杜甫《后苦寒行》（之一）："玄猿口噤不能啸，白鹄翅垂眼流血。"明·李贽《孔明为后主写申韩管子六韬》："刘禅之病，牙关紧闭，口噤不开，无所用药者也。"

妊娠虐疾[1]

凡孕妇病虐，不可轻用截药，恐致损胎[2]，柴胡知母汤主之。

柴胡知母汤

柴胡一钱五分　人参一钱　黄芩一钱　知母一钱　白术一钱　当归身一钱　甘草五分　生姜枣引，水煎，多服，以平为度。

如虐久不退转甚者，七圣散主之。

七圣散

柴胡一钱半　黄芩一钱半　知母一钱半　炙甘草一钱半　常山一钱半，酒炒　草果仁一钱半　乌梅三个，去核　水酒各半煎，临发，五更服之。宜露一宿，汤温服，忌生冷、鸡鱼。

【注释】

[1] 虐疾：俗称打摆子。古人视它为暴疾；重病；恶疾。《尚书·金滕》："惟尔元孙某，遘厉虐疾。"孔颖达疏："厉，危也。虐训为暴，言性命危而疾暴重也。"孙星衍疏："虐者，《广雅·释诂》云恶也，言遇厉气致恶疾。"《孔子传》："虐，暴也。"虐疾流行的历史很早，《尚书》的

《盘庚中》记载："殷降大虐"。3000 多年前的殷（商）时代就有虐疾大流行。相当于现代医学的疟疾。

[2] 损胎：损伤胞胎。

妊娠霍乱^[1]

其症心腹绞痛^[2]，上吐下泄^[3]，用加味紫苏和胎饮治之。

加味紫苏和胎饮

苏叶一钱五分　条芩一钱五分　白术一钱五分　藿香叶一钱　陈皮一钱　砂仁五分，炒　甘草一钱　姜枣为引，水煎，食远服。

【注释】

[1] 妊娠霍乱：病证名，出《诸病源候论》（卷四十二）。亦名胎前霍乱。多因孕期摄生不慎，贪凉饮冷，饮食不洁，感受暑湿秽浊之邪，以致阴阳不和，清浊相干，卒发腹中绞痛，上吐下泻等症。《叶氏女科证治》："妊娠霍乱，或邪在上胃脘，则当心痛而吐多；邪在下胃脘，则当脐痛而利多；邪在中胃脘，则腹中痛而吐利俱多。吐多伤气，利多伤血，邪击胎元，母命易殒，气血伤而无以养胎，子命易倾，此急证也。宜香苏散，转筋加木瓜，胎动加白术，吐泻频作先服六合汤。次服丹溪安胎饮（人参、川芎、黄芩、白术、当归、熟地、紫苏、陈皮、甘草、砂仁、姜、枣）。"

[2] 绞痛：内脏剧烈疼痛，像有东西在拧。

[3] 上吐下泄：又呕吐又泄泻。

133

妊娠目、鼻、唇口咽喉诸症

孕妇目、鼻、唇口咽喉诸症，专以清热为主。有热痛者，但用凉膈散，各随其症加减用之耳。

凉膈散

黄芩一钱，酒炒　黄连一钱，酒炒　栀子一钱，酒炒　连翘一钱　桔梗一钱　甘草一钱　薄荷三分　水煎，食远服。

目赤痛者，本方加当归一钱、川芎一钱、羌活一钱、防风一钱、菊花一钱，竹叶为引。

咽喉痛者，本方加牛蒡子炒，杵碎，一钱。

口舌生疮者，只依本方，姜汁为引。

鼻衄[1]不止者，本方加当归一钱、生地黄一钱、茅草[2]一大团，生姜为引，水煎，食后服。

【注释】

[1] 鼻衄：证名，指鼻出血，出《千金要方》（卷六）。俗称"流鼻血"。多由于肺燥血热，引起鼻腔干燥，毛细血管韧度不够，破裂所致。《灵枢·百病始生》："阳络伤则血外溢，血外溢则衄血。"《证治准绳·杂病》："衄者，因伤风寒暑湿，流动经络，涌泄于清气道中而致者，皆外所因。积怒伤肝、积忧伤肺、烦思伤脾、失志伤肾、暴喜伤心，皆能动血，随气上溢所致者，属内所因。饮酒过多，啖炙煿辛热，或坠车马伤损致者，皆非内、非外因也。"如不及时治疗，迁延发展，将会产生严重的后果，如鼻黏膜萎缩、贫血、记忆力减退、视力不佳、免疫力下降，甚至会引起缺血性休克，危及生命。

[2] 茅草：即白茅根，亦称丝茅草、白茅草、茅草根、茅茅根等。为禾本科植物白茅的根茎。具有清热生津、凉血止血、清热利尿的功效。用于血热吐血、衄血、尿血，热病烦渴，黄疸，水肿，热淋涩痛等治疗。

妊娠暴喑

孕妇至八九个月，忽然暴喑[1]不语者，此少阴之脉，下养乎胎，不能上荣于舌。十月生子之后，自能言，非病也。不可服药，莫信庸医[2]图利误治。

【注释】

[1] 暴喑：证名，即猝痖。系指突然声音嘶哑或失音的急性喉部病证。《素问玄机原病式·六气为病》："暴喑，猝痖也。"晋代的《针灸甲乙经》专立一节重点讨论本病的治疗，所列举世闻名的主治穴位有 12 个之多。在直至明清的多部医著中都有针灸治疗本病证的记载。

[2] 庸医：医术不高明的医生。宋·苏轼《策略一》："此庸医之所以为无足忧，而扁鹊、仓公之所望而惊也。"清·唐甄《潜书·任相》："一饮之而不良，再饮之而无效，三饮之而疾不去者，必庸医也。"清·龚自珍《饮少宰王定九丈宅少宰命赋诗》："杀人何必尽砒附？庸医至矣精消亡。"

妊娠疮毒

孕妇多有病乳痈[1]者，托里解毒汤主之。

托里解毒汤

当归一钱　川芎一钱　黄芩一钱　白芷一钱　连翘一钱
花粉一钱　银花一钱　甘草节一钱　青皮五钱　皂刺七个

水煎服。

如背上[2]、臀上生痈[3]者，阳明经也。本方去青皮，加葛根一钱、升麻一钱。

胸前两胁[4]、两颊生痈者，少阳经也。本方去白芷，加柴胡一钱、胆草一钱、栀子炒，一钱。

肩膊腋下生痈者，太阴经也。本方去青皮，加陈皮一钱、桔梗一钱、双白皮[5]一钱、天冬一钱。

如在胯内阴旁生痈[6]者，厥阴经也。本方去白芷，倍加青皮。

如在手足掌内生痈者，少阴经也。本方去白芷、青皮、花粉，加黄连一钱、黄柏一钱、木通一钱。

【注释】

[1] 乳痈：系指乳房红肿疼痛、乳汁排出不畅以致结脓成痈的急性化脓性病证。俗称奶疮。发于妊娠期的，称为内吹乳痈；发于哺乳期的，称为外吹乳痈；在非哺乳期和非怀孕期发生者，名非哺乳期乳痈。其临床特点为乳房部结块、肿胀疼痛，伴有全身发热，溃后脓出稠厚。常发生于哺乳期妇女，尤以尚未满月的初产妇多见。《诸病源候论·妒乳候》："此由新产后，儿未能饮之，及饮不泄，或断儿乳，捻其乳汁不尽，皆令乳汁蓄积，与气血相搏，即壮热大渴引饮，牢强牵痛，手不得近也……"相当于现代医学的急性乳腺炎。

[2] 背上：背上生痈即背痈。是指发生于背部的感染性疾患。因湿热内生、肾水亏损、阴虚火盛、内蕴火毒、荣卫不从、逆于肉理，素体阴虚、过食厚味，阳气清浮、热盛则肉腐成脓。因患者用手反搭，可触摸到病灶，故名搭背，又称搭手，俗称背花。相当于现代医学的化脓性感染。

[3] 臀上生痈：即臀痈。指生于臀部之痈疮。臀痈病名出《外科理例》（卷五）。该病因膀胱经湿热凝结而成。

[4] 胸前两胁：胸前两胁生痈即胁痈。痈肿之发于胁部者。胁痈病名出《医学入门》（卷六）。又名穿胁痈、胁疮。多因肝胆经火毒郁结所成，常见于体质素较虚弱之人。好发于软胁部，其初起形大如梅如李，逐渐生长增大，色红赤，灼热痛，症见迅速，易成脓，易破溃，脓汁黄稠，病程较胁疽短。治宜清热解毒，疏肝泻火。

[5] 双白皮：即桑白皮。亦称桑根白皮、桑根皮、桑皮、白桑皮、双皮、炙桑皮等。为桑科植物桑除去栓皮的根皮。具有泻肺平喘、行水消肿的功效。主治肺热喘咳，吐血，水肿，脚气，小便不利等病症。另外，苦楝皮也有地方称它为"双白皮"（《南京民间药草》）。

[6] 胯内阴旁生痈：包括胯腹痈、坐马痈和悬痈等病证。①胯腹痈。是指生在胯腹部的急性化脓性疾病。名出《外科真诠》。亦称"跨马痈"。《外科证治全书·跨马痈》曰："跨马痈，生肾囊之旁，大腿根里夹缝中，肿如鹅卵，陨坠壅重，赤色锨痛。"多因下肢、阴部破损，外染毒邪循经而继发；或因湿热内蕴，气滞挟痰凝结而成。其特点是结块肿痛，皮色不变，步行困难。相当于现代医学的腹股沟急性淋巴结炎。②坐马痈。病名，是指痈疽发于尾骨上端处者。见《外科大成》（卷二），因所生部位系人骑马时与马鞍着力处而命名。③悬痈。指生于会阴部位的痈。《医宗金鉴·外科心法要诀·悬痈》："悬痈，生会阴穴。"亦称海底痈、海底漏。多因情志郁结，三阴亏损，湿热壅滞而发。此处组织疏松，又容易污染，所以不易愈合而形成疮漏。

痈毒九不治

凡治痈毒[1]，要知九不治处[2]，不可医也。经曰：一伏兔[3]（脚背上），二腓腨[4]（脚肚），三背（中脊[5]），四五藏俞[6]（夹脊两傍[7]），五顶（对口[8]），六胸[9]，七须[10]，八髭[11]，九颐[12]。

【注释】

[1] 痈毒：痈疽疮毒。

[2] 九不治处：痈疽疮毒患发的九种不容易治疗的部位。

[3] 伏兔：此处即指发于伏兔部位的痈疽疮毒。伏兔：①人体部位名。指大腿前方肌肉。相当股直肌隆起部，因其形如兔伏，故名。《灵枢·经脉》："胃足阳明之脉……下髀关，抵伏兔。"②经穴名。出《灵枢·经脉》。别名外沟，属足阳明胃经。在大腿前面，当髂前上棘与髌底外侧端的连线上，髌底上6寸。或术者以手腕横纹抵患者膝盖上缘，当中指到达处是穴。一说在膝盖上七寸（《铜人腧穴针灸图经》）。

[4] 腓腨：此处即指发于腓腨部位的痈疽疮毒。也称腓腨发。腓腨发，病名，小腿屈侧之痈疽。出《证治准绳·外科》卷四。亦名腓腨发疽，腓腨疽。多因肾水不足积热而成。证见小腿肚漫肿坚硬，紫暗抽痛，进而腐溃，出脓稠而色黄者为顺，其脓稀若水而色灰白者为逆。治宜辨其阴阳顺逆以清热解毒，或温阳补益之剂，或兼而用之。

[5] 中脊：此处即指发于中脊部位的痈疽疮毒。中脊，指后背中间的脊柱部位。

[6] 五藏俞：此处即指发于五藏俞部位的痈疽疮毒。五藏俞，即五藏俞穴（肺俞、心俞、肝俞、脾俞、肾俞）。

[7] 夹脊两傍：脊柱两侧旁边。

[8] 对口：指生在脑后（颈的后部），部位与口相对的疮，俗称对口疮。

[9] 胸：此处即指发于胸部的痈疽疮毒。胸，胸部。

[10] 须：此处即指发于须部位的痈疽疮毒。须：男人面上生的毛，胡子。引指面部。

[11] 髭：此处即指发于髭部位的痈疽疮毒。髭：嘴唇上边的短须。《左传·昭公二十六年》："至于灵王，生而有髭。"《乐府诗集·陌上桑》："下担捋髭须。"引指嘴唇三角区部位。

[12] 颐：此处即指发于颐部位的痈疽疮毒。颐：面颊，腮。《方言十》："颐，颔也。"《新唐书》："方额广颐。"

子悬

孕妇五六个月以后，胎气不和，上冲心腹，胀满疼痛者，谓之子悬[1]。紫苏腹皮汤主之。

紫苏腹皮汤

紫苏一钱　大腹皮一钱　陈皮一钱　川芎一钱　白芍一钱，酒炒　当归身一钱　人参五分　炙甘草五分　姜葱引，水煎，食前服。

喘，加桑白皮；烦躁不安，加黄芩。

【注释】

[1] 子悬：病名。指妊娠胸胁胀满，甚或喘急，烦躁不安者。《妇人大全良方》（卷十二）："紫苏饮治妊娠胎气不和，怀胎迫上胀满疼痛，谓之子悬。"亦称子朝、胎气上逆、胎上逼心、胎气上逼等。多因平素肾阴不足，肝失所养，孕后阴亏于下，气浮于上，冲逆心胸所致。治宜理气安胎。

子烦

孕妇心警[1]胆怯，终日烦闷不安者，谓之子烦[2]。参芩麦母汤主之。

参芩麦母汤

人参一钱　茯神一钱　条芩一钱　麦门冬一钱　知母一钱　生地黄一钱　炙甘草一钱　竹茹一大团　水煎，食前服。

【注释】

[1] 警：通"惊"。惊恐；惊动。《文选·陆机·叹逝赋》："节循虚而警立。"注："警犹惊也。"

[2] 子烦：病名。出王肯堂《胤产全书》。指妇女妊娠期中出现的烦躁心悸的病症。亦名妊娠子烦。《医宗金鉴·妇科心法要诀·子烦证治》："孕妇时烦名子烦，胎热乘心知母痊。"注："孕妇别无他证，惟时时心烦者，名曰子烦，由胎中郁热上乘於心也。"多因火热乘心，以致心惊胆怯，烦闷不安。或因素体阴血不足，孕后聚血养胎，阴血虚亏，心火偏亢所致，治宜清热养阴，安神除烦；或因素有痰饮，孕后阳气偏盛，阳盛则热，痰热互结而上扰心肺，治宜清热涤痰；若心烦而兼见两胁胀痛，乃肝郁所致，宜疏肝解郁、除烦。

子气

孕妇自六七个月以来，两足肿大，行步艰难，脚趾间有黄水出，名曰子气[1]。亦多有之，未肯医治，至生子之后，其肿自消。甚者，茯苓汤主之。

茯苓汤

茯苓一钱　白术一钱　陈皮一钱　香附一钱　乌药一钱　炙甘草五分　紫苏五分，茎、叶　木瓜三片　生姜引，水煎，空心服。

【注释】

[1] 子气：病名。指妊娠三月之后，两足自脚面渐肿至腿膝，行走困难，活动时气喘，甚至于脚趾间有黄水流出，直至分娩方消的表现。《妇

人大全良方》(卷十五):"妊娠自三月成胎之后,两足自脚面渐肿腿膝以来,行步艰辛,以至喘闷,饮食不美,似水气状,至于脚指间有黄水出者,谓之子气,直至分娩方消。"多因脾肾阳虚,脾不健运;或抑郁气滞,阻碍气机升降,导致水湿内蕴,流注于下。

子满

孕妇至七八个月,其胎长大而腹满,逼迫子户[1],坐卧不安,谓之子满[2]。束胎饮主之。

束胎饮

白术一钱五分　黄芩一钱五分　苏叶一钱五分　枳壳一钱五分　大腹皮一钱五分　砂仁五分　炙甘草三分　生姜引,水煎,空心服。

【注释】

[1] 子户:人体部位名,出《脉经》(卷九)。即妇女前阴。

[2] 子满:妊娠5~6月后出现腹大异常,胸膈满闷,甚则遍身俱肿,喘息不得卧者,称"子满"。又称"胎水肿满"。最早见于《诸病源候论》:"胎间水气,子满体肿者,此由脾胃虚弱……"《叶氏女科证治》:"妊娠五、六月间,腹大异常,胸膈胀满,小水不通,遍身浮肿,名曰子满。此胞中畜水也,若不早治,生子手足必然软短,形体残疾,或水下即死,宜鲤鱼汤。"

子肿

孕妇面目、身体、四肢浮肿者,此病气泛溢,谓之子肿[1],加味五皮汤主之。

加味五皮汤

大腹皮二钱　生姜皮二钱　双白皮二钱　茯苓皮二钱　白术二钱　紫苏二钱，茎、叶　枣为引，水煎，木香磨浓汁三匙，入内同服。

孕妇腹大有水气者，亦名子肿，鲤鱼汤主之。

鲤鱼汤

白术二钱　白茯苓一钱半　当归身一钱　白芍一钱，酒炒　陈皮五分　活鲤鱼一个，煮汁一盏半，去鱼，加生姜五片，煎药至七分，空心服。

【注释】

[1] 子肿：病名，出《医学入门》。又称妊娠肿胀，俗称琉璃胎。是以妊娠期间，肢体面目甚至全身肿胀为主要表现的病证。子肿多由孕妇平素脾虚，或过食生冷，内伤脾阳；或平素肾虚，命火不足，脾肾运化水湿功能失调所致。若在妊娠晚期，仅足部或双膝下轻度浮肿，无其他不适，且多能于平卧后自消者，不作子肿病论。

子淋

孕妇小便少而涩痛者，谓之子淋[1]。加味净府[2]汤主之。

加味净府汤

又治溺血。

木通一钱　生地黄一钱　条芩一钱　甘草梢一钱　麦

门冬—钱　人参—钱　赤芍—钱　淡竹叶十五片　灯心为引，水煎，空心服。

【注释】

[1] 子淋：病名，出《诸病源候论》。指妊娠期间，以小便频数，尿急而涩痛，小腹拘急为主要症状的病证。《诸病源候论》（卷四十二）："妊娠之人，胞系于肾，肾患虚热成淋，故谓子淋也。"也称妊娠小便淋痛。多因下焦虚热或感染湿热之邪，膀胱气化失司，水道不利而致。治疗以清热利尿为主。

[2] 净府：膀胱。

子鸣

气足时，子在腹中鸣者，谓之子鸣[1]。此由母或欠身向高处取物，子在腹中，失脱口所含肬瘩[2]，故啼。

治法

令母作男子拜状，或以豆撒地令母拾豆净，啼止。

又方

以鼠窟中土取大块含之。

【注释】

[1] 子鸣：病名，即子啼。亦名儿啼、腹啼、鸣胎、胎哭、腹哭、钟鸣、腹哭钟鸣。指孕妇因气虚或胎热不安，以致腹中有声如钟鸣者。《傅青主女科》："妊娠怀胎至七八个月，忽然儿啼腹中，腰间隐隐作痛，人以为胎热之过也，谁知是气虚之故乎……病名子鸣。"治宜补气为主，佐以生津益血。

[2] 肬瘩：肬，通"疣"。肬瘩，即小球形或块状物。

子痫

子痫[1]与中风之异在须臾[2]即醒，醒而复发耳。

孕妇忽然眩晕卒倒，口噤不能言，状如中风，须臾即醒，醒而复发，此名子痫。乃气虚挟痰挟火之症也，清神汤主之。

清神汤

人参二钱　白术二钱　茯苓二钱　炙黄芪二钱　麦门冬二钱　当归身二钱　炙甘草二钱　姜枣为引，水煎，食远服。兼服琥珀寿星丸。

琥珀寿星丸

宁神定志，去风化痰。

天南星一斤，掘地作坑，深二尺，用炭火二十斤入坑内烧红，去炭扫净，用好酒五斤烧之，将南星趁热放坑内，用瓦盆急盖定，以黄泥封固，经一宿取出，焙干为末　入琥珀末一两、朱砂末五钱，和匀，以生姜汁煮面糊熟，再入骒猪[3]心血三个，和匀，末为丸，朱砂为衣。每服五十丸，人参汤下，日服三次，效。

【注释】

[1] 子痫：病名。妊娠晚期或临产时或新产后，眩晕头痛，突然昏不知人，两目上视，手足抽搐，全身强直、少顷即醒，醒后复发，甚至昏迷不醒者，称为子痫。《诸病源候论》（卷四十二）：“体虚受风，而伤太阳之

经，停滞经络，后复遇寒湿相搏，发则口噤背强，名之为痉。妊娠而发者……名子痫。"亦称子冒、子晕、妊娠痉、妊娠风痉、风痉、妊娠痫症、儿晕、儿风、儿痉、胎风。本病是由先兆子痫症状和体征加剧发展而来的。子痫可发生于妊娠期、分娩期或产后24小时内，分别称为产前子痫、产时子痫和产后子痫，是产科四大死亡原因之一。子痫多由素体肾阴亏虚，肝失涵养，心火独亢，心肝之火并炎于上；或平素饮食不节、劳倦过度、忧思气结损伤脾气，脾失健运，水湿停聚成痰，痰火上扰等引起。

［2］须臾：片刻，短时间。《荀子·劝学》："吾尝终日而思矣，不如须臾之所学也。"宋·洪迈《容斋三笔·瞬息须臾》："瞬息、须臾、顷刻，皆不久之辞，与释氏'一弹指间'，'一刹那顷'之义同，而释书分别甚备……又《毗昙论》云：'一刹那者翻为一念，一怛刹那翻为一瞬，六十怛刹那为一息，一息为一罗婆，三十罗婆为一摩睺罗，翻为一须臾。'又《僧祇律》云：'二十念为一瞬，二十瞬名一弹指，二十弹指名一罗预，二十罗预名一须臾，一日一夜有三十须臾。'"明·梁辰鱼《浣纱记·允降》："我劳心数年，提兵十万，深入敌境，克在须臾。"清·李渔《巧团圆·全节》："小小一枝箭，发出如雷电；陵谷转沧桑，世界须臾变。"

［3］骟（音chéng）猪：经阉割的猪。亦称豮（音fén）猪。章炳麟《新方言·释动物》："《说文》：'骟，犗马也。'登莱移以言猪，谓猪去阴者为骟猪。"

断妊下胎

有妇人嫌子多蕃[1]，欲断胎[2]者，须用热药活血，麝香开窍。方开于后。

下胎方

虻虫三个　蝉蜕七个　红花八钱　苏木三钱　芍药二钱
川当归二钱　枳壳三钱　斑蝥五分　青皮二钱　桃仁二钱

甘草一钱　三棱二钱　蓬术二钱　鬼箭[3]二钱　大王[4]二钱

好酒煎服。

又方

用山溪螺蛳[5]，每一月一个，捣碎盒中下。

又方

万年青根[6]，捣汁，冲酒服下。

断胎方

川芎二钱　元胡三钱　红花六钱　三棱二钱　蓬术二钱

研粗末，好酒煎服。

欲去生胎法

牛膝一握，捣　以无灰酒[7]一盏煎七分，空心服。

仍以独根土牛膝涂麝香，插入牝户[8]中。

又方

黄荆树根略捣，绵裹，入阴户内，下。

又方

桃脑、鼓槌草[9]、麝香三味，为末，绵裹，入阴户

内，一夜下。

断产方

蚕子故纸方尺[10]　烧为屑末，以酒服之，终身不

生产。

又方

妇人欲断妊孕，用白面一升，好酒五升，煎至二升，去渣，分三四服。经前晚、次日早及五更时各一服，不妊。

若已有身，欲去之，可用断去胎方。

断去胎方

栝蒌三两　桂心三两　豉[11]一升　以水四升，煎取一升半，分服之。

断产刺灸法

刺灸石门[12]，即绝子断产。

又方

灸右踝上一寸三壮，亦断子。

【注释】

[1] 蕃：繁多；茂盛。

[2] 断胎：治法，指运用一定方法或药物中止妊娠者。见唐·孙思邈《海上方·产多》："麝香肉桂及红花，冰水为丸共一家。牛漆煎汤来送下，断胎绝产定无差。"即打胎。相当于现代医学所称的人工流产。

[3] 鬼箭：即鬼箭羽。本品为卫矛科植物卫矛的带翅嫩枝或枝翅。别名：神箭、四棱锋、鬼篦子、四方柴。

[4] 大王：即大黄。

[5] 螺蛳：即田螺。软体动物门，腹足纲，栉鳃目，田螺科，圆田螺属，中国各淡水水域均有分布。具有清热利水、除湿解毒的功效。用于热结小便不通、黄疸、脚气、水肿、消渴、痔疮、便血、目赤肿痛、疔疮肿

147

毒等病症的治疗。

[6] 万年青根：为百合科植物万年青的根及根茎。又名：千年润（《履巉岩本草》），蒀（《花镜》），千年蒀（《本草从新》），屋周（《质问本草》），冬不雕草（汪连仕《采药书》），九节连、野郁蕉、状元红、山苞谷、开口剑、斩蛇剑（《植物名实图考》），牛尾七、冲天七（《草木便方》），白河车（《江苏植药志》），竹根七（《陕西药植调查》），铁扁担（《江西草药》），青龙胆（《贵州药植调查》）等。具有强心利尿，清热解毒，止血的功效。用于心力衰竭，咽喉肿痛，白喉，水肿，臌胀，咯血，吐血，疔疮，丹毒，蛇咬，烫伤等病症的治疗。

[7] 无灰酒：古酒名。明·李时珍《本草纲目·谷四·酒》〔集解〕引寇宗奭曰："古方用酒，有淳酒、春酒、白酒、清酒……有灰酒、新熟无灰酒。"无灰酒是不放石灰的酒。古人在酒内加石灰以防酒酸，但能聚痰，所以药用须无灰酒。现代配药用普通黄酒为佳，当然一般白酒亦可。

[8] 牝户：即阴户。清·褚人穫《坚瓠续集·妇人幽闭》："用木槌击妇人胸腹，即有一物坠，而掩闭其牝户。"

[9] 鼓槌草：谷精草之别名。

[10] 方尺：①平方尺。②一尺见方。《后汉书·刘陶传》："虽方尺之钱，何能有救！"明·刘基《郁离子·九难》："其重宝，则有径寸之珠，方尺之璧。"

[11] 豉：即豆豉。用煮熟的大豆或小麦发酵后制成。有咸、淡二种。供调味用。淡的可入药，如：豉酒（用豆豉浸渍的酒，可供药用）；豉羹（即豆豉）。

[12] 石门：经穴名。见《针灸甲乙经》。别名命门、丹田、利机、精露。属任脉。三焦的募穴。位于腹正中线，脐下2寸。分布有第十一肋间神经前皮支，腹壁浅动、静脉分支和腹壁下动、静脉分支。主治小腹痛，疝气，月经不调、痛经、经闭，泄泻，痢疾，遗尿、尿闭，以及功能性子宫出血，尿潴留，高血压等。直刺0.5～1寸，艾炷灸3～7壮；或艾条灸10～20分钟。《针灸甲乙经》："女子禁不可刺灸中央，不幸使人绝子。"

产 前 章

妊妇至九十个月，服福胎饮、易产无忧散，缩胎易产，欲防难产。

福胎饮

香附子四两，炒　缩砂三两，炒　炙甘草一两　上为细末，每服二钱，米汤调下。

易产无忧散

当归二钱　枳实二钱　生地黄二钱　川芎一钱二分　白芍一钱二分　乳香一钱　麦门冬一钱　神曲一钱　陈皮八分　腹皮八分　白术一钱二分　益母草一钱　木香五分　诃肉一枚　血余一团　甘草八分　水二钟煎至八分，空心，食前温服。

凡孕妇至八九个月，形盛胎肥腹大，坐卧不安者，防其难产，宜服瘦胎丸。多服瘦胎[1]滑胎[2]，自然易产。

瘦胎丸

枳壳四两，米炒　白术一两，土炒　当归一两　甘草一两　共为细末，辰砂为衣，蜜丸如梧桐子大，每服五十丸，食前，白汤下。

如胎气本怯[3]，不可服上瘦胎丸。欲防难产，达生汤主之，十数贴[4]即得效。

达生汤

大腹皮五分　人参五分　苏叶五分　陈皮五分　白术一钱　甘草五分　白芍一钱，酒炒　当归一钱　枳壳七分　砂仁五分　葱为引，水煎，食前服。

妇人妊娠八九个月，禀质肥厚，胎气壅隘[5]。服益嗣枳香丸，以宽和母气为治，令儿易产。

益嗣枳香丸

香附一两，炒　粉甘草一两半，炙　商州[6]枳壳五两，麸皮炒赤　糯米二两，炒　上为末，每服二钱，空心，白沸汤[7]点服。

若妊娠稍弱，恐胎寒腹痛，胎弱多惊，本方可加当归一两、木香五钱。

治妇人妊娠八九个月，服达生散以扶正气，散滞气。妊妇稍虚者，得此尤佳。

达生散

白术五分　芍药五分　当归五分　陈皮五分　大腹皮五分，姜制　人参五分　甘草一钱半　紫苏茎叶五分　上作一剂，水煎服。

夏，加黄芩或黄连、五味子；春，加川芎、防风；秋，加泽泻；冬，加缩砂，或通加枳实、缩砂。胎动，加苎根、金银花；上气，加紫苏、地黄；性急，加柴胡；多怒，加黄芩；食少，加缩砂、神曲；渴，加麦门冬、黄芩；能食，加黄杨脑[8]；有痰，加半夏、黄芩。

妊娠妇禀受瘦怯，不宜服枳壳散破气之药，惟服救生散安胎益气，令子紧小易产，无病易产，最为稳当。

救生散

人参三钱　神曲三钱，炒　麦芽三钱，炒　白术三钱，麸炒　橘红三钱，炒　诃子三钱，煨，去核　上为细末，每服三钱，水二钟煎至七分，空心，食前温服。

治妊妇临产月日，服神寝丸以破滞气，瘦胎易产。

神寝丸

临月用之瘦胎滑利易产，极有功效。

商州枳壳一两，麸炒　乳香五钱，通明者。漫火于银石器中炒，手指搅，使干可捻，急倾出在纸上，用扇扇冷，便研令极细用　上为细末，炼蜜丸如梧桐子大，每服三十丸，空心，温酒或米饮送下。

【注释】

[1] 瘦胎：自古以来，难产是导致妇女死亡的重要原因之一。经过长期的临床观察，前人已认识到胎儿过肥与孕妇气滞，是引起难产的原因之一。《汉书》云："妇人免（娩）乳大故，十死一生"。"胎之肥瘦，气通于母"，耗其母气可瘦其胎，导其滞气可消其壅，古人就是以瘦胎调气来预防难产的。

[2] 滑胎：此处是指顺滑胞胎，使其易产的意思。《普济方》："滑胎易产，莫出此方。"《本事方》："滑胎易产方，然抑阳降气，为众方之冠。"《女科百问》："养胎气，安和子脏，治胎中一切恶疾，能令胎滑易产。"

[3] 怯：虚弱。《京本通俗小说》："一来我们身小力怯，着甚来由吃

挨吃搅。"

[4] 贴：通"帖"。量词，用于配合起来的若干味汤药。

[5] 壅隘：①壅，堵塞。《广雅》："壅，障也。"《淮南子·主术》："业贯万世而不壅。"《左传·宣公十二年》："川壅而溃。"汉·董仲舒《春秋繁露·五行顺逆》："则民病血壅肿，目不明。"②障蔽；遮盖。《战国策·齐策》："宣王因以晏首壅塞之。"注："壅，蔽也。"三国魏·阮籍《东平赋》："其君处壅翳蔽塞，窕邃弗章，倚以陵墓，带以曲房。"隘：狭窄。《诗·大雅·生民》："诞置之隘巷，牛羊腓字之。"

[6] 商州：即现今的江西吉安市新干县三湖镇。三湖自古就有"商州"的美称，是个盛产车前子、枳壳的好地方。

[7] 白沸汤：即百沸汤。功能助阳气，行经络。《本草备要》："汪颖曰：汤须百沸者佳，寇宗奭曰：患风冷气痹人以汤淋脚至膝厚取汗。昂按：感冒风寒而以热汤澡浴，亦发散之一法，故内经亦有可汤熨，可浴及摩之浴之之文。备急方治心腹卒胀痛欲死，煮沸汤以渍手足，冷即易之。"

[8] 黄杨脑：即黄杨木叶。为黄杨科植物黄杨的嫩叶。性味苦，平；入肝经。《纲目》："治妇人产难，暑疖，捣烂涂之。"

临产章

弄胎[1]者，有如腹痛或作或止；试水[2]者，浆水[3]淋漓来少。虽脐腹俱痛，儿已转身，而腰不痛者，切莫仓惶，切禁稳婆[4]于腹上揣摩，将手入探，以致胞破浆干，儿身难以运转。直待时候已到，痛阵已紧，水破[5]腰疼，眼中如火，儿逼产门，方可坐草[6]，待儿头顺正，方可用力逼送。

其或本家仓惶，稳婆冒昧，致令坐草太早，用力太过，产母困倦而犹迟迟难下者，方可用催生之药。又不可轻[7]用峻剂，徒渗水道，愈令难产[8]。

如当盛暑，气散血沸，则产室宜贮水一大盆，以收暑毒[9]；并时烧旧漆器，以防血晕。如遇严冬，气血凝滞，则产室用火和暖，下部衣被加浓，方免胎寒血结。

催生

临产煎服滑胎煎、易产方数剂，以便易生。

滑胎煎

当归三钱　熟地黄三钱　杜仲二钱，炒　怀山药二钱川芎七分　枳壳七分　水煎服。

如气虚，加人参、白术；若便实多滞，加牛膝二钱。

—— 153 ——

易产方

全当归六钱　正川芎四钱　益母草二钱，酒洗　元胡索二钱，醋炒　腹皮二钱，黑豆汤洗　油头发二钱，烧灰　败龟板三钱，炙　水煎服。

凡将产真阴枯滞，或中年破腹[10]、交骨不开[11]，以致难产者，宜服千金开骨汤。

千金开骨汤

当归六钱　川芎三钱　败龟板三钱　白发一大团，烧炭

加酒一盏，煎服。

仙传催生方

治妇人坐草艰难。

朱砂一钱半　雄黄一钱半　蛇蜕[12]一条，煅　蓖麻子十四颗，去壳　上为细末，粥糊丸，弹子大。临产时，先用川椒汤淋洗脐下，纳药一丸脐中，仍以蜡纸数重复药上，软帛拴系，产则急取药去，一丸可用三次。

催生丹

腊月[13]兔脑一钱，去膜，研如泥　母丁香一钱，为末通明乳香一钱，研细末　麝香一钱，研细　上以乳、麝、丁香拌匀，入兔脑髓和丸，如芡实大，阴干，油纸蜜封固，临产服一丸，温水送下，立产。

男左女右，手中握药出，神验。

如圣膏

蓖麻七粒，去壳，细研成膏　涂脚足心立产，急洗药

去。迟则肠[14]出，却以此膏涂顶上[15]，肠自缩入。

一方：用蓖麻子百粒，雄黄末一钱。研用如同前法。

肝蜜酒方

治妇人水衣[16]先破，胞水[17]早行，胎涩不下[18]。

猪肝一具　白蜜四两　醇酒一升　共煎至半升。分作二三服。不能服者，随其多少，缓缓服之。

夺命丹

治妇人血冷凝滞，胎衣不下。

大黄四钱，酽醋[19]煎膏　牡丹皮四钱　干漆一钱，炒烟尽　黑附子二钱，炮，去皮　上为末，以大黄膏同鸡子白[20]捣匀，入末为丸如桐子大，温酒，急吞五七丸。如未下，再用牛膝汤方。

牛膝汤

治妇人生理不顺，用此滑利水道，令儿易产。

牛膝一钱，酒洗　木通一钱　瞿麦一钱　当归一钱，酒洗　滑石二钱　葵菜子一钱二分半。如无，用黄蜀葵花　上锉，分三服，水二钟煎八分，温服，须先合预备。

催生方

百草霜[21]三钱　白芷三钱，不见火　为末　临产时，以童便并米醋汤，入药末二钱，热服。不效，再服一二次。

临产章

—— 155 ——

【注释】

[1] 弄胎：①指妊娠后期，胎忽乱动而无即将分娩的征象。亦称弄胎、试胎、弄产。《大生要旨》："受胎六七月或八九个月，胎忽然乱动，两三日间或痛或止，或有水下，但腰不甚痛，是胎未离经，名曰弄胎。又曰试胎。"②病名。出《妇人大全良方》（卷十七）。亦称弄痛、试胎。一指临产之假阵缩。李长科《胎产护生篇》："凡临月忽然腹痛，或一日、二日、三五日，胎水已来，腹痛不止者，此名弄胎，非当产也。"

[2] 试水：病证名，出《妇人大全良方》（卷十七产难论第一）。指妊娠末期或临产，胎水早破者，或胎水破而未生者。亦称试月，包括试水症。周登庸《续广达生篇》："胎未足月，先破水衣而腰不痛，名曰试水，又名试月，非正产也。"刘斋甫《妇科三字经》："试痛或破水者，名试水，可与八珍汤加杜仲、故脂，以安其胎。"《高淑濂胎产方案》："浆水点滴微来，名曰试水。此时儿方转身，切莫仓皇，并禁稳婆将手入探腹上揣摩。直至腹痛如折，眼中火出，水破淋沥，儿逼产门，方可坐草，用力送之，小孩自来。"《张氏医通》（卷十）："胞水破，儿未下，谓之试水。"

[3] 浆水：即胞浆水，为现代医学所称的羊水。指羊膜腔内的液体，即养胎之水。足月妊娠时，羊水量均为 1000～1500ml。有保护胎儿免受振荡的作用，临产时还有帮助扩大子宫颈口和冲洗、润滑产道的功能。羊水过多（超过 2000ml）或过少（少于 500ml），都会影响胎儿的正常发育。

[4] 稳婆：指接生婆。见《妇人大全良方》（卷十七）。

[5] 水破：胞浆水破。

[6] 坐草：产科学名词，出《经效产宝》（卷上）。为妇女临产、分娩之别名。因古代产妇临产时，或坐于草蓐上分娩，故名。明·郎瑛《七修类稿·辩证上·谚语始》："今谚谓临产曰坐草。"明·姚士粦《见只编》（卷上）："比当坐草，命帷蔽产妇于堂，遍延宗党坐列门外。"清·东轩主人《述异记·自知前生二则》："妾受身已九月，大约正月间必坐草。"

[7] 轻：随便；轻率。

[8] 难产：病名，见《诸病源候论》（卷四十三）。又名产难。指胎儿娩出困难的各种异常产。如杨子建《十产论》中之伤产、催产、冻产、偏

产、横产、倒产、碍产、盘肠产等，均属难产范围。

[9] 暑毒：夏季炎热时的中暑就是暑毒。中医学所说的"毒"的范围很广。一般来讲，各种对身体的组织、器官、细胞有损害的物质都可称之为"毒"，包括来源于体外的、机体所不能适应的寒热温凉或风雨雾瘴，以及来源于体内的、机体所不能及时转化的各种代谢堆积物等。另外，冬季严寒伤人就是寒毒，水肿得很厉害就是水毒，虫类致病就是蛊毒。

[10] 破腹：生育；生孩子。清·李渔《生我楼》（第一回）："少年的妇人只愁不破腹。生过一胎就是熟肚了，那怕不会再生？"

[11] 交骨不开：病名，出《妇人大全良方》（卷十六）。①交骨指耻骨。古人认为未产前其骨合，临产时其骨开，若此骨不开，则难娩出。多因元气虚弱，胎前失于调养，以致气血不能运达所致。②交骨指骶尾关节部分。分娩时，这一关节可被动地有一定的活动余地，使骨盆下口张大。如此关节活动有障碍，可影响胎儿娩出。

[12] 蜕：原本为"退"，今改之，后同。

[13] 腊月：即农历十二月。

[14] 肠：即子肠，指子宫。何梦瑶《妇科辑要》："子宫脱出，又名子肠不收。"

[15] 顶上：即头顶上，指百会穴。在头顶正中线与两耳尖联线的交点处。

[16] 水衣：即胞衣。可参见谢文祥《救产全书》。

[17] 胞水：①即羊水。顾允若《女科辑要》："胞水已破，儿即堕地，谓之铺蓐。"铺蓐，指胎儿娩出。②胞中积水。清·吴道源《女科切要》（卷五·难产）："有胞中积水，其腹大异常，脉息细弱，名曰胞水。时医不识，疑为双胎，临产必去水斗余，方产。其儿手足，必然软短生理残障，盖水渍其胎故也。医者识此，早用去水之药，儿斯无恙矣。有儿下地，去血太多，产下即死者。"

[18] 胎涩不下：指胞衣早破引起的胎涩难产。《临产须知》："胞衣先破，其故有二：一因母弱气血虚，胞衣薄，儿身转动，随触而破。一因儿身未转，坐草早，用力狠，以致胞破久，血水干，产路涩，儿难下。"

[19] 酽醋：浓醋。宋·苏轼《格物粗谈·韵藉》："金笺及扇面误字，以酽醋或酱油用新笔蘸洗，或灯心揩之即去。"宋·朱弁《曲洧旧闻》（卷四）："峻极上院尝于其院东凿井，经年才深丈许……法当积薪其中，然之，乘热沃以酽醋，然后施工。"清·赵翼《两臂风痹复发》诗："酸疑酽醋淬，痛甚顽石捣。"

[20] 鸡子白：即鸡蛋清。

[21] 百草霜：木柴灶的灶门口（是烟火从灶里出来的必经之路）上留下的草烟灰。

难产

妇人以血为主，惟气顺则血和，胎安而产亦顺，又何俟诸般调护乎？奈富贵之家，嗜欲骄恣，使精血凝淤胞胎。且耽于安逸，全不运动，以致胞胎肥浓。又或食生冷硬物，凝滞气血。又或临产惊恐，恐则情怯气下，而下焦壅闭不行，皆致难产。

难产者，多因产母仓皇，坐草太早，或胞浆[1]虽破，子身未转，或转而未顺。被母用力努责，以致足先来者，谓之逆产；手先来者，谓之横产；或漏[2]其耳额者，谓之侧产；或被脐带缠绊，不得下者，谓之碍产[3]。仓卒之间，二命所系，不可无法而隘为仁术也。

凡初产，一二日艰难者，只宜加减五苓散服之。连进[4]，以子生为度。

加减五苓散

木通一钱　猪苓一钱　泽泻一钱　白术一钱　茯苓一钱

肉桂一钱　车前子一钱　枳壳一钱　槟榔一钱　甘草一钱
滑石二钱　灯心四十九寸　水煎，长流水顺取，温服。

治临产艰难，虽一二日不下者，服二合济生汤，自然转动下生。

二合济生汤

枳壳二钱，麸炒　香附一钱半，炒　粉甘草七分　川芎三钱　大腹皮一钱五分，姜汁洗　当归三钱　苏叶八分　水二钟煎八分，待腰腹痛甚，服之即产。

如过一二三日，人事强实，饮食不能进者，此胞浆干涩也，加味四物汤调益元散主之，以子生为度。

加味四物汤

当归一钱　川芎一钱　赤芍一钱　生地黄一钱　肉桂一钱　元胡一钱　枳壳一钱　香附一钱　槟榔一钱　煎服如上。

益元散

滑石六两　甘草一两　为细末，每服三钱。亦可加蜜少许调服，亦或紫苏汤调下。

如过二三日，人事困顿，饮食少者，此中气不足，不能运动其胎也，加味四君子汤主之。

加味四君子汤

人参一钱　白术一钱　茯苓一钱　炙甘草一钱　归尾一钱　川芎一钱　枳壳一钱　香附一钱　肉桂一钱　槟榔二钱　木香二钱　煎服如上。

【注释】

[1] 胞浆：即孤浆。孤浆，亦名胎浆，即羊水。《脉经》："妇人怀躯六七月暴下余水，其胎必依而堕。此非时，孤浆预下，气血皆虚故也。"

[2] 漏：先露。

[3] 碍产：病名。又名碍肩生、绞脐、背包生、坐碍、凝产。指分娩时，由于脐带绕颈、绊肩而引起的难产。杨子建《十产论》："碍产者，言儿身已顺，门路已正，儿头已露，因儿转身，脐带绊其肩，以致不能生。令产母仰卧，稳婆轻推儿向上，以中指按儿肩，脱脐带仍令儿身正顺，产母努力，儿即生。"属脐带脱垂类分娩并发症。

[4] 连进：连续进服药。

逆产[1]

令产妇正身仰卧，将儿足轻轻送入，又再推上儿身，直待身转头正，然后服催生之药。渴则饮以蜜水，饥则食以薄粥。然后起身用力一送，儿即出矣。切不可用针刺足心、盐涂之法，恐儿痛上奔，母命难存矣。

至于横产[2]、侧产[3]、偏产[4]、碍产，俱得稳婆用手顺理。

产妇生理不顺，产育艰难，或横或逆，或侧或碍，宜催生丹服之，大有神效。

催生丹

方见前。

产母气血素亏，子无力转头，手足先出，宜服救逆汤治之。

救逆汤

人参一两　当归三两　川芎二两　红花三钱　水煎，速服，久之不顺，再煎再服。

【注释】

[1] 逆产：病名，属难产症之一。出《诸病源候论》（卷四十三）。即倒产。又名脚踏莲花生、踏盐生、踹地生、倒生、颠倒、逆生、逆产。指分娩时儿足先下。

[2] 横产：病名，属难产症之一。横产者，儿居母腹，头上足下，产时则头向下，产母若用力逼之，胎转至半而横，胎儿的长轴和母体长轴大致垂直，儿手先出。

[3] 侧产：病名，属难产症之一。指分娩时儿或先露其身与耳和额者。

[4] 偏产：病名，属难产症之一。亦称仰顶生、垂头生、左歪、左藉、胀后产、前跻等。参见杨子建《十产论》。指产妇在分娩过程中用力不当或其它原因，使儿头偏左或偏右，以致不能马上产下。相当于儿头先露的异常分娩。

盘肠生

妇人临产之时，肚肠先出，盘露于外，子随后生，产子之后，其肠不收，甚是苦楚，谓之盘肠生[1]也。却令产妇仰卧，稳婆先将盘肠[2]洗净，然后托起，轻轻送入，推而上之，再令产妇夹紧谷道[3]，其肠自收。

收盘肠方

草麻子四十九粒　去壳捣烂，研如膏，贴产母头顶，待肠收尽而急去之。

凡患盘肠产者，欲免其苦者，宜于无孕[4]之时，多服加味地黄汤，以固下元之关键。及有孕时，多服加味胡连汤及丸以补气，更服三补丸以凉血；直待临月之期，再服加味八物汤，用服十余剂庶可免矣。

加味地黄汤

熟地黄八两，焙　山药四两，姜汁炒　山萸肉四两，焙　牡丹皮三两　茯苓三两　泽泻三两　五味子一两　肉桂一两　上为末，炼蜜为丸，如梧子大。远食空心，白汤下三十丸。

加味胡连汤

条芩三钱，沉水者　白术二钱，土炒　莲肉二钱，去心　人参三钱　水煎服。

加味湖莲丸

条芩四两，沉水者　砂仁一两，微炒　炙甘草一两　白术二两，蜜炙　莲子二两，去皮心　人参一两，为末　山药四两　上为末，糊丸如梧子大，白汤下。

三补丸

方见前。

加味八物汤

川芎一钱　白芍酒炒，二钱　元参一钱　云苓一钱　白术一钱，蜜炙　当归身二钱　熟地黄二钱　生地黄二钱　诃

子一钱，煨　瞿麦一钱　粟壳[5]一钱，蜜炙　炙甘草五分
生姜为引，水煎，食后服。

【注释】

[1] 盘肠生：病名。见《张氏医通》（卷十）。又名推肠生、蟠肠生、盘肠献花、盘肠产、盘肠生、催肠生。古人认为产母平日气虚，临产时怒挣，浑身气血下注，以致肠随儿下，儿娩出后肠仍不收。相当于临产时产妇直肠脱出。

[2] 盘肠：即脱出的直肠。

[3] 谷道：即肛门。见《备急千金要方》（卷二十三）。

[4] 无孕：没有受孕。

[5] 粟壳：即罂粟壳。

子死腹中[1]

　　如过三四五日不产，或胎死腹中，何以验之？观其母之唇舌，俱红者，子母无事；唇青舌红者，母死子活；唇红舌青者，子死母活；唇舌俱青者，母子俱死。夺命丹主之。

夺命丹

　　全蛇皮一条，瓦上煅　金箔七钱　银箔七钱　母丁香五钱　男人乱发一钱，烧炭　马鸣蜕一钱。即蚕蜕纸也，火烧过　黑铅二钱　水银七钱　先将铅熔化，入水银，急炒成砂子，倾出，别研。千里马鼻七个，烧　于静室中修合，勿令妇人、鸡、犬见。各研为末，和匀，用獖猪[2]心血为丸，如桐子大，每服二丸，长流水送下。

如昏闷者，研开灌之可救。

若口青，手指青，脐下冷，口中有臭气者，子死腹中矣。急用加减五苓散、夺命丹，取其死胎，以保其母。如母唇面俱青，则难救矣。

加减五苓散

方见前。

夺命丹

方见前。

子死腹中不出者，宜朱砂散、蟹爪汤、死胎不下方服之。

朱砂散

朱砂一两　水煮数沸，为末，酒送服，立出。

蟹爪汤

蟹爪一升　甘草一尺[3]　阿胶三两　上三味，以急流水[4]一斗，先煮蟹爪、甘草，得三升，去滓，次纳胶令烊，顿服之。不能分再服。若人困，拗口纳药，药入即活。

死胎不下方

官桂二钱　麝香五分　研末，酒送即下。

然麝香大能开窍，妇人服之，日后难以受孕，此不得已而用，勿视泛泛也。

一方

妊娠胎死，斑蝥一枚，烧研，水服，即下。

又方

热病胎死，红花酒煮汁，饮二三盏。

催生下胎，不拘生胎死胎，脐并足贴敷法。

贴敷法

蓖[5]麻二个　巴豆一个　麝香一分　研，贴脐中并足心。

如子死腹中，胎衣不下，宜灸独阴穴[6]，凡三壮，即下。

【注释】

　[1] 子死腹中：病名。《诸病源候论》（卷四十三）："下产时未到，秽露已尽，而胎枯燥，故子死腹中。"又称胎死腹中、死胎。多因跌扑闪挫，气血逆乱；母患热病，热毒伏于冲任；误服毒药，药毒伤胞；母体素虚，冲任气血虚少；胎儿脐带缠颈，气绝致死等，致胎儿死于母体内。必须急下死胎。

　[2] 獖猪：獖同"豮"，指阉割过的猪，又名骟猪。

　[3] 一尺：即一尺长一段。

　[4] 急流水：功能性速而趋下，通二便，风痹药宜之。《本草备要》："昔有病小便者，众不能瘥，张子和易以急流之水煎药，一饮而溲。时珍曰：天下之水灭火濡枯则同，至于性从地变，质与物迁者未尝同也。"

　[5] 蓖：古同"萆"。

　[6] 独阴穴：在足第二趾的跖侧远侧趾间关节的中点。

产后章

胞衣不下

胞衣不下[1]者，谓之息胞[2]。由母产初用力，送儿出而体已疲惫，不复能用力，无力送衣者，产胞停留间，而有历时既久，或外冷气乘之，则血道凝涩，故衣不下者也。有胎前素弱，至血枯而衣停者。凡此当急进生化汤，兼服益母膏，次服鹿角散，则血旺腹和，而衣自下。

生化汤

川芎一钱二分　当归五钱　干姜五分，炙黑　炙甘草三分　桃仁十一粒，去皮尖，研　上药用水一盏，陈酒半盏，煎作一盏，稍热服。

生化者，因药性功用而立名也。夫产后宿血当消，新血当生。若专消则新血不生，专生则宿血反滞。考诸药性，川芎、当归、桃仁三品善治宿血，专生新血；佐以黑姜、甘草，引三品入于肝脾，生血理气，莫善于此。所谓行中有补，化中有生，实产后圣药也。凡怀孕至八九月，预备二三剂，至胞衣破时，速煎一剂，俟儿分身即速服之，不问正产半产。虽少壮产妇，平安无恙者，亦宜服二三剂，则恶自消而新自生。第须初产一二时辰之内未进饮食之先，相继煎服，以恶露在下焦，故服多而频，使恶易化而新易生，庶免血晕之恶。若胎前素弱，及产后劳倦，又当多服二剂，以防昏倦。至虚人见危症及热疾堕胎，或劳甚身热头痛，服药四五剂，虽觉稍安，块痛未除仍当服之。

益母膏

益母草七斤，鲜者　端午后，小暑前，取之鲜品，用铜锅熬膏。贮瓷瓶内，勿令泄气。临用以生化汤调服，神效。

鹿角散

鹿角碎磨成灰　临时以生化汤或益母丸调服一钱，胞衣即出。

益母丸

益母草一斤　川芎一两　赤芍一两　当归身一两　木香一两　先将益母草用铜锅熬为膏，再将余药共研细末入之，炼蜜和丸，如梧桐子大。每服三十丸，温开水送下。

胞衣不下，用滚酒[3]送下失笑散一剂，胞衣即出。有气虚不能送出者，腹必胀痛，单用生化汤。

失笑散

五灵脂五钱，酒研，淘去沙土　蒲黄三钱，炒香　先用酽醋调二钱成膏，食前，用滚酒送下。

生化汤

方见前。

胎衣不下，恶血冲心，五灵脂散主之。

五灵脂散

五灵脂半生半炒，研末　每服二钱，温酒下。

胞衣不下者，牛膝通下汤服之。用蓖麻子外敷，亦效。

牛膝通下汤

牛膝一两　瞿麦一两　当归一两半　通草一两半　桂心二两　葵子八两　上以水九升，煮取三升，分三服。

外敷法

蓖麻子肉一两，细研成膏　涂贴母右足心，衣下即洗去，缓则肠亦出。

【注释】

　[1] 胞衣不下：病证名，出《经效产宝》（卷上）。又名胞衣不出、息胞、息胎、胎衣不出、胎衣不下、儿衣不出、胞胀不下。指胎儿娩出后半小时，胎盘尚未排出者。多因妇人素体虚弱，或产程过长，用力过度，以致气虚而宫体收缩不良，胞衣不出；或因胎儿娩出，有瘀血阻滞胞脉；或临产和产时感受寒邪，气血凝滞而致胞衣不下。

　[2] 息胞：病名。《诸病源候论》（卷四十三）："有产儿下，若胞衣不落者，世谓之息胞。"又叫"胞衣不下"。"胞"、"胞衣"，即胎盘。息胞指胎儿娩出后，经过较长时间胎盘仍不能自动娩出。因病者大都伴有出血症状，应及早使胚盘排出，否则将因出血过多而虚脱。本病多由于分娩

后元气大虚，无力继续排出，或因产时感受外邪，气血凝滞所致。《圣济总录》："论曰凡产，子母已分，而胞衣未下。谓之息胞，盖由欲产之时，用力太过，产罢复被风寒冷气所侵。"

[3] 滚酒：烧开滚烫的酒。

产后血晕

产妇昏晕卒倒，不省人事，口噤气冷，谓之血晕[1]，此恶候也，不可救者多。若误作暗风[2]，俗医杀之耳。盖亦有坐草之时，不知用防血晕之药以致此耳。其症有二，当分治之。如血来太多，卒然昏仆者，此气血两虚也，急用韭醋嗅法，以待其醒，清魂散主之。

清魂散

泽兰叶一钱　人参二钱　芥穗二钱　川芎二钱　当归身二钱　炙甘草八分　水、酒各半煎，入童便同服。

如血去少，恶露未尽，腹中有痛而昏眩者，用上法令醒，黑神散主之。

黑神散

当归三钱　肉桂三钱　熟地黄三钱　姜炭三钱　白芍三钱，酒　蒲黄三钱　炙甘草三钱　黑豆一合　水、酒各半煎，入童便同服。

产后眼见黑花、昏眩者，恶露未尽，败血流入肝经，肝开窍于目，故眼见黑花；诸风掉振，皆属于肝木，故为昏眩。宜小清魂散主之。

小清魂散

泽兰叶一钱　人参一钱　芥穗二钱　川芎二钱　当归身二钱　柴胡一钱　丹皮一钱　炙甘草八分　水酒煎，入童便同服。

【注释】

[1] 血晕：即产后血晕。《经效产宝》（卷下）："产后血晕者，其状心烦、气欲绝是也。亦有用心过多而晕，亦有下血极少亦晕。"多因产后血虚气脱或血瘀气逆所致。血虚气脱者，多因产妇素体虚弱，复因产程过长与产后失血过多，以至营阴下夺，孤阳上越，气随血脱，心神无所养而发为血晕；血瘀气逆者，因产时体虚，感受寒邪，瘀血浊液为寒邪凝滞而成瘀阻，血瘀气逆，并走于上，迫乱心神而致产后血晕。

[2] 暗风：病名。见《素问玄机原病式》。是一种与内风相似，由脏腑功能失调引致风阳上亢的疾病。发病过程缓慢，往往在不知不觉中逐步发病，遂以暗风为名。张杲《医说》指出暗风的主症是"头眩眼黑，不辨东西"。《医钞类编·头痛门》："暗风，头旋眼黑，昏眩倦怠，痰涎壅盛，骨节疼痛。"治宜消风、清热、化痰。

产后渴[1]

胃者水谷之海，津液之府也。产后去血太多，津液内耗，胃气暴虚，顿生内热，故口燥咽干而渴者也。用人参麦冬汤主之。

人参麦冬汤

人参一钱　麦门冬二钱　生地黄二钱　花粉二钱　炙甘草一钱　淡竹叶十五片　粳米十合　煎汤一碗，去米、叶渣，加生姜三片、枣三个入药，煎七分，温服。

【注释】

[1]产后渴：病证名。即产后口渴。出《女科秘旨》。多因产后失血、多汗伤津耗液，或阴虚火旺、火燥液涸所致。伤津者，症见咽干口渴，治宜生津止渴。

产后口干痞闷

产后气血太虚，中气未足，食面太早，脾胃不能消化，面毒结聚于胃，上熏胸中，是以有口干痞闷症也。慎勿下之，见晛丸主之。若宿食停滞，用六君枳实神曲汤。若因肉食所致，更加山楂。若因鱼鲙[1]之类，再加陈皮。其物既消而仍痞，或反作痛作呕，此脾胃受伤，用六君子汤；或咽酸嗳腐，加炮姜；作泻，更加升麻；如不应，佐以四神丸，或间用补中益气汤。

见晛[2]丸

姜黄三钱，炒　荜澄茄三钱　三棱三钱，醋煨　蓬术三钱，醋煨　良姜三钱　人参三钱　陈皮三钱，去白　上为细末，用萝卜慢火煮令极熟，研烂取汁，汤煮面糊丸，如桐子大，每服三五十丸，白汤下。

六君枳实神曲汤

人参一钱　白术一钱　云苓二钱　陈皮一钱　半夏七分　枳实一钱　神曲二钱　香附一钱　炙甘草五分　生姜为引，

水煎服。

六君子汤

人参一钱　白术一钱　云苓二钱　陈皮一钱　半夏七分　香附一钱　炙甘草五分　生姜为引，水煎服。

四神丸

肉豆蔻四两，煨　补骨脂八两，盐炒　五味子四两，醋制　吴茱萸二两半　上药为末，加红枣五十枚、生姜二两，切碎，用水煮至枣熟，去姜取枣肉，和药为丸，如梧桐子大。每次五十丸，空腹时盐汤送下。

补中益气汤

方见前。

产母内积忧烦，外伤燥热，饮食甘肥，使口干痞闷，常随经为治，难以备举。酒食所伤，谷神丸主之。

谷神丸

木香半两　砂仁二两　檀香一两　甘松一两　白豆蔻二两　姜黄半两，片子者　甘草一两，剉　上为细末，用甘草汁为丸，如梧桐子大，每服三四十丸。细嚼药丸，熟水送下。

若其脏气本虚，宿夹积冷，胸腹胀痛，呕吐恶心，饮食减少，亦因产后血气暴虚，风冷乘之，以致寒邪内盛，宿积益加，吴茱萸汤主之。

吴茱萸汤

吴茱萸一钱五分，炒　桔梗一钱　干姜一钱五分，炒

炙甘草一钱　半夏一钱，姜炙　细辛五分　当归一钱　茯苓一钱　桂心一钱　陈皮一钱　水煎服。

如因胎衣不下[2]，恶露[3]不来，肚腹胀大，绷急如鼓，呕吐黄水，多带腥臭，加喘者，死。若因产后多疾，妄披汤丸，重虚其内，肌肉清削，精神疲困，气乏干呕者，死。

【注释】

　　[1] 鱼鲙：生吃的鱼片。

　　[2] 睍：音 xiàn。

　　[2] 胎衣不下：病名。即胞衣不下。参见《卫生家宝产科备要》。

　　[3] 恶露：出《肘后备急方》。①指产妇分娩后从阴道排出的余血和浊液。一般在产后 2~3 周内完全排尽。如果超过三星期，仍然持续淋沥不断，排出或多或少均属病态。②指养胎之血。见戴武承《女科指南集》。

产后发热[1]

血虚内热，心胸胀满，呼吸气短，头疼，四物参桂汤主之，或用归芍阿胶汤。若热甚，加炮姜。

四物参桂汤

当归二钱　白芍二钱，酒　熟地黄二钱　人参一钱　肉桂一钱　麦门冬二钱　粳米、竹叶为引，水煎，去米、叶，入药、枣三个，煎服。

归芍阿胶汤

当归二钱　白芍二钱，酒炒　阿胶一钱，兑　桂枝一钱

173

黄芩一钱　茯苓一钱　干姜一钱　炙甘草一钱　水煎服。

产后气血虚弱，邪毒犯宫[2]，发热大汗出，口甚渴，腹痛犹甚，恶露色黑紫秽臭，或有斑疹肤出[3]，或有昏语[4]。治宜祛毒解热汤治之，此恶候也。

祛毒解热汤

银花八钱　大青叶三钱　蒲公英七钱　花粉五钱　紫花地丁六钱　连翘五钱　丹皮四钱　赤芍四钱　地骨皮二钱益母草五钱　蒲黄三钱　水煎，候冷服。

【注释】

[1] 产后发热：病证名。参见《医学纲目》。指分娩后各种原因引起的发热。常见的为外感、血虚、血瘀、食滞、感染邪毒等因素引发。若有胎盘、胎膜残留子宫腔内，或因宫颈口较窄而恶露潴留，以致感染发热者，应在药物控制感染同时，扩张颈管排除恶露，钳除胎盘胎膜，待高热感染控制后，再作必要的刮宫术，以达完全治愈。

[2] 邪毒犯宫：指邪毒直中胞宫。

[3] 斑疹肤出：即皮肤出现斑疹。

[4] 昏语：即神昏谵语。

产后乍寒乍热似疟

似疟真疟[1]何以别之？似疟者，寒不凛凛，热不蒸蒸，发作无时，亦不甚苦，此正气虚而无邪气也。真疟者，寒则汤火不能御，热则冰水不能解，发作有时，烦苦困顿，此正气虚而邪相抟[2]者也。

产后乍寒乍热[3]似疟者何？败血未尽，阴阳不合，是以发寒热也。何以别之？败血为病则小腹刺痛，此为异耳。故败血未尽者，以去滞为主；阴阳不合者，以补虚为主。若作疟治，则误矣。惟黑神散、卷阿散，为去滞之要药也。

黑神散

桂心一两　当归一两　芍药一两　百草霜半两　炙甘草一两　干姜一两，炮　生地黄一两　黑豆二两，炒，去皮　附子半两，炮，去皮脐　上为末，每服二钱，空心，温酒调下。

卷阿散

卷阿一钱，初出者，焙干　红花一钱　当归尾一钱　蒲黄一钱　丹皮一钱　生地黄一钱　生姜三钱　水煎，入童便半碗，温服。

至于阴阳不合者，乍寒乍热，皆因气血亏损以致此症，用八物汤主之。

八物汤

当归身二钱　白芍二钱，酒炒　川芎二钱　台参二钱　茯苓三钱　生地黄三钱　白术三钱　姜炭一钱　炙甘草一钱　生姜三片，枣三个，水煎服。

寒多热少者，加肉桂；热多寒少者，加柴胡一钱、干姜五分；烦渴者，加知母、麦门冬；食少者，加陈皮、白术；虚倦者，加炙黄芪。

175

【注释】

[1] 真疟：即疟疾。

[2] 抟：集聚。宋·苏轼《二公再和亦再答之》："亲友如抟沙，放手还复散。"

[3] 产后乍寒乍热：病证名。出《千金要方》（卷三）。多由产后气血虚损，阴阳不和，或败血留滞，经脉阻闭，营卫不调所致。《经效产宝》："阴阳不和，败血不散，皆作乍寒乍热……，二者何以别之？答曰：时有刺痛者，败血也；但寒热无他症者，阴阳不和也。"

产后疟疾

气血两虚，荣卫失守，脾胃未复，或外感风寒，内伤饮食，皆能成疟[1]。又有胎前病疟，而产后未愈者。产后之疟最难调理，以补虚扶正为主，正气胜则邪气自退。不可轻用截药，重虚正气，为害甚大。宜用柴胡四物汤主之。

柴胡四物汤

柴胡四钱 人参三钱 半夏二钱 炙甘草一钱 当归身三钱 干姜二钱 川芎二钱 肉桂三钱 上锉末，加生姜三片、枣三个，水三盏煎取二盏，去滓，不拘时服。久疟，加炙黄芪、鳖甲。

【注释】

[1] 疟：即疟疾，俗名"打摆子"。是由疟原虫经按蚊叮咬传播的传染病。临床上以周期性定时性发作的寒战、高热、出汗退热，以及贫血和脾大为特点。

产后恶露不下

产后恶露不下[1]者，有二症也，治各不同。或因子宫素冷停滞不行者，黑神散主之，此必小腹胀满，刺痛无时者也。或因脾胃素弱，中气本虚，败血亦少，气乏血阻，不能尽下，其症乍疼乍止，痛亦不甚，加减八物汤主之。

黑神散

方见前。

加减八物汤

人参三钱　白术三钱　茯苓三钱　当归身二钱　川芎二钱　赤芍二钱　熟地黄四钱　元胡三钱　香附三钱，炙　炙甘草一钱　姜枣引，水煎，食前服。

【注释】

[1] 产后恶露不下：病证名。出《太平圣惠方》（卷八十）。指产后恶露停蓄胞内未能排出，或下亦甚少。多因产后虚弱，寒邪乘虚而从肌表侵入，或内伤生冷，寒性凝滞，瘀阻胞脉，恶露不下；或因产妇平素虚弱，产后气血益虚，无血可下。

产后恶露不止

产后冲任损伤，气血虚惫，旧血未尽，新血不敛，相并而下，乃不止者[1]也。日久不止，渐成虚劳，必大补血气，使旧血得行，新血得生。不可轻用固涩之剂，使败血凝聚，变为癥瘕[2]，反为终身之患也。用十全大补汤主之，如小腹刺痛者，加味四物汤主之。

十全大补汤

台参二钱　白术一钱　茯苓二钱　炙甘草一钱　当归二钱　川芎一钱　白芍一钱，酒炒　熟地黄二钱　黄芪一钱，炙　肉桂五分　姜枣引，水煎服。

加味四物汤

当归二钱　川芎二钱　白芍二钱，酒炒　熟地黄二钱　元胡三钱　蒲黄三钱，炒　姜炭三钱　水煎服。

仙授止露方

鹿角胶二钱　龙骨二钱　青葙子三钱　芥穗三钱　地榆皮三钱　乌梅子十二个　白蔻壳一钱　水煎温服，渣再煎服。真神方也。

【注释】

[1] 不止者：即恶露不止，也称恶露不绝、恶露不尽。有关记载最早见于《金匮要略》"产后七八日，无太阳证，少腹坚痛，此恶露不尽。"《诸病源候论·妇人产后病诸候上·产后血露不尽候》云："至于产时……或新产而取风凉，皆令风冷搏于血，致使血不宣消，蓄积在内，则有时血露淋漓下不尽。"《胎产心法》："产后恶露不止……由于产时伤其经血，虚损不足，不能收摄，或恶血不尽，则好血难安，相并而下，日久不止。""或过甚太暖，或因年力方壮，而饮食药饵大补过度，致火动病热，下血日久不止，此产后间有之实证。"胎儿娩出后，自产妇阴道出的分泌物，内含血液、坏死的蜕膜组织及宫颈黏液等，称恶露。正常恶露有血腥味，

不臭。恶露可分为三种：一是血性恶露。这是产后第 1~4 天内排出的分泌物，量多，色鲜红，含血液、蜕膜组织及黏液，与月经相似，或稍多于月经量，有时还带血块。二是浆液性恶露。这是产后第 4~6 天左右排出的，色淡红，含少量血液、黏液和较多的阴道分泌物，并有细菌。三是白色恶露。这是在产后一周以后排出的较白或淡黄色的恶露，含大量白细胞、蜕膜细胞及细菌，状如白带，但较平时的白带为多。每个产妇虽然都有恶露，但各人排出的量不尽相同，平均总量约为 500~1000ml。各产妇持续排恶露的时间也不相同，正常产妇约 3 周左右干净，如果产后 2 个月以上恶露仍淋漓不净，则属于恶露不净。常见的原因有子宫腔感染，子宫腔内有妊娠物如胎盘、蜕膜等组织遗留，子宫复原不全。如果分娩一个月后恶露不净，同时伴有臭秽味或腐臭味，或伴有腹痛、发热，则可能是阴道、子宫、输卵管、卵巢有感染。如果排出恶露量日渐增多，颜色逐日变红变深，或出现瘀块，或有子宫出血、阴道创伤，或有感染发生等，以致恶露持续不净时，都要引起足够重视。

［2］癥瘕：病证名。《金匮要略·疟病脉证并治》："病疟，以月一日发，当以十五日愈；设不差，当月尽解；如其不差，当云何？师曰：此结为癥瘕，名曰疟母。"《诸病源候论·癥瘕病诸候》："其病不动者，直名为癥。若虽病有结癥而可推移者，名为癥瘕。"指腹腔内有包块肿物结聚的疾病。后世一般以坚硬不移、痛有定处的为癥；聚散无常，痛无定处的为瘕。《圣济总录·积聚门》："牢固推之不移者癥也。"又："浮流腹内，按抑有形，谓之瘕。"《圣济总录》还认为癥瘕与积聚属同类疾病："癥瘕结癖者，积聚之异名也。证状不一，原其根本，大略相类。"《医学入门》等书以积聚为男子病，癥瘕为女子病。详见癥、瘕、七癥、八瘕、十二癥等条。

产后暴崩

产后暴崩[1]者，或产后冲任已伤，气血未复；或恣情纵欲，劳动胞脉；或食辛热厚味，鼓动相火[2]；或因恶露未尽，固涩太早，以致停留，一旦复行，须要详审。先用四物汤，倍加川芎、当归，再加人参，作大剂服之，扶其正气，然后随其所伤加减调治。

四物加参汤

当归四钱　川芎四钱　人参三钱　白芍二钱，酒炒　熟地黄二钱　水煎服。

或因房劳者，本方加炙黄芪、炙甘草、阿胶、艾叶同服。

或因辛热者，本方加白术、茯苓、甘草、酒黄连。

或因劫涩者，本方加香附、桃仁。

如崩久不止者，只用本方调十灰散服之。盖崩非轻病，产妇得之是谓重虚，尤不可忽也。

十灰散

方见前。

【注释】

[1] 产后暴崩：病名。即产后血崩，属产后三脱之一。《绛血丹书》："产后患崩者，谓之血脱；气短似喘者，谓之气脱；妄言妄见者，谓之神脱。"是以产妇分娩后或新产后，尚未满月而阴道大量出血为主要临床表现的产科常见病证。本病可因产妇素体虚弱、正气不足，或产程过长、用力太过，加之产时失血耗气，或产后调养不当，房事不慎以致冲任不固，不能摄血所致。也有分娩失血，产后气血已虚，复因暴怒伤肝，使肝不能藏血，以致暴崩；或产后恶露不下，复受寒邪；或饮食生冷，或胞衣残留不下，以致瘀血不去，新血不能归经而致。相当于西医的产后出血，是产后危重证之一，若失血过多极易引起昏厥或虚脱。本病有虚和实之分，虚

者多因劳伤冲任所致。治宜益气摄血固崩；实者可因怒伤于肝，或瘀血内阻所致。治宜疏肝理气、清热止崩或化瘀止血。

[2] 相火：指寄居于肝肾二脏的阳火，是人体生命活动的动力。《格致余论·相火论》："火内阴而外阳，主乎动也，故凡动皆属火。以名而言，形气相生，配于五行，故谓之君；以位而言，生于虚无，守位禀命，因其动而可见，故谓之相……具于人者，寄于肝肾二部，肝属木而肾主水也。胆者，肝之府；膀胱者，肾之府；心包络者，肾之配；三焦以焦言，而下焦司肝肾之分，皆阴而下者也。天非此火，不能生物；人非此火，不能有生。肝肾之阴，悉具相火，人而同乎天也。"

产后小便数[1] 及遗尿不禁[2]

下焦如渎[3]，所以主诸泄也。产后气血虚脱，沟渎决裂，潴蓄不固，水泉不止，故数而遗也。下者举之[4]，脱者固之[5]，宜用调元汤合桑螵蛸散服之。

调元汤

人参三钱　黄芪五钱，炙　炙甘草二钱　升麻三钱　益智子三钱，不去壳，炒　姜枣为引，水煎，调桑螵蛸散服之。

桑螵蛸散

真桑螵蛸三钱　白龙骨三钱　牡蛎三钱，煅　共为细末，每服三钱，入汤调服。

若新产时，稳婆用手误损胞破，以至小便不禁者，用参术汤主之。

产后章

参术汤

人参二钱五分　白术二钱　桃仁一钱　陈皮一钱　茯苓一钱　黄芪五分，炙　炙甘草五分　猪胞[6]或羊胞一个洗净，水二盏煎至一盏，去胞入药煎七分，食前，多服乃佳。

产后小便数，鸡肶肠汤治之。

鸡肶肠汤

鸡肶[7]二具　鸡肠三具，洗　干地黄二两　当归二两　甘草二两　浓朴二两　人参二两　蒲黄四两　生姜五两　大枣二十枚　水一斗，煮肶及肠、大枣，取七升，去滓纳诸药，煎取三升半，分三服。

产后小便淋沥，葵根通草汤治之。

葵根通草汤

葵根[8]二两　车前子一升　乱发一两，烧灰　大黄一两　桂心一两　滑石一两　通草二两　生姜六两　冬瓜汁七合　上以水七升，煮取二升半，分三服。

产后遗溺，薇芍散服之。

薇芍散

白薇一两　芍药一两　共捣末，酒下一钱，日三服。

【注释】

[1] 产后小便数：病证名。《诸病源候论》（卷四十四）："产后小便数候：胞内宿有冷。因产气虚而冷发动，冷气入胞，虚弱不能制其小便，

故令数。"除上述气虚，冷气入于膀胱外，因产后肾气虚弱，虚热移于膀胱，亦可发为小便数；助产不慎，损及膀胱，亦可致小便淋沥。

[2] 产后遗尿不禁：病证名。《诸病源候论》（卷四十四）："因产用气，伤于膀胱，而冷气入胞囊，胞囊缺漏不禁小便，故遗尿。多因产难所致。"临床所见多因产后肾虚不固，开合失职；或气血虚弱，气不能约束；或产伤膀胱所致。症见遗尿不禁。

[3] 下焦如渎：生理学术语。出《灵枢·营卫生会》。"渎"是形容下焦水液的排出。"下焦如渎"指下焦灌渗水液、泌别清浊、排泻二便等，其功能如同沟渠排水，决渎流通。主要是指肾与膀胱的排尿作用，同时包括肠道的排便作用。下焦的主要功能是将体内消化后的残余物质加以泌别清浊，使糟粕入于大肠，水液经由肾的气化渗入膀胱，这个作用有如渠道需要疏通一样。

[4] 下者举之：治疗法则之一。出《素问·至真要大论》。对气虚下陷一类病证要用补中益气的方药来升提中气。

[5] 脱者固之：治疗法则之一。即补虚固脱。

[6] 胞：通"脬"。即膀胱。宋·范成大《桂海虞衡志·志金石》："水银，以邕州溪洞朱砂末之，入炉烧取，极易成。以百两为一铫。铫之制，以猪胞为骨，外糊厚纸数重，贮之不漏。"

[7] 鸡肶：鸡的胃。

[8] 葵根：为菊科植物向日葵的根。性温，味甘，无毒。主治胸胁胃脘作痛，二便不通，跌打损伤等。

产后小便不通或短少

膀胱者，州都之官，津液藏焉，气化则能出矣。产后气虚，不能运化流通津液，故使小便不通[1]，虽通而亦短少也。勿作淋秘[2]，轻用渗利之药，使气益虚，病益甚。宜加味四君子汤主之。

加味四君子汤

人参一钱　白术一钱　茯苓一钱　炙甘草一钱　麦门冬一钱　车前子一钱　肉桂五分　生姜五片　水煎，食前服。

又有恶露不来，败血停滞，闭塞水渎，小便不通，其症小腹胀满刺痛，乍寒乍热，烦闷不安，加味五苓散主之。

加味五苓散

猪苓一钱　泽泻一钱　白术一钱　茯苓一钱　肉桂一钱桃仁二钱　红花二钱　水煎服。

【注释】

[1] 产后小便不通：病证名。指产后尿闭，小腹胀急疼痛，甚至坐卧不安。即产后尿潴留。出《诸病源候论》（卷四十四）。多因素体虚，产时劳力伤气，或产程过长，或产时产后流血过多，气随血耗，脾肺气虚，不能通调水道，下输膀胱；或因素禀元气不足，复因分娩损伤肾气，以致肾阳不足，不能化气行水，水停膀胱；或因产后情志不畅，恚怒伤肝，肝气郁结，气机阻滞，清浊升降失调，以致膀胱不利，小便不通。

[2] 淋秘：病证名。秘通"闭"，即淋闭。《金匮要略·五脏风寒积聚病脉证并治》："热在下焦者，则尿血，亦令淋秘不通。"

产后浮肿[1]

新产之后，败血不尽，乘虚流入经络，与气相杂，凝滞不行，腐化为水，故令四肢浮肿，乍寒乍热。勿作水气治之，轻用渗利之剂，但服调经利渗汤，使气血流行，其肿自消。

调经利渗汤

当归身二钱　赤芍二钱　丹皮二钱　桂心二钱　赤茯苓二钱　炙甘草一钱　陈皮　细辛一钱　姜炭二钱　生姜引，水煎服。

又有产后虚弱，腠理不密，调理失宜，外受风湿，面目虚浮，四肢肿者，加味五皮汤主之。

加味五皮汤

桑白皮二钱　陈皮二钱　生姜皮二钱　茯苓皮二钱　大腹皮二钱　汉防己一钱　枳壳一钱　猪苓一钱　炙甘草一钱　生姜为引，水煎服。

产后败血蓄于脏腑，循经流入四肢而化为水，以致面目四肢浮肿者，宜化瘀退肿，调经汤主之。

调经消肿汤

当归身一钱，酒炒　桂枝一钱　赤芍一钱　麝香半分　琥珀二分，另研　没药二分，另研　细辛三分　丹皮一钱　桂心一钱　陈皮一钱　干姜五分，炒　炙甘草一钱　生姜为引，水煎服。

【注释】

[1] 产后浮肿：病证名。包括产后气滞肿胀，四肢虚肿，水肿等。气、血、水三者均可导致浮肿。若产妇平素情志不畅，气机郁滞，产后气血失和，有碍健运，气机升降失司，可致气滞肿胀，症见肢体浮肿，皮色

不变，压痕随手而起，兼见胸闷胁胀，饮食减少，治宜理气、行滞、除湿。产后脾肾俱虚，水湿溢于四肢者，即产后水肿。产后败血未尽，流入经络，出现四肢浮肿者，即产后四肢虚肿。

产后尿血

产后尿血[1]，小腹痛者，乃败血流入膀胱；小腹不痛，但尿时涩痛者，此内热也。并用小蓟汤主之。

小蓟汤

小蓟根一钱　生地黄一钱　赤芍一钱　木通一钱　蒲黄一钱　甘草一钱　竹叶一钱　滑石二钱　灯心四十九寸

水煎服。

败血，加归尾、红花一钱；兼内热，加黄芩、麦冬。

【注释】

[1] 产后尿血：病证名。出《诸病源候论·产后尿血候》（卷四十四）：“夫产损伤血气，血气则虚而挟于热，搏于血，血得热流渗于胞，故血随尿出，是为尿血。”又名产后溺血。治宜清热凉血止血。

产后淋

产后淋[1]者，此亦血去阴虚生内热症也。盖肾为至阴，主行水道，去血过多，真阴亏损，一水不足，二火更甚，故生内热，小便成淋而涩痛也。加味导赤散主之。

加味导赤散

生地黄二钱 赤芍二钱 木通二钱 甘草二钱 麦门冬二钱 黄柏二钱 知母二钱 肉桂二钱 灯心四十九寸

水煎，调益元散二钱服。

益元散

滑石六两 甘草一两 为细末，温服。

前言小便不通，后言淋闭[2]，二症何以别之？不通者属气虚不通，淋属内热涩痛，以此别之。凡妇人产后，务必用补药方免产患，宜用当归八钱、川芎四钱，水煎服，万无一失。

【注释】

[1] 产后淋：出《诸病源候论》（卷四十四）。指产后小便频数，涩痛的病证。多因产后明血骤亏，虚热内生，或产后邪热客于胞中，致使热迫膀胱。症见小便频数，涩痛不已。治宜清热利湿。

[2] 淋闭：病证名。指小便急，尿短，尿少，甚则点滴而下或闭而不通。《素问·六元正纪大论》："热至则身热……血溢血泄，淋闭之病生矣。"后世名为淋闭。

产后咳嗽[1]

产后多因恶露上攻，诸水入肺经，乃成咳嗽，其证胞膈胀闷，宜用二母汤主之。

二母汤

知母一钱　川贝一钱　茯苓一钱　人参一钱　杏仁二钱
桃仁二钱　水煎，食后，温服。

肺主气，气为卫，所以充皮毛密腠理也。产后气虚
卫虚，皮毛不充，腠理不密，风寒袭之，先入于肺，亦
或咳嗽，其症发热恶寒，鼻塞声重，或多喷嚏，鼻流清
涕，旋覆花汤主之。

旋覆花汤

旋覆花二钱　赤芍二钱　前胡二钱　半夏二钱　芥穗二
钱　甘草二钱　茯苓二钱　五味子二钱　麻黄二钱　杏仁二
钱　生姜引，水煎，食后服。

有汗，去麻黄加桂枝。

如嗽久不止，涕唾稠黏，加味甘桔汤主之。

加味甘桔汤

甘草二钱　桔梗二钱　冬花二钱　贝母二钱　前胡二钱
枳壳二钱　茯苓二钱　五味子二钱　麦门冬二钱　淡竹叶十
五片　煎服如前。产后食盐太早者，难治。

【注释】

　[1] 产后咳嗽：病证名。《诸病源候论》（卷四十四）："产后咳嗽候：
肺感微寒，则成咳嗽，而肺主气，因产气虚，风冷伤于肺，故令咳嗽也。"
症见发热恶寒，鼻塞声重，鼻流清涕，治宜祛风散寒，宣肺止嗽；亦有因
恶露不净，积为败血，上扰阻肺络而致咳嗽、胸闷者，治宜破瘀止嗽。

产后喉中气息喘促[1]

荣者血也，卫者气也，内水流通，荣卫相随。产后血下过多，荣血暴竭，卫气无主，独聚肺中，故气喘也。此名孤阳绝阴[2]，最为难治。急取鞋底炙热，于小腹上下熨之，次取夺命丹主之。

夺命丹

熟附子五分　丹皮一钱　干漆渣一钱，炒烟尽、黄　为细末，用醋一升，大黄末半两，同熬成膏，和末为丸，如桐子大，每服五十丸，酒送下。

产后血入于肺，面赤发喘欲死者，参苏饮主之。

参苏饮

人参一两，为末　苏木二两　水二杯煎一杯，去渣，人参末随时加减服。效难尽述。

【注释】

[1] 产后喉中气息喘促：即产后气喘。病证名。见《傅青主女科》："妇人产后气喘，最是大危之症，苟不急治，立刻死亡，人只知是气血之虚也，谁知是气血两脱乎！夫既气血两脱，人将立死，何又能作喘？然此血将脱，而气犹未脱也。血将脱而气欲挽之，而反上喘。"属产后危证。因产后失血过多，营血暴竭，卫气无主而致。症见气急，喘促不宁，两脉虚浮无根。宜大补气血。若因产后恶露不行，败血止攻于肺，症见面色紫黑，气粗喘急，恶露不下，治宜活血逐瘀。

[2] 孤阳绝阴：病名。指产后出现气急且喘之症。属产后危证之一。

189

又名产后喉中气急喘。《产育宝庆集》（上卷）："产后喉中气急喘者何？答曰：荣者血也，卫者气也，荣行脉中，卫行脉外，相随上下，谓之荣卫。因产所下过多，荣血暴竭，卫气无主，独聚于肺中，故令喘也。此名孤阳绝阴，为难治；恶露不快，败血停凝，上薰于肺，亦令喘急，如此但服夺命丹（附子、丹皮、干漆、大黄），血出，喘息自定。"

产后咳逆

产后咳逆[1]者何？此气从胃中出，上冲贲门，吃忒而作声也，有胃气虚寒者，有胃气不足者，有冲任之火直犯隧道而上者，有饮水过多水停而逆者，有大小便闭下焦不通其气上逆者，有胃绝者。约[2]产后咳逆，乃胃虚气寒症也，加味理中汤主之。

加味理中汤

人参一钱　白术一钱　炙甘草一钱　干姜一钱　陈皮一钱　丁香五分　柿蒂二钱　水煎，温服。

有热，去丁香，加竹叶。如虚羸大甚，饮食减少，咳逆者，此胃绝也，难治。

【注释】

[1] 咳逆：证名。咳嗽而气上逆者。出《素问·六元正纪大论》。《诸病源候论·咳逆候》："咳逆者，是咳嗽而气逆上也。""咳病由肺虚感微寒所成，寒搏于气，气不得宣，胃逆聚还肺，肺则胀满，气遂不下，故为咳逆。"证见咳嗽吐痰，或气喘喉中有水鸡声等。《金匮要略·肺痿肺痈咳嗽上气病脉证并治》："咳逆上气，时时唾浊，但坐不得眠，皂荚丸主之。"又："咳而上气，喉中水鸡声，射干麻黄汤主之。"《肘后备急方》（卷三）：

"治小儿大人咳逆，短气，胸中吸吸，咳出涕唾，嗽出臭脓涕粘，淡竹沥一合，日三五服，大人一升。"

[2] 约：副词。大概。

产后儿枕痛[1]

腹中有块，上下时动，疼不可忍，此由新产前聚血，产后聚虚，恶露未尽，新血与故血相抟而疼，俗呼为儿枕痛[2]，即血瘕[3]之类也，宜当归元胡汤主之。

当归元胡汤

当归身尾一钱五分　元胡一钱五分　五灵脂一钱　蒲黄一钱　肉桂七分　红花五分　黄酒、水煎，入童便一盏，同服。

羊肉汤

通治上腹疼、小腹疼、儿枕疼之神方也。专治虚羸。

精羊肉四两　当归五钱　川芎五钱　生姜一两　水十杯煎三杯，分四服。

【注释】

[1] 产后儿枕痛：病证名。出《妇人大全良方》（卷二十）。即儿枕痛。

[2] 儿枕痛：病证名。出《古今医鉴》（卷十二）。又名儿枕、儿枕不安、块痛、产枕痛、血枕痛、血块痛、血母块、产后儿枕腹痛、产后腹中块痛等。多因产后恶露未尽，或风寒乘虚侵袭胞脉，瘀血内停所致。

[3] 血瘕：病证名。因瘀血聚积所生的有形肿块。为八瘕之一。《素问·阴阳类论》："阴阳并绝，浮为血瘕，沉为脓胕。"《杂病源流犀烛·积聚癥瘕痃癖痞源流》："血瘕，留着肠胃之外及少腹间，其苦横骨下有积气，牢如石，因而少腹急痛，阴中若有冷风，亦或背脊疼，腰疼不可俯仰。"《类证治裁·痃癖癥瘕诸积》："血瘕，经行劳动感寒，留络不去，腰腹急痛，宜血瘕方或调经散。"

产后头疼[1]

人身之中，气为阳，血为阴，阴阳和畅，斯无病症。盖产后去血过多，阴血已亏，阳气失守。头者诸阳之会，上凑于头，故头疼。但补其阴血，则阳气得从而头疼自止，芎归汤主之。

芎归汤

川芎五钱　当归五钱，俱不洗炒　连须葱白五根　生姜五片，炒干　水煎，食后服。

败血留于子宫，厥阴之位，其脉上贯顶作头疼。黑神散主之。

黑神散

当归二钱　肉桂二钱　白芍二钱，酒炒　熟地黄二钱蒲黄二钱　姜炭二钱　黑豆一把，炒，去皮　甘草二钱　黄酒、童便煎服。

【注释】

[1] 产后头痛：病证名。《妇人大全良方》（卷二十二）："夫人头者，

诸阳之会也。凡产后五脏皆虚，胃气亏弱，饮食不充，谷气尚乏，则令虚热，阳气不守，上凑于头，阳实阴虚，则令头痛也。又有产后败血头痛，不可不知……"

产后心痛[1]

心者血之主，其人宿寒内伏，因产后虚寒，血凝不行，上动心之络脉，故心痛也。但以大岩蜜汤治之，寒出，则血脉行而经络通，心疼自止。若误以为败血攻之，则虚益极，寒益甚，渐传心之正经，变为真心疼而死矣。

大岩蜜汤

当归一钱　白芍一钱，酒炒　生地黄一钱　独活一钱
吴萸一钱　姜炭一钱　细辛一钱　桂心一钱　炙甘草一钱
灯心引，水煎服。

【注释】

[1] 产后心痛：病证名。《诸病源候论》（卷四十三）："产后心痛候：产后脏虚，遇风冷客之，与血气相搏而气逆者，上攻于心之络，则心痛。凡心痛乍间乍甚，心之支别络为邪所伤也。若邪伤心之正经，为真心痛，朝发夕死，夕发朝死。所以然者，心为诸脏之主，不受邪，邪伤即死也。"故本证包括产后心包络痛、产后真心痛。多因平素脏虚，产后益虚，寒邪袭之，血为寒凝，滞涩不行，上冲心络，或伤及心经，发于心痛。伤于心络者，症见心胸闷痛，甚至胸痛彻背。治宜温通散寒。伤于心之正经者，亦称真心痛，症见指甲青黑，手足冷而过节，旦发夕死，夕发旦死。因胃的位置在心窝部，故古人亦有将产后胃脘痛称产后心痛者，临证应注意鉴别。

产后胁痛[1]

败血流入肝经，厥阴之脉循行胁肋，故为胁痛。症有虚实，宜分治之，不可误也。以胁下痛，手不可按，是瘀血也，宜去其血，芎归泻心汤主之。

芎归泻心汤

当归尾二钱　川芎二钱　青皮二钱　枳壳二钱　香附二钱，便炒　红花二钱　桃仁二钱　酒、水煎，入童便一盏，同服。

如胁下痛，喜人按，其气向动肋骨，状若奔豚[2]者，此去血太多肝脏虚也，当归地黄汤主之。

当归地黄汤

当归身三钱　白芍二钱，酒炒　熟地黄三钱　人参二钱　陈皮二钱　肉桂一钱　甘草一钱　姜枣引，水煎服。

【注释】

[1] 产后胁痛：病证名。出《医宗金鉴》（卷四十七）"胁痛证治"。多因气血瘀滞，干犯肝经，或因产后失血过多，肝脉失养所致。古人认为病在左多属血，在右多属气。属血瘀者痛过于胀，治宜活血祛瘀止痛；属气滞者，胀过于痛，治宜理气止痛；若因失血过多者，胁痛隐隐，兼见头晕目眩耳鸣等，治宜大补气血。

[2] 奔豚：古病名，见《灵枢》、《难经》、《金匮要略》等，为五积之一，属肾之积。《金匮要略》称之为"奔豚气"。豚，即小猪。奔豚之证一是由于肾脏寒气上冲，一是由于肝脏气火上逆。临床特点为发作性下腹

气上冲胸，直达咽喉，腹部绞痛，胸闷气急，头昏目眩，心悸易凉，烦躁不安，发作过后如常，有的夹杂寒热往来或吐脓症状。因其发作时胸腹如有小豚奔闯，故名。从证候表现看，类于现代医学的胃肠神经官能症而出现的肠道积气和蠕动亢进或痉挛状态。

产后腹疼

女人之血，未有胎时则为经，经水不行则病，产时则为恶露，恶露不来则病，故产妇中气多虚，不能行血，血斯凝滞，或闭而不来，或来而不尽，败血入腹，故为腹疼。其疼乍作乍止，手不可近，用黑神散主之。盖败血随其所止之处，无不成病。如按之即止，即系风感食水，非败血入腹。或产后血虚，外受风冷之气，内伤寒冷之物，以致腹痛者，得人按摩略止，或得热物慰之即止者也，当归建中汤主之。

当归建中汤

当归三钱　白芍三钱，酒炒　桂心三钱　炙甘草三钱姜枣为引，水煎汤，热服。

或小腹疼者，脐下胞胎所系之处，血之所聚也。产后败血不尽即成病症，其症无时刺疼，疼则有形，须臾痛止，又不见形，黑神散主之。

黑神散

熟地黄三钱　蒲黄三钱　当归三钱　姜炭三钱　肉桂三钱　白芍三钱，酒炒　甘草三钱　黑豆一合，炒，去皮黄酒、童便，煎服。

又有因新产时，寒气客入子门[1]，入于小肠，或坐卧不谨，盖风冷之气乘虚而入，此寒症也，但不能作胀，且无形影[2]为异[3]，用金铃子散主之。

金铃子散

川楝子一钱，去核　小茴香一钱　破骨脂一钱　肉桂一钱　广木香一钱，另研汁　生姜枣引，水煎，入木香汁，温服。

【注释】

[1] 子门：又名子户。子门是指子宫颈口的部位。子门是主排出月经和娩出胎儿的关口。

[2] 无形影：无影无形。

[3] 异：特别的；奇怪。《玉篇》：“异，怪也。”《广韵》：“异，奇也。”《战国策·赵策》：“妇人异甚。”

产后腰疼

女人之肾，胞脉所系，产后血下过多，则胞脉虚，胞脉虚则肾气虚，故令腰痛，其症隐隐疼，补肾地黄丸主之。

补肾地黄丸

熟地黄一钱　当归身一钱　杜仲一钱，青盐水炒　独活一钱　肉桂一钱　川断一钱　生姜三片　枣二枚　水煎，食前服。

败血流于肾经，带脉阻塞，有腰疼者，其症胀痛如刺，时作时止，手不可近，加味复元通气散主之。

加味复元通气散

当归身一钱　川芎一钱　小茴一钱　故纸一钱　元胡一钱　牛膝一钱　肉桂一钱　丹皮一钱　水煎，广木香五分磨浓汁，更调乳香五分、没药五分，食前服。

【注释】

[1] 产后腰痛：病证名。《诸病源候论·产后腰痛候》（卷四十三）："肾主腰脚，而妇人以肾系胞，产则劳伤肾气，损动胞络，虚未平复，而风冷客之，冷气乘腰者，则令腰痛也。"临床尚有因分娩后伤肾，败血流入肾经，及产后起居不慎，闪挫腰部，伤及肾经带脉所致。

产后遍身疼痛[1]

产时骨节开张，血脉流散，气过衰弱，则经络分肉[2]之间，血多凝滞，骨节不利，筋脉不舒，故腰背不能转侧，手足不能屈伸而痛也。勿作风寒，用发汗之剂，宜趁痛散主之。

趁痛散

当归一钱　桂心一钱　白术一钱　牛膝一钱　炙黄芪一钱　独活一钱　薤白五分　炙甘草五分　生姜引，水煎服。

又有因新产气虚，久坐多语，运动用力，遂致头目昏眩，四肢疼痛，寒热如疟，自汗，名曰蓐劳[3]。勿作伤寒，误投汗剂。茯苓散主之，又宜用十全大补汤主

产后章

之。又宜常煮腰子粥以助之，大效。

茯苓散

当归身—钱　川芎—钱　肉桂—钱　白芍—钱，酒炒黄芪—钱，炙　人参—钱　熟地黄—钱　獖猪[4]腰子一对，去脂膜，切片煎汤一盏，去肾，加生姜三片、枣二枚，同药煎服。

十全大补汤

当归身二两　牛膝二两　肉苁蓉二两，酒洗　五味子二两　柏子仁二两　煎汤调人参白术散，作丸服之。

人参白术散

人参二两　白术二两　茯苓二两　猪苓—两　泽泻—两苍术—两　陈皮—两　甘草—两　砂仁二两　当归二两　木香—两　香薷—两　厚朴—两　肉果二两　木香八钱　为极细末，每二钱，调服。

腰子粥

獖猪腰子一对　去脂膜，薄切如柳叶，用盐、酒拌合一处，水三盏，粳米三合，瓦罐煮粥入葱花椒末，调和得宜食之。

【注释】

［1］产后遍身疼痛：病证名。指产后出现肢体关节酸楚、疼痛、麻木、重着者。出《经效产宝·续编》。多因产后气血亏损，运行无力，又因分娩后百节开张，血液流滞于经络分肉之间；或因恶露过少，瘀血停留，

败血入于关节之中；或产后血脉空虚，风寒外袭流注筋脉所致。

[2] 分肉：解剖结构名。指肌肉。前人称肌肉外层（皮下脂肪）为白肉，内层（肌肉组织）为赤肉，赤白相分；或谓肌肉间界限分明，故名。《灵枢·本脏》："卫气者，所以温分肉、充皮肤、肥腠理、司开阖者也。"

[3] 蓐劳：病名。又名产后痨。《经效产宝》（卷下）："产后虚弱，喘乏作，寒热状如疟，名曰蓐痨。"因产后气血耗伤，摄生不慎，感受风寒，或忧劳思虑等所致。治宜扶正益气为主。

产后伤食

产后伤食[1]，必于补气血药中审所伤何物。治宜消补兼施，方用生化汤，以消导药佐之。伤谷食，宜生化加曲汤；伤肉食，宜生化加楂汤；伤果食，腹内痛甚，宜生化加萸汤；伤生冷，宜生化加桂汤；虚者，宜生化加参汤。

生化加曲汤

川芎一钱二分　当归五钱　干姜五分，炙黑　炙甘草三分　桃仁十一粒，去皮尖，研　神曲三钱　麦芽二钱　上药用水一盏半，煎作一盏，温服。

生化加楂汤

川芎一钱二分　当归五钱　干姜五分，炙黑　炙甘草三分　桃仁十一粒，去皮尖，研　山楂三钱　砂仁三钱　上药用水一盏半，煎作一盏，稍热服。

生化加萸汤

川芎一钱二分　当归五钱　干姜五分，炙黑　炙甘草三分　桃仁十一粒，去皮尖，研　吴茱萸二钱　砂仁二钱　上药用水一盏半，煎作一盏，温服。

生化加桂汤

川芎一钱二分　当归五钱　干姜五分，炙黑　炙甘草三分　桃仁十一粒，去皮尖，研　吴茱萸二钱　肉桂三钱　上药用水一盏，陈酒半盏，煎作一盏，热服。

生化加参汤

川芎一钱二分　当归五钱　干姜五分，炙黑　炙甘草三分　桃仁十一粒，去皮尖，研　人参三钱　白术三钱　上药用水一盏半，煎作一盏，温服。

【注释】

[1] 产后伤食：病证名。出《傅青主女科》。指产后脏腑功能未复，脾胃本弱，若饮食不节，过食肥甘，损伤脾胃，则健运失职。治宜消补兼施。

产后膨胀[1]

产妇素弱，临产又劳，中气不足，胸膈窒滞，胃虽纳谷，传化艰难。医者误认伤食，而擅用消导之剂；或因气郁，而专事疏散；或因大便秘结，而妄议攻下，此膨胀所由来也。治法当大补气血为主，所谓塞因塞用[2]，其效甚捷。先服独参汤，调饭锅焦[3]末，以通胃气。次服养生化滞汤，则脾运而胀消矣。

养生化滞汤

川芎二钱　当归三钱　人参一钱　于术[4]二钱，生　陈皮八分　香附五分，制　茯苓二钱　炙甘草三分　大腹皮四钱　桃仁十一粒，去皮尖，研　上药用水一盏半，加黄酒一小钟，煎七分，热服。

大便秘结[5]加肉苁蓉二钱；误服大黄，加生黄芪四钱、倍用人参；胀甚，人参可加至四五钱。

【注释】

[1] 产后膨胀：证名。见《傅青主女科·续篇卷下》。清·王实颖《广嗣五种备要》阐述更详，谓："胎前素弱，产后又亏，胃难纳谷，脾不健运。或因伤食而停滞，或因血虚而便闭，误进消耗等药，胃气益损，满闷益增，气不升降，滋热助积，郁积之久，遂成膨胀。治当审其误用何物，如误用耗气药，宜益气汤；误用消导药，宜健脾汤；误用攻下药，宜养生化滞汤。"

[2] 塞因塞用：治疗学术语。系反治法之一。谓因塞证而用塞法。前"塞"为塞法，指补养固涩；后"塞"为塞证，指本虚标实之满胀不通的病证。《素问·至真要大论》："塞因塞用，通因通用，必伏其所主，而先其所因。"

[3] 锅焦：即锅粑，烧干饭时所起的焦锅巴。又名黄金粉。出《本草纲目拾遗》。《纲目拾遗》："味苦甘，性平。"功效补气、运脾、消食、止泄泻，治腹泻、小儿消化不良等。

[4] 于术：即白术。

[5] 大便秘结：证名。指大便排出困难或三四天以上不大便者。见《丹溪心法附余·燥门》。简称便秘，亦称大便难、大便不通、大便秘涩。有正虚与邪实之分。《医学正传·秘结论》："肾主五液，故肾实则津液足而大便滋润，肾虚则津液竭而大便结燥。原其所由，皆房劳过度，饮食失

产后章

节，或恣饮酒浆，过食辛热，饮食之火起于脾胃，淫欲之火起于命门，以致火盛水亏，津液不生，故传道失常，渐成结燥之证。是故有风燥，有热燥，有阳结，有阴结，有气滞结，又有年高血少，津液枯涸，或因有所脱血，津液暴竭，种种不同。"亦须注意外感、内伤之别。《症因脉治·大便秘结论》："大便秘结之症，外感门有表未解，太阳阳明之脾约，有半表半里，少阳阳明之大便难，又有正阳阳明之胃实，大便硬。又有表邪传里，系在太阴，七八日不大便。又有少阴病，六七日不大便，厥阴下利，谵语有燥屎者。以分应下、急下、大下、可下。又互发未可下、不可下。俟之，蜜导、胆汁导等法。内伤门则有积热、气秘、血枯各条之不同。"《医宗必读·大便不通》："症状虽殊，总之津液枯干，一言以蔽之也。分而言之，则有胃实、胃虚、热秘、冷秘、风秘、气秘之分。""更有老年津液干枯，妇人产后亡血，及发汗利小便，病后血气未复，皆能秘结。法当补养气血，使津液生则自通。误用硝黄利药，多致不救，而巴豆、牵牛，其害更速。"便秘有阳结、阴结、实秘、虚秘、气秘、风秘、痰秘、冷秘、热秘、三焦秘、幽门秘（幽门不通）、直肠结、脾约之分。

产后腹胀满闷[1] 呕吐[2] 恶心

败血散于脾胃，脾收则不能运化津液而成腹胀[3]，胃收则不能收水谷而生呕逆[4]。若以平常治胀、治呕之剂，则不能对症，反增其病，宜用抵圣汤主之。

抵圣汤

赤芍二钱 半夏二钱 泽兰叶二钱 陈皮二钱 人参二钱 炙甘草一钱 生姜黄五钱，焙 水煎服。

亦有伤食[5]而腹胀呕逆者，以脉辨之。因于血，则脉弦涩，不恶食，而呕逆多血腥；因于食，则脉弦滑，而呕多食臭。加味平胃散主之，或用健脘丸亦佳。

加味平胃散

苍术三钱，米泔浸　川朴三钱，姜炙　陈皮三钱　香附三钱，醋炒　人参三钱　炙甘草五钱　生姜五钱，焙　神曲一钱，炒　水煎服。

健脘丸

良姜三钱　姜黄三钱　荜澄茄三钱　陈皮三钱　莪术三钱　三棱三钱　人参三钱　共为末，萝卜慢火煮熟，研末和药，将余汁用面打糊为丸，萝卜汤下。

如产后伤食，腹胀呕吐，加味六君子汤主之。

加味六君子汤

人参三钱　白术三钱　茯苓三钱　陈皮三钱　半夏二钱　甘草一钱　枳实五分　山楂五分　姜黄三分　生姜引，水煎服。

产后烦闷[6]，烦为虚烦[7]，闷为满闷。虚烦者，血液耗散，心神不守，宜进独参汤；满闷者，胸膈郁滞，恶露攻心，宜生化加磨香汤。

独参汤

大人参一两，去芦　上药㕮咀，用水一盏半，大枣五个，同煎至半盏，随时细细服之。

生化加桂汤

川芎一钱二分　当归五钱　干姜五分，炙黑　炙甘草三分　桃仁十一粒，去皮尖，研　木香二分，水磨，冲　上药用水一盏半，煎作一盏，温服。

【注释】

[1] 产后腹胀满闷：病证名。参见《妇人大全良方》（卷二十一）。

[2] 产后呕吐：病证名，出清·周纪常《女科辑要》。多因产后恶露去少，积为败血散于脾胃；或因产后血去过多，脾虚气滞犯胃，都能导致产后呕吐。

[3] 腹胀：病证名。分为内伤腹胀和外感腹胀。内伤腹胀，病证名。因气郁、痰饮、食滞、虫积，或脏腑虚衰等所致的腹胀。见《症因脉治·肿胀总论》。包括气结腹胀、痰饮腹胀、食积腹胀、虫积腹胀、肝火腹胀、脾虚腹胀、六腑腹胀等。外感腹胀，病证名。感受六淫之邪所致的腹胀。见《症因脉治·肿胀总论》。有伤寒腹胀、风湿腹胀、湿热腹胀、寒湿腹胀等。

[4] 呕逆：病证名，即呕吐。见《灵枢·经脉》。

[5] 伤食：病证名。因饮食不当损伤脾胃所致的病证。见《丹溪心法·伤食》。一名食伤。治疗伤食须辨虚实。若停滞中焦或胀或痛，为实证，当先去其食；若食停上焦，宜用吐法；若食停下焦，痛极兼胀者，须下而去之。《景岳全书·杂证谟》："老人虚人易于伤食，治宜权衡虚实，消补兼施。"伤食有伤谷、伤面、伤肉、伤鱼鳖、伤蟹、伤蛋、伤生冷果菜、伤酒、伤茶、宿食、宿滞、五味过伤等。

[6] 产后烦闷：病证名。《圣济总录·产后烦闷》："论曰新产之后，血气俱虚，或因亡血过多，或因恶血下少，致血气不和，阴阳相胜，阳胜则发烦闷，经所谓阳胜则热是也。"民间有"产后三日闷"的说法，产后烦闷即产后3~4天，多至15天，产妇出现失眠、焦躁、忧郁和情绪失控等现象。轻者仅有烦闷和疲倦感，重者有时面对婴儿不知所措，两眼发呆，满面泪水。孩子的哭声会使她惊恐不已；在处理孩子粪便时异常畏难，不知所措；食欲不振，精神陷入混乱状态。产妇根本体验不到生儿育女的喜悦，为此常引起家庭的不安。据有关调查资料，产后烦闷的发生率约占年轻产妇的50%。病人多具有以下一些特点：①内向不稳定的性格；②婚前

缺少独立生活经验（独生女、老姑娘）；③母亲及姐妹中有类似病史；④小家庭，没有和长辈一起生活；⑤缺乏育儿知识，重男轻女思想影响下生了女儿，受丈夫、公婆的怠慢；⑥夫妻感情有波动，丈夫不够体贴；⑦身体素质弱，产后奶少或无奶；⑧产后休息不好等。患有产后烦闷的产妇，除少数严重忧郁者外，大部可由家属自行调治，2～3周即可恢复。

[7] 虚烦：证名。因虚而致心胸烦热者。由伤寒汗、吐、下后，邪热乘虚客于胸中，或病后余热留恋，或津涸、血虚、肾亏、虚人停痰饮、虚劳等所致。多兼见郁闷不寐、口干咽燥等症。《金匮要略·血痹虚劳病脉证并治》："虚劳虚烦不得眠，酸枣仁汤主之。"

产后泄泻[1]

产后中气虚损，寒邪易侵，若失调理，外伤风寒，内伤生冷，以致脾胃疼痛，泄泻不止，理中汤主之。

理中汤

人参一钱　白术一钱，去芦　干姜一钱，炒　官桂五分　炙甘草五分　陈皮七分　藿香七分　茯苓七分，去皮　良姜七分　乌梅一个　上药锉，加生姜三片、大枣二枚、灯草一团，水煎，温服。

如泄久不止者，再加肉桂一钱、肉蔻煨，一钱，共为末，蜜丸，米饮下。

治产后遗粪[2]，宜服牡蛎散。

牡蛎散

牡蛎七钱，熬　矾石七钱，烧　上捣筛，酒下方寸匕，日三服。

【注释】

[1] 产后泄泻：病证名。又名产泄。《丹溪心法》："产后泄泻，此余血渗入大肠为泄，洞泄不禁，下青白黑色，用荆芥大者四、五穗，于盏内烧灰，不得犯油火，入麝香研汤调下。此药虽微，能治大病，方名的奇散。"《张氏医通》（卷十一）指出产后泄泻原因有五："一者因胎前泄利未止，产后尤甚；一者因临产过伤饮食，产后滑脱；一者因新产骤食肥腥，不能克运；一者因新产烦渴恣饮，水谷混乱；一者因新产失护，脐腹脏腑受冷。其致泻之由虽异，一皆中气虚寒，传化失职之患，并宜理中汤为主。"

[2] 产后遗粪：病证名，见《外台秘要》（卷三十四）。多因平素脾肾虚寒，产后益虚，中气虚弱，肾失开合，摄纳无权，故产后不自觉遗粪。治宜温补脾肾，固涩止遗。

产后痢疾[1]

湿多成泄，暴注下迫皆属于热，赤白痢者，乃湿热所为也。故赤者属热，自小肠而来；白者属湿，自大肠而来。无积不成痢，盖由产妇平日不肯忌口，伤于饮食，停积于中，以致中气虚损，不能调理，宿疾发动而为痢也。亦有因子下之时腹中空虚，多食鸡蛋与鸡汤之类，殊不知饮食自倍，脾胃乃伤，脾胃受伤，遂致难以克化，停滞而成痢也。务宜详审斟酌，以施治法，庶不误矣。

如果新产之妇饮食过伤者，其症腹中胀涌，里急窘迫[2]，身热口渴，六脉数实，宜下之，加味小承气汤主之。

加味小承气汤

枳实四钱，麸炒　川朴四钱，姜炙　川军四钱，酒炒
槟榔一钱半　炙甘草一钱　生姜五片　水煎，热服。以快
便为度，中病即止。后用四君子汤加陈皮和之。

四君子汤

人参三钱　白术三钱　茯苓三钱　炙甘草二钱　上为
细末，每服五钱，水一盏煎至七分，白汤点服，不拘
时候。

如新产之后，未有所伤，其症却与上同者，此宿食
为病也，宜消而去之，枳实汤主之。

枳实汤

枳实一钱，麸炒　木香一钱　炙甘草一钱　川朴二钱，
姜炙　槟榔一钱五分　生姜三片　水煎，快利为度。后以
四君子汤加陈皮主之。

四君子汤

方见前。

如无新旧食积，下痢赤白，腹疼窘迫，脉沉数者，
此虚痢[3]也，宜行气和血为主，当归芍药汤主之。

当归芍药汤

当归身一钱　人参一钱　白芍一钱，酒炒　茯苓一钱
炙甘草五分　广木香五分　枳壳一钱，麸炒　姜炭五钱　陈
皮一钱　乌梅一个　水煎，食前服。

如久痢不止者，此气虚血少，肠滑[4]不禁也，宜四君子汤加酒芍、乌梅、粟壳、大枣主之。

加味四君子汤

人参三钱　白术三钱　茯苓三钱　白芍一钱，酒炒　乌梅一钱　粟壳一钱　炙甘草五分　大枣三枚　水煎，热服。

又有产后恶露不下，以致败血渗入大肠，而痢鲜血者，肠中刺痛，里不急后不重是也。四君子汤加枳壳、芥穗，神效。

加味四君子汤

人参三钱　白术三钱　茯苓三钱　枳壳一钱五分，麸炒　芥穗二钱五分，炒　炙甘草五分　水煎服。

【注释】

[1] 产后痢疾：病名，见《医学入门》。属产后下利范畴。产后下利，病名。出《金匮要略·妇人产后病脉证并治》。指产后腹泻、痢疾类疾病。多因产后体虚，脾胃尤弱，为饮食、外邪所伤，脾失健运，传化失司而下利；亦有肾虚及脾，脾肾同病而泄泻者；亦有恶露不下，败血渗入大肠所致。

[2] 里急窘迫：里急后重，窘迫急痛。

[3] 虚痢：病名。体虚患痢或痢久致虚的病证。有气虚、血虚、阴虚、房劳伤、痢久虚滑之不同。其证痢而困倦，谷食难化，腹微痛或大痛，并无努责。

[4] 肠滑：病证名，即久泻肠滑。

产后霍乱[1] 吐泻

脾胃者，血气之本也。产后血去气损，脾胃亦虚，冷风易乘，饮食亦伤，少失调理，即有霍乱，心腹绞痛，手足逆冷，吐泻并作，加味理中汤主之。

加味理中汤

人参三钱　白术三钱　炙甘草三钱　干姜三钱　陈皮三钱　木香三钱　川朴三钱，姜炙　生姜五片　水煎，温服，无时[2]。

【注释】

[1] 产后霍乱：病名。《妇人大全良方》（卷二十一）："夫产后霍乱，气血俱伤，脏腑虚损；或饮食不消，触冒风冷所致。阴阳不顺，清浊相干，气乱于肠胃之间，真邪相搏，冷热不调，上吐下痢，故曰霍乱也。"症见上吐下泻，烦渴，腹痛，甚者四肢厥冷。治宜调和肠胃，化瘀散寒。

[2] 无时：指服药无时间限制。

产后大便闭涩不通

人身之中，腐化糟粕运行肠胃者，气也；滋养津液灌溉沟渎者，血也。产后气虚而不运，或糟粕壅滞而不行，血虚而不润，故沟渎干涩而不流，大便不通，乃虚秘[1]也。不可误用下剂，又加闭涩，宜润燥汤主之，更用苏麻粥。

润燥汤

人参五分　甘草五分　当归一钱　生地黄一钱　枳壳一钱　大麻子二钱，去壳　桃仁二钱　槟榔五分　将上六味水煎后，入桃仁末，又加槟榔汁服之。

苏麻粥

真苏子一合　大麻子三合　共擂烂，以水一升滤汁，渣尽为度，用汁和粳米煮粥食之，甚妙。老人虚秘，尤宜常用。

产后便秘[2]者，麻仁蜜丸服之。

麻仁蜜丸

人参一两半　麻子仁一两半　枳壳一两，麸炒　上共捣筛，蜜和丸，如梧子大，每服五十丸，米汤饮下。

【注释】

[1] 虚秘：病名。因气血津液亏耗所致的便秘。因体气素亏，或因发汗、利小便耗伤津液，或病后元气未复，精亏血枯所致。《圣济总录·大小便门》："或因病后重亡津液，或因老弱血气不足，是谓虚秘。"《医学心悟·大便不通》："若老人精血不足，新产妇人气血干枯，以致肠胃不润，此虚闭也，四物汤加松子仁、柏子仁、肉苁蓉、枸杞、人乳之类以润之，或以蜜煎导而通之。若气血两虚，则用八珍汤。"《金匮翼·便秘统论》："虚秘有二，一以阴虚，一以阳虚也。""治阳虚者，但益其火，则阴凝自化；治阴虚者，但壮其水，则泾渭自通。"

[2] 便秘：便秘是一种很常见的临床症状，便秘是指便次太少，或排便不畅、费力、困难、粪便干结且量少。正常时，每日便次1～2次或2～3日排便一次，但粪便的量和便次常受食物种类以及环境的影响。许多患者的排便<3次/周，严重者长达2～4周才排便1次。有的每日排便可多次，但排便困难，排便时间每次可长达30分钟以上，粪便硬如羊粪，且数量极少。

产后自汗[1]

摇体劳苦，汗出于脾；惊而夺精，汗出于心；有所恐惧，汗出于肝。产后因劳伤脾，因惊伤心，因恐伤肝，每多心慌，自汗之症。惟块痛未除，参术未可遽用。加味生化汤治之。若心慌无主，汗出，形色又脱，此是汗多亡阳[2]。当从权于生化加参汤，以救危急。服后汗仍不止，以调胃参芪汤治之。

加味生化汤

川芎一钱二分　当归五钱　干姜五分，炙黑　炙甘草三分　桃仁十一粒，去皮尖，研　枣仁二钱，炒　上药用水一盏，陈酒半盏，煎作一盏，稍热服。

生化加参汤

人参六钱　川芎一钱二分　当归五钱　干姜五分，炙黑　炙甘草三分　桃仁十一粒，去皮尖，研　上药用水一盏，陈酒半盏，煎作一盏，稍热服。

调胃参芪汤

人参三钱　黄芪二钱，生　当归二钱　桂枝四分　防风三分　麻黄根五分　黑枣一枚　用水一盏半，煎七分。食远，热服。

口渴，加麦门冬一钱五分、五味子九粒；有痰，加橘红四分；虚脱、手足冷，加熟附子五分、黑姜四分、牡蛎一钱。

【注释】

[1] 产后自汗：证名，出《医宗金鉴·女科心法要诀》。产后2～3天内汗出较多，为正常现象，其后逐渐减少而止。若产后汗出过多，或汗出

时间过长而不能自止者，为产后自汗。多因产时或产后失血过多，阴血骤失不能敛阳，阳气外浮，津液随之而泄；或因产时气血耗损，气随血耗，卫外不固，腠理不实而自汗不止。

[2] 亡阳：证名。以阳气失亡，汗出不止为主症。见《伤寒论·辨少阴病脉证并治》："病人脉阴阳俱紧，反汗出者，亡阳也。"《张氏医通·杂门》："汗出不止，名曰亡阳。以附子理中加黄芪，外用温粉扑之。"

产后盗汗[1]

睡中汗出，觉则止，此为盗汗。属阴虚，然不可偏用阴药，宜兼服参。俾[2]气旺则能生阴，效如影响。生化汤调牡蛎散服。

生化汤

方见前。

牡蛎散

牡蛎二钱　人参二钱　黄芪二钱，生　当归三钱　熟地黄三钱　麻黄根一钱　小麦麸皮二钱，炒黄　上药研末，和匀，每服三钱。

【注释】

[1] 产后盗汗：病证名。《傅青主女科·产后编》："盗汗非汗自至之比。杂证论云：自汗阳亏，盗汗阴虚，然当归六黄汤又非产后盗汗方也。惟兼气血而调治之乃为得耳。"多因产时气血暴虚，血虚阴亏所致。症见产后睡中汗出，醒来即止。故治当调补气血，兼以敛汗。

[2] 俾：使。《诗·小雅·天保》："俾尔单厚。"《诗·邶风·日月》："俾也可忘。"清·方苞《狱中杂记》："苟入狱，不问罪之有无……俾困苦不堪。"

产后汗出不止[1] 兼变症

血为荣，行乎脉中，气为卫行乎脉外，相须为守者也。产后去血过多，荣血不足，卫气失守，不能敛皮毛，固腠理[2]，故汗泄而出也。宜急止之，恐风寒乘虚而入，变生他疾，麻黄根汤主之。

麻黄根汤

当归身一钱五分　黄芪一钱五分，炙　麻黄根一钱五分　人参一钱五分　炙甘草一钱五分　牡蛎三钱，煅，研粉　浮麦一合，水二碗煎至一碗，去麦入药，再煎至七分，调牡蛎粉服之。

产后出汗，宜急止之，否则未有不生他疾者矣。

如眩晕出汗者，此名胃汗，虚极也。急用参附汤灌之。大抵此危症，多不可救。

参附汤

人参二钱　附子一钱，炒　黄芪二钱，炙　甘草二钱水煎，揭开口灌之。

如汗不止，风邪乘之，忽然闷倒，口眼歪斜[3]，手足曲挛，如角弓之张[4]者，此危症也。急用桂枝葛根汤灌之。此亦危症，不可治者多。

桂枝葛根汤

桂枝二钱　葛根二钱　白芍二钱，酒炒　炙甘草二钱黄芪二钱，炙　当归身二钱　附子五分，炒　水煎，急揭开口灌之。

【注释】

[1] 产后汗出不止：病证名。出《诸病源候论》（卷四十三）："产后汗出不止候。"清·王实颖《新产证治》："产后汗出不止。由劳伤脾，惊伤心，怒伤肝，患此三者，不宜即加敛汗之药，但令神安则汗自止。且血块作痛，芪术未可遽加。凡产毕，先服生化汤两贴，以消块，继服调卫止汗汤（黄芪、麻黄根、当归、桂枝、炙草、枣）。若倦甚而漐漐然汗出，形色俱脱，乃亡阳汗脱也。难拘常法，从权以参芪调卫（人参、炙芪、麻黄根、当归、桂枝、防风）救急。待产母稍有精神，又减参芪以除块痛。若汗多而阴竭阳微，以致筋脉拘急，项强口噤，牙禁发搐，类伤寒痉症者，慎勿作伤寒治，宜加味生化汤，随证加减。汗虽有自汗盗汗之分，治当兼理血分药品，并宜加味生化汤。余方俱非产后盗汗所宜。若服参芪大剂，汗多不止，及头面汗出不止，腰足青色者不治。"

[2] 腠理：①泛指皮肤、肌肉、脏腑的纹理及皮肤、肌肉间隙交接处的结缔组织。分皮腠、肌腠、粗理、细理、小理、膲理等。是渗泄体液，流通气血的门户，有抵御外邪内侵的功能。《素问·阴阳应象大论》："清阳发腠理。"《金匮要略·脏腑经络先后病脉证》："腠者，是三焦通会元真之处，为血气所注；理者，是皮肤脏腑之文理也。"②汗孔、毛窍。《素问·举痛论》："炅则腠理开，荣卫通，汗大泄。"

[3] 口眼歪斜：病证名。亦作口眼㖞斜。《景岳全书·杂证谟》："口眼歪斜者，足阳明及肝胆经病。"口眼㖞斜，证名。口眼向一侧歪斜。出《灵枢·经筋》。多由经脉空虚，风痰乘袭所致。为中风的主要症状之一。《证治要诀》（卷一）："中风之证，卒然晕倒不知人，或痰涎壅盛，咽喉作响，或口眼㖞斜，手足瘫缓，或半身不遂，或舌强不语。"

[4] 角弓之张：即角弓反张。证见项背强直，身体向后反折如角弓状。《诸病源候论·风病诸候》："风邪伤人令腰背反折，不能俯仰角弓者，由邪入诸阳经故也。"见于痉、破伤风等病。

产后伤寒[1]

气血俱虚，荣卫失守，起居失节，调养失宜，伤于风则卫受之，伤于寒则荣受之，而成伤寒也。只以补虚为主，随症以治之。五物汤主之。

五物汤

人参二钱　当归二钱　川芎二钱　白芍二钱，酒炒　炙甘草一钱　生姜三片　葱三枝　水煎服。

有汗曰伤风[2]，本方加桂枝、防风；无汗曰伤寒[3]，本方加麻黄、苏叶；往来寒热[4]，本方加柴胡；头痛，本方加藁本、细辛；遍身疼，本方加羌活、苍术；但热不恶寒，本方加柴胡、葛根；发热而渴者，本方加知母、麦门冬、淡竹叶。

【注释】

[1] 产后伤寒：病证名。《诸病源候论》（卷四十四）："触冒寒气而为病，谓之伤寒。产妇血气俱虚，日月未满，而起早劳动，为寒所伤，则啬啬恶寒，吸吸微热，数日乃歇，重者头及骨节皆痛，七八日乃瘥也。"产妇因生产而气血大虚，卫外不固，寒邪乘虚侵入肌表，邪正相争，以致症见恶寒发热，头痛，无汗或有汗。治宜扶正祛邪。

[2] 伤风：病名。①风邪犯表所致外感轻证。见《伤寒直格》（卷中）。又称冒风、感冒。《景岳全书·杂证谟》："邪轻而浅者，上犯皮毛，即为伤风。"②伤寒病太阳中风。《时病论·伤风》："伤风之病，即仲景书中风伤卫之证也。"③感受风邪所致外感热病。《三因极一病证方论》（卷四）载六经皆有伤风症："太阳伤风，证见发热、恶风、自汗、头项强、

腰脊痛、脉浮，宜桂枝汤。阳明伤风，证见发热、腹满、烦渴、自汗、嗜卧、身重、小便难、脉浮弦长而数，宜杏子汤。少阳伤风，证见身热、恶风、自汗、颈项强、胁满、口苦而渴、脉浮弦，宜柴胡加桂汤。太阴伤风，证见自汗、胸满、腹痛、自利、咽干、脉弦大而缓，宜桂枝芍药汤。少阴伤风，证见口燥、舌干、咽痛、心烦、自汗、腰痛连腑骨酸痛，脉沉弦，宜桂枝汤。厥阳伤风，证见恶风而倦、自汗、小腹急痛、寒热如疟、骨节烦痛、脉微而迟，宜八物汤。"

[3] 伤寒：①一切外感热病的总称。《素问·热论》："今夫热病者，皆伤寒之类也。"②外感风寒之邪，感而即发的疾病。《难经·五十八难》："伤寒有五，有中风，有伤寒，有湿温，有热病，有温病。"其中"伤寒有五"之伤寒为一切外感热病的总称，五种之中的伤寒为外感风寒之邪而即发的疾病。

[4] 往来寒热：证名。出《伤寒论·辨少阳病脉证并治》。即寒热往来。指恶寒与发热交替发作之证，为伤寒少阳病主证。以邪入少阳，居半表半里，正邪分争，邪胜则寒，正胜则热，故寒热往来。《伤寒论·辨少阳病脉证并治》："本太阳病不解，转入少阳者，胁下硬满，干呕不能食，往来寒热，尚未吐下，脉沉紧者，与小柴胡汤。"《类证活人书》（卷八）："往来寒热有三证，小柴胡汤、大柴胡汤、柴胡桂枝干姜汤。有表证而往来寒热者，用小柴胡汤也；有里证而往来寒热者，大柴胡也；已表或已下而往来寒热者，皆可用柴胡桂枝干姜汤也。"《伤寒发微论·论伤寒七十二证候》："寒热往来，此证有三。一者中风证，小柴胡汤；二者热入血室证，刺期门；三者状如温疟，黄龙汤证。"亦可见于虚劳。《风劳臌膈四大证治·虚劳》："虚劳之症，皆见发热，而虚损之热，多发于外，轻手按之即得，或潮热，或往来寒热。"

产后中风[1]

产后正气暴虚，骨节开张，邪风易入，调理失宜，风即中之，不省人事，口耳蠕动，手足曲挛，身如角弓[2]，此风外中者也，愈风汤主之。

愈风汤

羌活二钱　防风二钱　当归二钱　川芎二钱　白芍二钱，酒炒　桂枝二钱　黄芪二钱，炙　天麻二钱　秦艽二钱生姜、枣为引，水煎服。

诸风振掉，皆属肝木。肝为血海，胞之主也。产后去血过多，肝气暴虚，内则不能养神，外则不能养筋，以致神昏气少、汗出肤冷，眩晕卒倒，手足瘛疭，此肝虚生风，风自内生也。用加味当归建中汤治之。

加味当归建中汤

当归四钱　桂心三钱　芍药六钱　黄芪一钱，炙　人参一钱　炙附子五分　炙甘草二钱　生姜三片　大枣六枚　以水一斗，煮取三升，分为三服，一日令尽。

如痰迷心窍[3]，神气不清，恍惚[4]昏眩者，用琥珀寿星丸，人参汤下。

琥珀寿星丸

天南星一斤，先用炭火三十斤，烧一地坑通红，去炭，以酒五升倾坑内，候渗酒尽，下南星在坑内，以盆覆坑，周围用灰拥定，勿令走气，次日取出为末　朱砂二两，另研　琥珀一两，另研　上为末，生姜汁煮面糊为丸，如梧桐子大。每服三五十丸，食后、临卧，煎人参汤送下。

217

【注释】

　[1]　产后中风：病证名。出《金匮要略·妇人产后病脉证并治》。指产后感受外邪而引起的病证。因产后气血骤虚，腠理不密，外邪乘虚侵入所致。

　[2]　角弓：即角弓反张。

　[3]　痰迷心窍：病证名。见《本草纲目》。又称痰阻心窍、痰蒙心包。指痰浊阻遏心神，引起意识障碍。症见神识模糊、精神抑郁或举止失常、喃喃自语，或昏倒于地、不省人事、喉中痰鸣，苔白腻，脉滑等。治宜豁痰开窍。多见于神经系统感染、精神分裂症、脑血管意外等。

　[4]　恍惚：即精神恍惚。证名。指神思不定、慌乱无主。由于七情内伤、外邪内干、发汗过多而损伤心气，以致精神不定。

产后不语[1]

　　人心有七孔七毛[2]，产后虚弱，败血停积，闭于心窍，神志不能明了，故多昏愦。又心气通于舌，心气闭则舌强不语也。七珍散主之。

七珍散

　　人参二钱　菖蒲二钱　生地黄二钱　川芎二钱　细辛一钱　防风一钱　辰砂一钱，末　水煎，调辰砂末，食后冲服。

　　又有言语不清，含糊蹇涩[3]者，盖心主血，血去太多，心血虚弱。舌乃心之苗，其血不能上荣于舌，萎缩卷短，语之不出也。加味参麦散主之。

加味参麦散

　　人参三钱　麦冬三钱　当归身三钱　生地黄三钱　炙

甘草三钱　菖蒲三钱　五味子三十粒　獖猪心一个劈开，水二盏煮至一盏，去猪心，入药煎七分，食后服。又治怔忡[4]，神效。

【注释】

[1] 产后不语：病证名。出《经效产宝·续编》。心开窍于舌。产后败血不去，停积于心，心脏受阻，或产后气血两脱，心气亏虚，均导致心气不能上通于舌而不语。又或产后痰热乘心，心气闭塞亦不能上通于舌。

[2] 七孔七毛：参见《经效产宝·续编》："人心有七孔三毛，产后血流气弱，多致停积，败血闭于心窍，神志不能明了，又心气通于舌，心气闭则舌亦强矣，故令不语，但服七珍散。"

[3] 蹇涩：语言不流畅，言语迟钝。

[4] 怔忡：病名。①指心悸。又名心忪、忪悸。《医碥》（卷四）："悸即怔忡。悸者，心筑筑惕惕然而不安，俗名心跳。"《素问玄机原病式》："心胸躁动，谓之怔忡。"详见虚损怔忡、阴火怔忡、气郁怔忡、痰火怔忡等条。宋·朱熹《乞宫观札子》："熹旧有心气之疾，近因祷雨备灾，忧惧怵迫，复尔发动，怔忡炎燥，甚于常时。"明·宋濂《答郡守聘五经师书》："又自婴祸患以来，得怔忡疾，见一夫负戟而趋，心辄惊怖。"②指心跳并有恐惧不安感。《赤水玄珠》（卷六）："怔忡者，心中惕惕然动不安也。""怔忡止于心不自安，悸则心既动而又恐恐然畏惧，如人将捕之。"宋·杨亿《天贶殿碑》："伏纸怔忡。"清·蒲松龄《聊斋志异·翩翩》："突突怔忡间，衣已化叶。"

产后乍见鬼神[1]

心主血，血去太多，心神恍惚，睡卧不安，言语失度，如见鬼神。俗医不知，呼为邪祟[2]，误人多矣。宜用茯神散主之。

茯神散

茯神一钱　柏子一钱　远志一钱　人参一钱　当归一钱
生地黄一钱　桂心五分　炙甘草一钱　辰砂一钱，末　獖猪
心一个劈开，水二盏煮至一盏，去猪心，入药煎七分，
调辰砂末，食后服。

如心下胀闷，烦燥昏乱，狂言妄语，如见鬼神者，
此败血停积，上冲于心，心不受触[3]，便成此症。芎归
泻心汤主之。

芎归泻心汤

当归尾七分　川芎七分　元胡七分　蒲黄七分　丹皮七分
桂心七分　五灵脂一钱，研末　水煎，调灵脂末，食后服。

产后血虚，败血攻冲，邪淫于心，胡言乱语，如见
异物。调经汤主之。

调经汤

生地黄四钱　当归四钱　水煎服。

【注释】

[1] 产后乍见鬼神：病名。出《经效产宝·续篇》。指产后出现幻视
的病证。多因产后失血过多，气随血去，心气虚则神无所归；或败血停积，
上攻于心所致。

[2] 邪祟：旧指作祟害人的鬼怪。元·关汉卿《调风月》（第二折）：
"莫不是郊外去逢着甚邪祟？又不疯又不呆痴。"《剪灯新话·牡丹灯记》：
"道人曰：'此间有邪祟为祸，惊扰生民。汝辈岂不知耶？'"

[3] 触：干犯，冒犯。《汉书·元帝纪》："去礼义，触刑法。"

产后癥块

产后癥块者，此恶露不尽之害也。盖由新妇恶露不来，或来而不尽，或妇人畏药，虽有痛苦，强忍不言，或主人与医坚执产后补虚之说，不肯轻用去血[1]之药，以致败血停留，久而不散，结聚成块，依附子宫，防碍月水，阴绝嗣息，夭其天年[2]。欲治此者，必用丸药以渐磨之，非汤散旬日之力也。

磨癥丸

熟地黄二两　香附四两，醋炒　山药一两　丹皮一两　桂心一两　当归身二两　川芎一两　三棱一两，醋炒　莪术一两，醋炒　鳖甲一两，醋炙　桃仁一两　灵脂一两　元胡一两　故纸一两，炒　木香一两　共为细末，炼蜜为丸，如梧桐子大，每服五十丸，空心，白术陈皮汤送下。

此症惟坐马丹见效如神，骇众奇方也。瓦楞子，破癥之圣药也。

坐马丹

瓦楞子二两，煅红，醋淬三次　为末，醋熬膏为丸，每服二钱。

【注释】

[1] 去血：祛瘀血。

[2] 天年：天赋的年寿，即自然寿命。明·张溥《五人墓碑记》："尽

其天年。"人的生命是有一定期限的，古代养生家、医家认为在百岁到百二十岁之间。如《素问·上古天真论》："尽终其天年，度百岁乃去。"《尚书·洪范篇》："寿，百二十岁也。"《养身论》："上寿百二十，古今所同。"此外，老子、王冰也都认为天年为120岁。事实上，120岁的天年期限与一般的长寿调查资料相符，从古至今超过这一生理极限的例子，也是不少的。

消乳[1]

乳汁过多者，宜麦芽汤服之，即减。

麦芽汤

麦芽三钱，炒 煎浓汁饮之，日凡一次，乳汁自能减少。惟不可多服，以乳汁减至适量为度。

产母无子饮乳，有乳而欲清[2]者，宜四物麦芽汤或神曲散服之，即消。

四物麦芽汤

当归三钱五分 白芍四钱，酒炒黑 川芎二钱五分 熟地黄四钱 麦芽四钱五分，炒 水煎，食远服。

神曲散

神曲二钱 炒为末，酒吞，日服一次。

【注释】

[1] 消乳：治疗学术语。即断乳，又名回乳。指哺乳期间用药物中断乳汁分泌的方法。

[2] 清：清除。《汉书·晁错传》："请诛晁错，以清君侧。"

产后调护法

产毕须闭目稍坐，然后上床，以被褥靠之。暑月以席卷，数枕靠之。若自己把持不住，令老练女人靠之，不可实时睡倒。常以手从心至脐，随意按摩，俾恶露下行。房中安放醋盆，以烧红烈炭熏之，以防血晕。腹上用小衣烘热，替换温之。虽暑月不可仅盖单被，毋令腹寒而血块作痛。冬末春初，天气严寒，宜闭密产室，紧塞隙孔，四围置火，常令暖气和融，以免他患。但不宜熏香，走泄真气。才产不宜食物，即服生化汤二三剂；饥甚先服白米汤一盏，次食白粥。十日内食物宜淡，切忌饮冷；半月后方可食鸡子，亦须打开煮之，以防脾虚难化。盈月食猪羊肉，亦须撙节[1]。酒虽活血，然气性剽悍[2]，亦不宜多。七日内不宜梳洗，尤忌濯[3]足，惟恐招风受湿，疾病蜂起。昼夜令人陪侍，毋致虚惊，变症百出。言语宜慎，勿以多言，耗散元气；勿以爱憎，辄生恼闷，以中气馁弱，二者均能致病。

【注释】

[1] 撙节：抑制；节制。《礼记·曲礼上》："是以君子恭敬、撙节、退让以明礼。"孙希旦集解："有所抑而不敢肆谓之撙，有所制而不敢过谓之节。"《南史·颜延之传》："恭敬撙节，福之基也。骄侈傲慢，祸之始也。"《资治通鉴·唐太宗贞观十年》："临满盈则思挹损，遇逸乐则思撙节。"

[2] 剽悍：①轻捷勇猛。《汉书·陈汤传》："且其人剽悍，好战伐，

数取胜，久畜之，必为西域患。"《后汉书·酷吏传·王吉》："专选剽悍吏，击断非法。"宋·秦观《王朴论》："其人剽悍彊忍，精急高气，乐斗而轻死。"何其芳《画梦录·岩》："我看你们这地方山势险恶，民风一定剽悍轻生。"②凶狠蛮横。《明史·奸臣传·严世蕃》："（严世蕃）剽悍阴贼，席父宠，招权利无厌。"

　　[3] 濯：洗。《广雅》："濯，洒也。"《国语·周语》："王乃淳濯飨醴。"注："洗也。"《楚辞·渔父》："沧浪之水清兮，可以濯吾缨。"《诗·大雅·泂酌》："可以濯罍。"韩愈《石鼓歌》："濯冠沐浴告祭酒，如此至宝存岂多？"宋·周敦颐《爱莲说》："濯清莲而不妖。"

乳症章

大凡乳症[1]，若因恚怒[2]，宜疏肝清热。疼痛寒热，宜发表散邪。肿痛甚，宜清肝消毒，并隔蒜灸。不作脓，或脓不溃，补气血为主。不收敛，或脓稀，补脾胃为主。脓出反痛，或发寒热，补气血为主。或晡热内热，补血为主。若饮食少思，或作呕吐，补胃为主。饮食难化，或作泄泻，补脾为主。劳碌肿痛，补气血为主。怒气肿痛，养肝血为主。儿口所吹[3]，须吮通揉散。内吹成痈[4]，治以胆胃，惟用药不可犯其胎耳。大抵妇人郁怒，亏损肝脾，治者审之。

乳痈

乳痈疽生于乳房，红肿热痛者为痈，坚硬木痛者为疽[5]。乳痈属胆胃二腑热毒，气血壅滞。故初起肿痛，发于肌表，肉色赤，其人表发热，或发寒热，或憎寒头痛，烦渴引冷，用人参败毒散、神效栝蒌散、加味逍遥散治之，其自消散。若至数日之间，脓成溃窍，稠脓涌出，脓尽自愈。若气血虚弱，或误用败毒，久不收敛，脓清脉大，则为发乳[6]、乳瘘[7]者，难治。

人参败毒散

柴胡六钱，去苗　甘草六钱，烂　桔梗六钱　人参八钱，去芦　川芎六钱　茯苓八六钱，去皮　枳壳八钱。去瓤，麸炒　前胡六钱，去苗，洗　羌活六钱，去苗　独活六钱，去苗

上研粗末，每服二钱，入生姜、薄荷少许，水三盅煎至二盅，去滓，不拘时候。寒多则热服，热多则温服。

神效栝蒌散

栝蒌一枚，烂研　当归五钱，酒洗　甘草五钱　乳香一钱　没药三钱　为粗末，水、酒煎，分三次服；且药渣敷痈。

加味逍遥散

白术一钱　茯苓一钱　牡丹皮一钱　白芍一钱　柴胡一钱　陈皮一钱　当归一钱　山栀一钱　贝母一钱　天花粉一钱　甘草五分　红花五分　羚羊角五分　淡竹叶二十片　水二盅煎至一盅半，食后服。

乳痈发疼者，血脉凝注不散也，乳痈汤治之。

乳痈汤

花粉三钱　银花三钱　山甲二钱　皂刺三钱　当归尾三钱　川贝母一钱　白芷二钱　蒌仁二钱　甘草五分　黄酒煎服。

若脓未成，痛不可忍，宜栝蒌乳没散。

栝蒌乳没散

栝蒌一个，连皮子捣烂　当归三钱　银花三钱　白芷一

钱　青皮五分　乳香五分　没药五分　甘草四分　公英五钱
水煎，加酒温服。

已成脓，宜排脓大补汤，外用马蹄香捣烂敷之。

排脓大补汤

人参二钱　白术二钱　生地黄二钱　银花二钱　当归
三钱　茯苓一钱　连翘五分　黄芪一钱　白芷八分　青皮
三分　乌梅一枚　元枣一枚　水煎，温服。

若脓已出，而虚弱日甚者，宜服十全大补汤。

十全大补汤

方见前。

治乳方[8]作胀，或无儿饮胀疼[9]，憎寒壮热。麦芽
一两，水煎服。

乳痈初起，用生葱一握，捣作饼，贴患处，加浓布
三四层，以火斗熨之立效。

乳房胀大坚硬，色现赤紫，衣不得近，痛不可忍，
治用大黄散。

大黄散

大黄三钱　芍药三钱　枳实三钱　马蹄三钱，炙令黄
上为末，酒服方寸匕，覆取汗，当睡着，觉后肿处散不
痛，经宿乃消。明晨更服一匕。忌冲风寒食。

治乳肿[10]，乌头散覆之。

乌头散

乌头一分，炮　桂心二分　甘草二分　共为末，和苦

酒涂纸覆之。脓既化为水，极神效。

乳上赤肿，围圆无头，名曰乳疖^[11]。水仙膏敷之。

水仙膏

水仙^[12]二两，已萎者　悬檐下风干，捣烂，调敷之，极效。

凡妊娠未产而乳房肿痛，名曰乳吹^[13]。宜用冬葵子汤，用南星散敷之。

冬葵子汤

冬葵子八分，研　砂仁五分，研　蒲公英五钱　栝蒌仁三钱　水煎服。

南星散

生南星一两　为末，温水调敷。

【注释】

[1] 乳症：乳房病症的总称。

[2] 恚怒：生气，愤怒。《墨子·非儒下》："孔乃恚怒於景公与晏子。"《晋书·孙登传》："性无恚怒，人或投诸水中，欲观其怒。登既出，便大笑。"唐·白行简《李娃传》："生恚怒方甚，自昏达旦，目不交睫。"清·张岱《陶庵梦忆·仲叔古董》："淮抚李三才百五十金不能得，仲叔以二百金得之，解维遽去。淮抚大恚怒。"

[3] 儿口所吹：即外吹。外吹：病名，即乳痈发于哺乳期者。参见《外科启玄》（卷五）。也称外吹乳痈。因儿于哺乳时熟睡，其鼻孔之凉气袭入乳房，与热乳凝结而发病者。称其为外吹乳痈的另一层意思是：当急性乳房炎发生后，产妇的临床表现为起病急骤、恶寒发热、脉浮数等，而这些征象均与"风邪"有关。现代医学认为，这是由于婴儿熟睡中呛乳或

咬伤等使乳头部破裂而继发感染化脓。

[4] 内吹成痈：即内吹乳痈，也称内吹。乳痈发于怀孕期者。

[5] 乳疽：病名。乳房初起肿块，坚硬微痛，皮色不变，逐渐增大，一月左右脓成溃破者。《诸病源候论》（卷四十）："肿而皮强，上如牛领之皮，谓之疽也。足阳明之脉，有从缺盆下于乳者，其脉虚则腠理开，寒气客之，寒搏于血，则血涩不通，故结肿而气又归之，热气洪盛，故成疽也。热久不散，则肉败为脓也。"《外科启玄》则称"初发即有头曰乳疽"。《校正外科大成》认为"乳痈、乳疽生于乳房，红肿热痛者为痈，坚硬木痛者为疽。由肝气郁结，胃热壅滞而成也。"当辨证论治。乳痈偏于阳、实证，乳疽偏于阴、虚证。

[6] 发乳：病名。乳腺炎之较为严重者。出《刘涓子鬼遗方》（卷三）。又名乳发，俗名脱壳乳痈。乳痈之发，溃则皮肉尽腐，漫延扩散迅速，全身寒热等症明显。如治疗不当或延误，久不收口，终成乳漏或成漏管。

[7] 乳瘘：病名。乳房痈疽失治而成窦道者。名出《诸病源候论》（卷四十）："乳痈久不瘥，因变为瘘。""此谓因发痈疮而脓汁未尽，其疮暴瘥，则恶汁内食后更发，则成瘘者也。"又名乳漏、乳晕部瘘管。乳痈、乳发、乳疽、乳痨、乳栗等失治均可形成乳漏。证见于乳晕或乳房生成窦道，单一或多孔，时时脓汁外流，或见乳汁溢出。治宜托里提脓祛腐之剂，内服外用配合。

[8] 方：表示时间，相当于"始"、"才"。即才，刚刚之意思。宋·沈括《梦溪笔谈》："有五月方生者，谓之晚笙。"

[9] 无儿饮胀疼：指在非哺乳期和非怀孕期发生乳痈者，即非哺乳期乳痈。

[10] 乳肿：病名。乳房部之肿胀或生块状肿物，相当于乳痈之早期证候。分为胎前乳肿和产后乳肿。《诸病源候论》（卷四十）："足阳明之经，胃之脉也。其直者，从缺盆下于乳。因劳动则足腠理虚，受风邪，入于荣卫，荣卫否涩，血气不流，热结于乳，故令乳肿。其结肿不散，则成痈。"或谓"热食汗出，露乳伤风，喜发乳肿。"治宜疏肝风清胃热，

活血消肿之剂。速下乳汁，导其壅塞，是消肿预防成痈的重要方法。胎前乳肿，病证名。即妊娠乳肿。参见《叶氏女科证治》（卷二）。亦名内吹、胎前乳肿、内吹乳。指妊娠乳痈初期。一般见于妊娠六七月时，因孕妇肝气不舒，气滞血瘀，瘀阻经络，乳管阻塞，以致乳房肿硬疼痛，寒热并发。治宜舒肝解郁、清热消肿，并宜配合外治法。产后乳肿，病证名。即外吹。即乳腺炎之发于哺乳期者。参见《外科启玄》（卷五）。旧说因儿于哺乳时熟睡，其鼻孔之凉气袭入乳房，与热乳凝结而发病者。实则由于婴儿熟睡中吮乳或咬伤等使乳头部破裂，而继发感染化脓者。《校注妇人大全良方》（卷二十三）：“产后吹乳，因儿饮口气所吹，令乳汁不通，壅结肿胀，不急治多成脓，速服栝楼散及敷南星，更以手揉散之”。又名产后吹乳。

[11] 乳疬：病名。《洞天奥旨》：“乳肿最大者，名曰乳发；肿而差小者，名曰乳痈；初发之时即有疮头，名曰乳疽。以上三症，皆令人憎寒壮热，恶心作呕者也。受孕未产而肿痛者，名曰乳吹；已产儿而乳肿痛者，名曰奶吹。三症皆宜急散，迟则必至出脓，转难愈也。老妇郁结，乳中有核不消，天阴作痛，名曰乳核。妇人无子，爱养螟蛉，强将双乳与儿吮哑，久则成疮腐烂，乳头状似莲蓬，名曰乳疮。无故双乳坚硬如石，数月不溃，时常疼痛，名曰乳岩。乳上赤肿，围圆无头，名曰乳疬。以上乳症，约有十种，大抵皆阳症也，不比他痈有阴有阳，不必别分阴阳以定治法，但当别先后为虚实耳。盖乳痈初起多邪实，久经溃烂为正虚。然补中散邪，实乃万全之道也。”

[12] 水仙：石蒜科植物水仙的鳞茎。别名：金盏银台。性寒，味甘、苦；有毒。功能：清热解毒，排脓消肿。主治痈肿疮毒、虫咬、乳痈、鱼骨鲠喉。

[13] 吹乳：病名。乳痈证之一种。《诸病源候论》（卷四十）引《养生方》云：“热食汗出，露乳伤风喜发乳肿，名吹乳，因喜作痈。”系指伤风或因儿饮口气所吹，所致之乳肿胀，相当于乳痈之早期证候。在临床上有内吹、外吹之区别。治宜清热解毒，疏风消肿之剂。

乳悬

产后瘀血上攻，忽两乳忽伸长细小如肠，垂过小腹，痛甚不可忍，名曰乳悬[1]，以二物汤治之。危证也。

二物汤

川芎一斤　当归一斤　以半斤锉粗末入瓦器内，用水煎浓汤，不时温服。复以半斤切片于房内，烧烟安[2]在病人面前桌子下，令妇曲身低头，将口鼻及病乳常吸烟气。未愈缩，再制一料，则瘀血消而乳头自复矣。若更不复旧，以蓖麻子一粒去壳取肉，研碎捣烂，涂其顶心，片时即收，急宜洗去。

【注释】

[1] 乳悬：病名。以产后乳头或乳房过度下垂，痛不可忍为主要表现的乳房病类疾病。出《疮疡经验全书》（卷十二）。多因孕妇产后暴怒气泄，或瘀血上攻，或胃虚血燥等所致。本病相当于西医的乳房下垂。

[2] 安：安置，放置；安放，安装。使某物处于一定的位置。《三国演义》："离山十里有王平安营。"诸葛亮《与兄瑾言赵云烧赤崖阁书》："今水大而急，不得安柱。"

乳泣

妊娠乳自流出者，谓之乳泣[1]，以八珍龙汤益虚固涩为治，更服资生丸。

乳症章

八珍龙汤

黄芪六钱　党参四钱　白术三钱　茯苓三钱　五味子三钱　陈皮三钱　肉桂二钱　芡实三钱　熟地黄三钱　白芍三钱　当归三钱　炙甘草二钱　牡蛎五钱，煅　龙骨五钱　水煎服。

资生丸

人参三两　茯苓二两　白术三两　山药二两　薏苡仁一两半　莲肉二两　芡实一两半　甘草一两　陈皮二两　麦蘖[2]二两　神曲二两　白豆蔻八钱　桔梗一两　藿香一两　川黄连四钱　砂仁一两半　白扁豆一两半　山楂一两半　上为细末，炼蜜丸，梧桐子大，每服五十丸，米饮下。

【注释】

[1] 乳泣：病名。产前或哺乳终止后，非哺乳期不经吮吸而乳汁自行出溢者。名见于《济阴纲目》："未产前，乳汁自出者，谓之乳泣。"亦称乳胎（《郑氏女科真传·胎前杂症》）、鬼泣（清·周纪常《妇科辑要》）、乳洋（宋·陈选《妇科秘兰》）。《妇科秘兰》："妊娠乳自流出者，谓之乳泣。"本病症属"乳汁自流"的范畴。多因孕妇平素气血虚弱，孕更后虚，气虚不摄，或热迫乳汁外溢所致。临床表现为妇女非哺乳期从一侧或两侧乳头溢出乳汁，滴沥不止，犹如屋漏；或涓涓而下，湿透衣服，饮水多则溢乳更多，色质稀薄或正常，乳房松软无结块，亦无压痛。相当于现代医学所称的溢乳症。

[2] 麦蘖：即麦芽。为禾本科植物裸麦的发芽颖果。亦名穬（音kuàng）麦蘖、穬麦、草麦。性味咸，温，无毒。功用消食，和中。主治食积胀满，食欲不振，呕吐泄泻。

乳衄

　　妇人乳房并不坚肿结核，惟乳窍[1]常流鲜血，此名乳衄[2]，宜用加味逍遥散治之。

加味逍遥散
　　方见前。

【注释】

　　[1] 乳窍：即乳头乳眼孔窍。

　　[2] 乳衄：病证名。乳窍不时有鲜血渗流溢出者。《疡医大全》（卷二十）："妇人乳房并不坚肿结核，惟乳窍常流鲜血，此名乳衄。"多因忧思盛怒过度，肝脾受伤，血伤统藏所以成衄。治宜平肝散郁，养血扶脾为主。相当于现代医学的乳腺管内或囊内乳头状瘤。

乳癖

　　妇人乳中有癖核[1]，形如丸卵，不疼痛，不寒热，皮色不变，其核随喜怒而消长，此名乳癖[2]。方用逍遥散，或和乳汤，或消痰通滞汤治之，宜服通圣消核丸。

逍遥散
　　方见前。

和乳汤
　　贝母三钱　天花粉三钱　当归八钱　蒲公英八钱　生甘草二钱　穿山甲一片，土炒，为末　水煎服。

消痰通滞汤

金银花八钱　蒲公英八钱　天花粉五钱　白芥子二钱　附子一钱　白芍二钱　通草二钱　木通一钱　栀子三钱，炒　茯苓三钱　水煎服。

通圣消核丸

鹿角二钱　蒲公英七钱　昆布五钱　夏枯草三钱　鸡血藤五钱　玄参五钱　红花五钱　附子二钱　栀子五钱　丹皮三钱　天花粉三钱　三七五钱　赤芍五钱　海藻五钱　漏芦五钱　木香三钱　上为细末，为丸如梧桐子大，每服三四十丸，米饮下。

【注释】

[1] 痞核：即癖块，属积聚类。《临证指南医案·痞·徐灵胎评》："痞有二义。痞结成形之痞，是病胸膈痞满。是症瘕结之痞，即积聚之类，另立一门亦可。"《杂病源流犀烛》："痞者，闭也。痞必有块，块则有形，总在皮里膜外，其源皆由伤于饮食。"

[2] 乳癖：病名，乳中生核结肿之病证。亦称奶癖、乳痞、乳栗、奶栗、乳粟等。参见《外科活人定本》（卷二）："多因肝气不舒，郁积而成，若以为痰气郁结非也。"有关本病的描述最早见于《中藏经》，以后历代医家多有论述，对其病因病机、临床表现及治疗均有详尽的阐述。证见乳中结核可随喜怒而消长为其特点，结核大小不等，形如丸卵，或呈结节状，质较硬而无疼痛，不发寒热，皮色如常，其核推之可移，不与皮肉粘连，不易溃破。治宜疏肝解郁，化痰消结。乳癖是形容气机不畅，在乳房部出现胀满疼痛，症状时缓时剧，疼痛时轻时重等特点。相当于西医的乳腺增生病，包括乳腺小叶增生症、慢性纤维囊性乳腺病、乳痛症、纤维腺病、纤维化增生症、乳腺囊肿病等。

奶痨

女子经水将行，或一月再行，或过月不行，乳中结核[1]肿块疼痛，名曰奶痨[2]。宜逍遥调经汤，或小柴胡加棱汤治之。

逍遥调经汤

当归二钱　生地黄二钱　白芍二钱　陈皮一钱　丹皮一钱五分　川芎一钱　熟地黄二钱　香附一钱　甘草五分　泽兰二钱　乌药一钱　青皮一钱　玄胡索二钱　黄芩一钱五分　枳壳一钱五分　柴胡一钱五分　水煎服。

小柴胡加棱汤

柴胡四钱　黄芩三钱　人参二钱　半夏三钱，姜汁制　炙甘草一钱五分　三棱一钱五分　莪术一钱五分　王不留行一钱　生姜三钱，切　大枣四枚，擘　上药水煮，去滓，再煎温服。

【注释】

[1] 结核：痰核凝结在一块而形成的球状物。

[2] 奶痨：病名。即乳痨，亦称乳核。出宋·窦汉卿《疮疡经验全书》。指乳房单侧或双侧乳晕中央发生一扁圆形肿块，形如棋子，质地不坚，边界清楚，稍有压痛者。本病多因情志不调，肝气郁结，或痰凝气滞，或冲任失调，肾气不充所致。以肝肾阴虚，经络失养，气血不畅，及痰凝、气滞、瘀血阻滞经络为主要病机。其特点为女子月经初潮前后，乳晕部出现疼痛性结块。治宜调理冲任，滋补肝肾，活血化瘀之剂。

乳症章

乳痰

有乳中结核，始不作痛，继遂隐隐疼痛，或身发寒热，渐渐成脓，溃破者，名曰乳痰[1]。加味逍遥散、消痰汤治之。若经久难愈，岁月缠绵，疮腐难去，溃似莲蓬[2]，疼痛难忍，则为乳疳[3]。

加味逍遥散

柴胡三钱　当归三钱　白芍三钱　白术三钱　茯苓三钱　半夏二钱　贝母二钱　栝楼二钱　生姜三钱　薄荷二钱　炙甘草二钱　水二盅煎至一盅半，食远服。

消痰汤

生地黄四钱　银柴胡二钱　青蒿三钱　地骨三钱　元参三钱　淮山药三钱　麦门冬三钱　龟版五钱　鳖甲五钱　桔核五钱　石枣三钱　蒲英七钱　水煎，温服。

【注释】

[1]乳痰：病名。乳房内结肿块溃破者。参见《疡科心得集》（卷中）。亦称乳痨。多因肝经气滞而成，或因胃经痰气郁蒸所致。治宜疏肝祛痰。相当于西医的结核杆菌所致的乳房慢性特殊性感染。

[2]莲蓬：莲花的花托，倒圆锥形，里面有莲实。宋·黄庭坚《清人怨戏效徐庾慢体》诗之一："莫藏春笋手，且为剥莲蓬。"清·陈维崧《蝶恋花·六月词再用前韵》："剥罢莲蓬何处使，授来做个人儿戏。"

[3]乳疳：病名。乳房部痈疽经久不愈之病证。参见《外科启玄》（卷五）。证见乳房部生有疮肿，经治多难愈，缠绵岁月。或乳头破溃肿

烂，漫延周围；或疮面腐肉不去，肉芽不长，甚至破似莲蓬，疼痛难忍，腋下亦可触及肿块，形体消瘦。相当于现代医学的乳腺结核、乳腺癌等。

乳头风

乳头风[1]，乳头干燥而裂，痛如刀割，或揩之出血。龙胆泻肝丸治之，外用金黄膏、黄连膏、青黛油膏敷之。

龙胆泻肝丸

龙胆草一钱，酒拌，炒黄　泽泻一钱　车前子五分，炒　木通五分　生地黄五分　当归尾五分，酒拌　山栀五分，炒　柴胡五分　黄芩五分，拌酒　生甘草五分　水煎服。

金黄膏

天花粉一斤　姜黄八两　白芷八两　苍术二两　南星二两　甘草二两　大黄八两　黄柏八两　厚朴二两　陈皮二两　黄丹二斤　麻油五斤　将上药麻油内浸两天，文火先煠[2]天花粉、姜黄、白芷、苍术、南星、甘草，后煠大黄、黄柏、厚朴、陈皮，至深褐色焦黄为度，滤渣取油，经炼药油，下黄丹成膏，去火毒，摊涂而成。

黄连膏

黄连三钱　当归尾五钱　生地黄一两　黄柏二钱　姜黄三钱　取香油一斤将药煠枯，捞去滓，下黄蜡四两溶化尽，用夏布将油滤净，倾入瓷碗内，以柳枝不时搅之，候凝为度。

237

青黛油膏

青黛七钱　甘草三钱　硼砂十钱，煅　冰片二钱　薄荷十钱　黄连七钱　儿茶七钱　人中白七钱，煅以为极细末，依将薄荷、人中白、黄连、儿茶、甘草、硼砂顺次加入青黛内，研至呈靛色，加入冰片，混匀，过筛，再入麻油调匀即得。

乳上湿疮[3]者，治露蜂房散涂之。

露蜂房散

露蜂房五钱　轻粉五分，煅　龙脑一分　共研末，以金银花煎汁调涂，日三四次。

乳头破裂[4]者，治龟板龙脑散搽之。

龟板龙脑散

龟板三钱，炙　龙脑五分　研极细，香油调搽。

【注释】

[1] 乳头风：病名。指乳头及乳晕部皮肤浸淫，湿烂、皲裂的病症。又称乳头破碎、乳头破裂、乳头皲裂等。参见《疡科心得集》。多因肝火不能疏泄，肝胃湿热蕴结而成。以乳头破碎，或乳晕裂开，疼痛，揩之出血或流黄色粘液，哺乳痛甚为主要表现的乳房病类疾病。相当于西医的乳头皲裂。

[2] 煠：同"炸"。把物品放在煮沸的油中弄熟或煎枯。

[3] 乳上湿疮：病证名。属乳疮范畴。乳疮多见于妇女怀孕和喂奶期间，其症初起红肿、灼热、疼痛，进而化脓、溃烂。引起本病的原因，大多数是由于乳汁不能畅流，淤积在乳房，化热成疮；也有因产后气血不足，感受外邪，郁热成脓者。也称奶疮、乳疮。《孙真人海上方》："奶疮肿痛

叫声连，焦炒芝麻细细研，灯盏油调涂上面，除脓消肿即时痊。"治疗乳疮，愈早愈好，发现乳房肿疼就应立即内外兼治，往往能使之消散，不致化脓溃烂。初起时，可用热敷，顺乳腺走向按摩（从乳房四周向乳头方面）；治疗可用清热解毒，活血散结方法。已溃烂化脓，需切开引流。相当于现代医学的急性乳腺炎。

[4]乳头破裂：是指乳头及乳晕部裂口、疼痛，揩之出血或流黏水。多因乳头皮肤纤弱，又受到机械性的刺激，或局部不清洁，或产后乳汁过少，乳头凹陷、过短，授乳方法不当，婴儿用力吮吸所致。

妒乳

夫妒乳[1]者，由新产后儿未能饮之，及乳不泄，或乳胀，捏其汁不尽，皆令乳汁蓄结，与血气相抟，即壮热大渴引饮，牢强掣痛，手不得近是也。初觉便以手助捏去汁，更令旁人助吮引之，不尔[2]或作疮有脓，其热势盛，必成痈也。以葵瓤子散、瓜蒌汤治之，若生浸淫者，可敷黄连膏。

葵瓤子散

葵瓤[3]三钱　葵子[4]三钱　为极细末，酒服方寸匕[5]。

瓜蒌汤

瓜蒌三钱　甘草二钱　生姜五片　水、酒各半，煎服。顿去败乳，再服即愈。

黄连膏

方见前。

妇人产后宜勤挤乳，否则令乳汁蓄积，或产后不自饮儿，及失儿无儿饮乳，皆成妒乳。宜大黄芒硝汤服之，楸皮汤洗之。

大黄芒硝汤

连翘三两　升麻三两　杏仁三两，去皮尖　射干三两　防己三两　黄芩三两　大黄三两　芒硝三两　柴胡三两　芍药四两　炙甘草四两　上以水九升，煮取三升，分服。

楸皮汤

楸皮[6]一两　水煎汤，洗患部。

【注释】

[1] 妒乳：病名。乳汁不出，内结成肿，即为妒乳。即妬乳。乳汁郁积之病证。出《肘后备急方》（卷五）："凡乳汁不得泄，《内经》名妬乳，乃急于痈。"多指乳痈早期，但见乳汁郁结而未成痈之证候。《妇人良方》："夫妬（妒）乳者，由新产后儿未能饮之，及乳不泄，或乳胀，捏其汁不尽，皆令乳汁蓄结，与血气相抟，即壮热大渴引饮，牢强掣痛，手不得近是也。初觉便以手助捏去汁，更令旁人助吮引之，不尔或作疮有脓，其热势盛，必成痈也。"治取葵茎及子，捣筛为散，酒服方寸匕。或用瓜蒌、甘草、生姜适量，酒煎服，顿去败乳，再服即愈。若乳头部生浸淫者，可外敷黄连胡粉膏。

[2] 不尔：不如此；不然。《管子·海王》："不尔而成事者，天下无有。"汉·赵晔《吴越春秋·王僚使公子光传》："胥曰：'报汝平王，欲国不灭，释吾父兄；若不尔者，楚为墟矣。'"宋·范成大《劳畲耕》诗："雨来亟下种，不尔生不蕃。"清·陆嵩《赠龚蓝生》诗："所求一一务如约，不尔便欲来天津。"

[3] 葵瓤：即向日葵茎髓。也称向日葵梗心、向日葵茎心等。

［4］葵子：即向日葵子。

［5］方寸匕：古代量取药末的器具名。其形状如刀匕，大小为古代一寸正方，故名。一方寸匕约等于2.74ml，盛金石药末约为2g，草木药末为1g左右。

［6］槲皮：别名槲木皮、金鸡树、大叶栎。性味苦、涩、无毒。功效清热解毒、清瘀消肿。主治久痢、久疮。

乳栗

厥阴之气不行，阳明之血腾沸，孔窍[1]不通，结成坚核，形如棋子，或五、七年不发，有十余年不发者。或因大怒触动，一发起烂，开如翻花石榴者，名曰乳栗[1]。宜加味逍遥散，或小柴胡加棱汤治之。

加味逍遥散

方见前。

小柴胡加棱汤

方见前。

【注释】

［1］孔窍：指乳窍。

［2］乳栗：病名，乳房内结坚核之病证。《疡医大全》（卷二十二）引胡公弼曰：“乳岩乃性情多多疑忌，……以致厥阴之气不行，阳明之血腾沸，孔窍不通，结成坚核，形如棋子，或五、七年不发，有十余年不发者，”“或因大怒触动，一发起烂，开如翻花石榴者名曰乳栗。”相当于现代医学的乳房纤维瘤，或乳房肿瘤等。

乳岩

乳岩[1]属肝脾二脏郁怒，气血亏损，故初起小核，乳结核[2]于内，肉色如故。其人内热夜热，五心发热，肢体倦瘦，月经不调。用加味归脾汤、加味逍遥散、神效瓜蒌散，多自消散。若荏苒[3]日月渐大，岩色赤出水，内腐溃深洞为难疗，宜用归脾汤等药，可延岁月，若误用攻伐，危殆迫矣。

加味归脾汤

方见前。

加味逍遥散

方见前。

神效瓜蒌散

瓜蒌一个，研烂　生粉草八钱　当归八钱，酒洗　乳香一钱　没药一钱　上药水、酒煎服，良久再服。

归脾汤

方见前。

治乳岩，初起时用公英根饮冲服；如已溃烂，宜用蜂房散擦，大栝蒌汤服之。

公英根饮

鲜蒲公英三两，连根叶　捣汁，酒冲服，随饮葱汤，覆被卧令取汗当愈。

蜂房散

蜂房一两　雄鼠矢一两　川楝子一两　瓦焙存性，为末擦之。

大栝蒌汤

大栝蒌一枚，多子者佳　当归五钱　甘草四钱　皂角刺一两六钱　没药三钱　乳香一钱　以陈酒二碗煎八分，温服。

将愈，加参术，以培其元。

【注释】

[1] 乳岩：病名，即乳癌，癌之发于乳房部位者。东轩居士《卫济宝书》："乳癌……四十岁以上愈四五，若腐漏者三年死。"形象描写了乳岩凹凸不平如岩之形状特征，并叙述了乳癌之证候与预后。《丹溪心法》又名石榴翻花发。《疡科心得集》又名乳岩，书中谓"夫乳岩之起也，由于忧郁思虑积想在心，所愿不遂，肝脾气逆，以致经络痞塞，结聚成核。"《外科正宗》："聚结成核，初如豆大，渐若棋子，半年一年，两载三载，不疼不痒，渐渐而大，始生疼痛，痛则无解，日后肿如堆栗，或如覆碗，紫色气秽，渐渐溃烂，深者如岩穴，凸者如泛莲，疼痛连心，出血则臭，其时五脏俱衰，四大不救，名曰乳岩。凡犯此者，百人百必死。如此症知觉若早，只可清肝解郁汤，或益气养荣汤，再加清心静养，无窒无碍，服药调理，只可苟延岁月。若中年以后无夫之妇，得此死尤速。"初宜舒肝解郁，应早期手术切除。

[2] 乳结核：病证名。乳房生有硬质肿块者。又称乳核、乳中结核。《诸病源候论》（卷四十）："足阳明之经脉，有从缺盆下于乳者。其经虚，风冷乘之，冷折于血，则结肿，夫肿热则变，败血为脓，冷则核不消。又

重疲劳动气而生热，亦娖烊。"或为乳疬、乳癖、乳痨、乳岩等病，乃乳中所生结块状肿物在早期的总称。

[3] 荏苒：①（时间）渐渐过去。常形容时光易逝。汉·丁廙妻《寡妇赋》："时荏苒而不留，将迁灵以大行。"晋·陶潜《杂诗》（之五）："荏苒岁月颓，此心稍已去。"唐·韩愈《陪杜侍御游湘西两寺》："旅程愧淹留，很岁嗟荏苒。"②蹉跎，拖延时间。唐·刘知几《史通·古今正史》："隋文帝尝索梁陈事跡，察具以所成每篇续奏，而依违荏苒，竟不绝笔。"唐·王维《责躬荐弟表》："贪冒官荣，荏苒岁月。"

缺乳[1]

产后乳汁不通[2]者，初产之妇则乳方长，乳脉未行，或产多之妇则气血亏弱，乳汁短少，并用加味四物汤。

加味四物汤

人参—钱　当归身—钱　川芎—钱　赤芍—钱　生地黄—钱　桔梗—钱　麦门冬—钱　白芷—钱　甘草—钱　水煎服。

乳汁不行，身体壮热，胸膈胀闷，头目昏眩者，宜服四物加木通汤，更煮猪蹄汤食之，则乳汁自通。

四物加木通汤

生地黄—钱　赤芍—钱　当归身—钱　川芎—钱　木通—钱　滑石—钱，末　人参—钱　桔梗—钱　麦门冬—钱　白芷—钱　甘草—钱　水煎，食后服。

猪蹄汤

猪蹄一对　洗净煮烂，入葱调和，并汁食之。

甲蹄汤

乳汁不下，此汤蹄良效。

猪蹄一对　川山甲八钱，香油炒过　共煮，去甲，并汁食之，神效。

涌泉散

乳汁不通，此散神效。

川山甲六钱　姜虫三钱　肉豆蔻三钱　胡桃仁六钱　皂角三钱　芝麻六钱　共为细末，每服三钱，黄酒送下。以木梳频刮乳，即效。

产后乳汁不通，由气闭血滞、壅塞不行者。盖妇人多忧思忿怒，忧思则气结而血亦结，忿怒则气逆而血亦逆，甚至乳硬管塞，胁痛烦热。故方于通乳药中多用香附、木香、青皮者，以行气故也；用王不留行者，通乳而兼行血也。

乳汁过少、无乳汁[3]、乳汁不下者，下乳[4]宜服黄芪猪蹄汤、通草猪蹄汤、鲫鱼汤。

黄芪猪蹄汤

猪蹄四枚　黄芪八两　干地黄四两　当归四两　川断四两　牛膝二两　上同煮绞浓汁，入蜜四两，熬如饴。每温酒服一匙，乳汁自能增多。

通草猪蹄汤

母猪蹄四枚　土瓜根三两　通草三两　漏芦三两　先将蹄洗净，以水二斗煮取一斗，去蹄，纳诸药其中，煮取六升，去滓，内葱白、豉，着少米，煮作稀粥，食后觉微热有汗佳。若仍无乳，更两三剂。

鲫鱼汤

鲫鱼一尾，长七寸　豚脂半斤　漏芦八两　石钟乳八两上以清酒一斗二升合煮，鱼熟药成，绞去滓。适寒温，分五服。其间相去须臾，一饮令药力相及为佳，乳即下。

【注释】

[1] 缺乳：病名。参见《济阴纲目》（卷十三）。多因产后气血亏虚，乳汁化源不足；或肝郁气滞，乳汁壅滞不行所致。本节原本在"产后章"，今调整于此。

[2] 乳汁不通：病证名。即乳汁不行，又名乳脉不行。参见《萧山竹林寺妇科》。《三因极一病证方论》："产妇有二种乳汁不行：有气血盛而壅闭不行者，有血少气弱涩而不行者。虚常补之，盛当疏之。盛者当用通草、漏芦、土瓜根辈，虚者当用炼成钟乳粉、猪蹄、鲫鱼之属。"

[3] 无乳汁：即乳无汁。病名，指产后无乳。亦名乳难。《诸病源候论》（卷四十四）："产后乳无汁候：妇人手太阳少阴之脉，下为月水，上为乳汁。妊娠之人，月水不通，初以养胎，即产则水血俱下，津液暴竭，经血不足者，故无乳汁也。"

[4] 下乳：治则。又名催乳。出《千金要方》（卷二）。指在产妇乳汁不下或乳汁缺乏时采用通下乳汁的方法。

前阴章

阴疮[1]

妇人阴疮[2]，乃七情郁火，伤损肝脾，湿热下注。亦有如鸡冠花，亦有生诸虫，亦有肿痛湿痒，溃烂出水，胀闷脱坠者。其治肿痛者，宜用四物汤加柴胡、山栀、丹皮、胆草；湿痒者，宜用归脾汤加山栀、丹皮、柴胡；淋涩[3]者，宜用龙胆泻肝丸加白术、丹皮；溃腐者，宜用加味逍遥散。

四物加柴栀丹胆汤

当归三钱　川芎二钱　赤芍二钱　生地黄二钱　丹皮二钱　柴胡一钱五分　山栀一钱五分　水煎服。

归脾加柴栀丹皮汤

人参二钱　白术二钱　茯神二钱　枣仁二钱　元肉二钱　黄芪一钱五分，蜜炙　当归五分　远志五分　广木香五分　丹皮二钱　柴胡一钱五分　山栀一钱五分　甘草五分　水煎服。

龙胆泻肝加术丹汤

治肝经湿热，下部肿作痛，小便涩滞，阴挺如菌，或出物如虫等症。

龙胆草一钱，酒拌，炒黄　泽泻一钱　车前子五分，炒　木通五分　生地黄五分　当归尾五分，酒拌　白术二钱　丹皮二钱　山栀五分，炒　柴胡五分　黄芩五分，拌酒　生甘草五分　水煎服。

加味逍遥散

柴胡六钱，盐水炒　白芍二两，炒　白术一两半，制　当归三两　茯苓一两　炙甘草四钱　山栀二两，炒　丹皮一两半　蛤壳三两，生研　上为细末，每服三钱，煎汤调下。

产后阴门生疮，亦下陷湿热所致，服加味补益败毒散。

加味补益败毒散

生黄芪二钱　人参二钱　焦术一钱　炙甘草八分　陈皮一钱　当归身二钱　升麻五分　荆芥一钱　净银二钱　肉桂五分　防风一钱　乳香去油，一钱　煎服。

妇人阴蚀[4]，以荆芥汤、地榆汤洗之，兼敷蛇蜕散、黄黛散，黄丹散内入。

荆芥汤

荆芥三钱　苦参三钱　蛇床子三钱　当归尾二钱　威灵仙二钱　水煎，薰洗。

地榆汤

地榆三两　蛇床子一两　当归一两　芍药一两　甘草一两　水五升，煮二升，洗之，自愈。

蛇蜕散

蛇蜕一条，烧存性　枯矾一两　黄丹一两　蒿本一两　硫黄半两　荆芥穗半两　蛇床子半两　上为细末，香油调搽。

黄黛散

黄柏五钱　雄黄三钱　青黛三钱　珍珠三分　冰片三分　儿茶五分　为极细末，干撒。

黄丹散

雄黄二分　丹砂二分　川芎二分　藜芦二分　蜀椒二分　细辛二分　当归二分　上捣散，取方寸匕，绵裹内阴中。

外治法

生甘草二钱　银花二钱　元参一钱　土茯苓二钱　苍术二钱　白芷二钱　槐枝二钱　川椒二钱　桑叶二钱　苦参二钱　茶一钱　葱白三节　蒜梗三根　水煎，薰洗。

掺药方

三仙丹底一钱　黄连一钱　大黄一钱　象贝二钱　轻粉五分　无名异[5]一钱　冰片一分　升过樟脑五分　制过甘石一钱　黄柏二钱　共为细末，掺疮，如干，用猪胆汁和麻油调搽。

升樟脑法

樟片一两　薄荷叶一两　好瓷碗一个，将薄荷铺好，

前
阴
章

—— 249 ——

将樟片放在薄荷上，再用好瓷碗盖之，湿纸重封口，勿令泄气，用火盆缓火上，炖三株线香为度，取出盖碗，上面结住者，即樟霜也。

升三仙丹法

水银一两　轻粉研，一两　火硝研，一两　用大倾银罐一个，将三味放罐内，上用小罐盖好，盐泥封固勿泄，炭火至三株香为度，取出冷定，小罐盖上者，为丹头，大罐底下者，为丹底。拔毒用丹底，收口用丹头。凡各疮毒，掺药俱奇效。一方硝代白矾，用小锅一只，盖以瓷碗亦可升。

【注释】

[1] 阴疮：病证名。同名多意之病，证名。最多用者系指颏下所生痈疽，漫肿疼痛，或左或右，兼有寒热之疮疡。《焦氏喉科枕秘》（卷一）："此症受风热湿郁结，或食煎炒炙煿而成，或左或右。发于左者，名左阴疮；发于右者，名右阴疮"。其二，则系指妇女外生殖器所生之疮。《金匮要略》："少阴脉滑而数者，阴中即生疮。"其三，则指疮疡之属性者，如外科之阴证，阴疽俗亦称之为阴疮者。其四，褥疮，亦有被称之为阴疮或印疮者。可见名均称之为阴疮，实则所指多有不同，临证当细辨之。

[2] 妇人阴疮：病证名。妇女外生殖器所生之疮，外阴部结块红肿，或溃烂成疮，黄水淋漓，局部肿痛，甚则溃疡如虫蚀状者。即阴蚀。又名阴蚀疮、阴疮、阴中生疮、阴疳、天马疮、蚀疮、阴烂、阴户溃烂、阴蟨、蟨等。相当于西医的前庭大腺脓肿，外阴溃疡。

[3] 淋涩：小便淋涩作痛。

[4] 阴蚀：病名。指妇女前阴部溃烂，黄水淋漓，或痛或痒，肿胀坠痛，或形成溃疡如虫蚀者，多伴有赤白带下等，即妇人阴疮。多因七情郁火，损伤肝脾，湿热下注，或阴部破损，感受毒邪，以致气血凝滞而成。

治宜清热利湿解毒。

[5] 无名异：出自《雷公炮炙论》，别名：土子、干子、秃子、铁砂。《开宝本草》："主金疮折伤内损，止痛，生肌肉。"为氧化物类矿物软锰矿的矿石，产于广西、广东、四川、山西、湖北、山东、陕西、青海等地，在沿岸相的沉积锰矿和风化矿床中均可见。

阴 肿^[1]

妇人子户肿胀^[2]，由虚损而受风邪客之者，风气乘于阴，与血气相搏，气血痞涩，腠理壅闭不泄越，故令肿也。有因房劳过度，伤损阴户而致肿者，宜节欲而调治之。有欲胜而热甚生虫，以致肿而痒甚者，皆宜戒房室，速图治之。有邪气渐盛，以至阴户溃烂^[3]不救者，失于早治也。

妇人月水涩滞，阴户间肿大而痛，菖蒲散治之。

菖蒲散

菖蒲一两　当归一两　秦艽二钱　吴茱萸炒，半两　葱白五寸　上㕮咀，每服三钱，水盏半煎六分，空心，温服。

妇人阴肿，痛不可忍，大艾汤熏洗之。

大艾汤

艾叶一两　防风六钱　大戟半两　上锉，水五碗煎取三碗，去渣，热熏洗，日三次，避风冷。

妇人阴肿，或烂疮者，蛇床子汤熏洗之。

— 251 —

蛇床子汤

蛇床子一两　麻黄一两　黄连一两　防风一两　艾叶一两　乌梅十个　上锉，煎水五升煎取三升，去渣，热熏洗，避风冷。

妇人阴肿、坚痛，矾黄散治之。

矾黄散

白矾一钱，熬　大黄一钱　炙甘草五分　上捣筛为细末，每用枣大，绵裹缠，导内阴中，日二换，二十日即愈。

因风邪侵袭者，妇人阴户忽然肿胀高扬、奇痒难忍者，宜祛风汤治之。

祛风汤

荆芥三钱　防风三钱　羌活三钱　蝉衣二钱　茯苓皮三钱　陈皮二钱　银花三钱　甘草二钱　水煎服。亦可药渣熏洗阴户。

因湿热下注者，妇人阴户肿胀热痛，淫水[4]淋漓，口苦溲赤，宜清热除湿汤、龙胆泻肝汤治之，并药渣熏洗阴户。

清热除湿汤

薏仁三钱　草薢三钱　黄柏二钱　丹皮三钱　泽泻三钱　赤苓三钱　滑石二钱　通草二钱　水煎服。

热盛者，加栀子、龙胆草、柴胡；湿盛者，加猪苓、苍术、藿香。

龙胆泻肝汤

方见前。

肝脉络于阴器，肝旺生风，复由外风引动，则发阴户风肿[5]，用防风汤熏洗之。

防风汤

防风一两　桑叶八钱　菊花八钱　荆芥八钱　煎汤，熏洗其肿。

妇人阴肿，大都肿者多热。如气陷而热者，升而清之，宜清化饮，如柴胡、防风之属。气闭而热者，利而清之，宜利清饮、徙薪饮。肝肾阴虚而热者，加味逍遥散。气虚气陷而肿者，补中益气汤。因产伤阴户而肿者，不必治肿，但调气血，气血和而肿自退。或由损伤气滞，无关元气而肿者，但以百草汤熏洗之为妙。

清化饮

芍药二钱　麦门冬二钱　丹皮三钱　茯苓三钱　黄芩二钱　生地黄三钱　石斛一钱　水煎，空心服。

热甚而渴者，加石膏三钱，下热便涩者，加木通二钱，或加黄柏、栀子。

利清饮

茯苓二钱　泽泻二钱　木通二钱　猪苓一钱　黄芩一钱　黄柏一钱　栀子一钱　枳壳一钱　车前子一钱　水煎服。

徙薪饮

陈皮八分　黄芩二钱　麦门冬一钱五分　芍药一钱五分

黄柏一钱五分　茯苓一钱五分　牡丹皮一钱五分　水煎服。

加味逍遥散

方见前。

补中益气汤

方见前。

百草汤

柏叶四钱　菖蒲五钱　艾草五钱　凤仙根四钱　白玉兰三钱　桃叶三钱　水煎，熏洗。

素肥胖之人，肢体倦怠乏力，湿浊下注，小便淋漓，则发阴户湿肿[6]。治以补中益气汤，加祛湿浊之药。

补中益气汤

方见前。

胎前阴门肿[7]，治宜安胎利血汤，外用肤艾汤熏洗之。

安胎利血汤

条芩一钱五分　白术一钱五分　诃子三钱　水煎，温服。

肤艾汤

地肤子二钱半　艾叶三钱　防风三钱　透骨草一钱半　荆芥二钱半　川椒一钱　黄瓜皮三钱　水煎，熏洗。

临产用力过伤，以致阴门两旁肿痛，手足不能舒展者，用葱香饼贴之。

葱香饼

四季葱二根　乳香末一钱　捣成饼，贴肿痛处，良久即愈。

阴户阴中肿痛者，宜枳壳散熨纳，朴矾汤、甘菊汤熏浸洗之。

枳壳散

枳壳半斤，切　炒热以帛裹熨之，以消其外。仍用少许，乘热裹纳阴中，冷即易之，三次愈。

朴矾汤

小麦三钱　朴硝八分　白矾一钱　五倍子二钱　葱白三根　煎汤，浸洗。

甘菊汤

甘菊苗，叶。不拘多少　捣烂，以百沸汤[8]淋汁熏浸洗之。

【注释】

[1] 阴肿：病名。出隋·巢元方等《诸病源候论·阴肿候》。《外科大成》称脱囊。发于女子者，亦称阴户作肿、阴间肿痛、阴肿坚痛、阴门肿痛、蚌疽、阴户风肿、阴户湿肿、阴户肿痛等；发于男子者，亦称肾大如斗、阴肿大如斗等；发于小儿者，亦称蚯蚓呵肾、外肾肿硬等。概指以男女阴器肿大为主症的一种疾患。历代文献详分为：①单纯性男子阴囊肿大。《医宗金鉴》（阴肿）："此证即古名脱囊。由久坐阴湿之地，为寒气所凝而成；间或有因怒叫气闭，结聚于下而成者，俱宜用桃仁丸主之。"②即内

吊。《医宗金鉴》（阴肿）：“若寒气客于厥阴、少阴者，则阴囊肿痛，腹痛冷汁，引缩二子入腹，痛止方出，谓之内吊，宜乌梅散、匀气散主之。”③男子阴囊肿大，并伴四肢肿胀，二便不通。《医宗金鉴》（阴肿）：“囊肿及四肢俱肿，二便不利者，膀胱蕴热，风热相乘也，宜白牵牛散主之。”④男子阴囊肿大，光亮不痛，偶见阴茎内缩。《医宗金鉴》（阴肿）：“有阴茎全缩不见，或不缩而阴囊肿大光亮，大燥不疼者，肝肾气虚也，宜橘核煎汤，调匀气散服之。”⑤妇女阴户肿胀。《诸病源候论》（卷四十）：“阴肿者，是虚损受风邪所为，胞经虚而有风邪客之，风气乘于阴，与血气相博，令气血否涩，腠理壅闭，不得泄越，故令阴肿也。”陆成《女界须知》：“肝脉络于阴器，肝旺生风，复由外风引动，则阴户发肿，可用桑叶、菊花、荆芥、防风煎汤熏洗。”⑥小儿阴茎、包皮水肿，皮薄光亮，痒痛并作。《幼幼新书》（阴肿第七）：“《巢氏病源》小儿阴肿候：足少阴为肾之经，其气下通于阴。小儿有少阴之经，虚而受风邪者，邪气冲于阴，与血气相搏结，则阴肿也。《千金》治小儿阴肿方，上用狐茎，炙，捣末，酒服之。”本病多因风邪搏击阴器，或湿热、寒湿下注，或蚊虫叮咬，或肝经郁结，血瘀阴部所致。

[2] 子户肿胀：病证名。即阴肿。

[3] 阴户溃烂：病证名。即阴蚀。

[4] 淫水：原指泛滥溢流的大水。《淮南子·览冥训》：“于是女娲炼五色石以补苍天……积芦灰以止淫水。”高诱注：“平地出水为淫水。”《后汉书·和帝纪》：“荆州比岁不节，今兹淫水为害。”北魏·郦道元《水经注·济水一》：“昔大禹塞其淫水，而于荥阳下引河东南，以通淮泗。”明·杨慎《升庵经说·论语·淫声》：“水溢于平曰淫水。”此处指妇人阴部下流出的液体。

[5] 阴户风肿：病证名。属阴肿的一种证候。

[6] 阴户湿肿：病证名。属阴肿的一种证候。

[7] 胎前阴门肿：病证名，即妊娠阴肿，多发生在妊娠后半期。因孕妇脾肾阳虚，脾主运，肾主水，脾失健运，水湿下注，而致外阴浮肿，治宜温阳健脾。

百沸汤：久沸的水。宋·周密《齐东野语·诗用史论》："只消一勺清凉水，冷却秦锅百沸汤。"清·汪昂《本草备要》："百沸汤，功能助阳气，行经络。备注：（1）汪颖曰：汤须百沸者佳，寇宗奭曰：患风冷气痹人以汤淋脚至膝厚取汗。（2）昂按：感冒风寒而以热汤澡浴，亦发散之一法，故内经亦有可汤熨，可浴及摩之浴之之文。（3）备急方治心腹卒胀痛欲死，煮沸汤以渍手足，冷即易之。"

阴痒

妇人阴痒[1]多是虫蚀所为，始因湿热不已，故生三虫[2]，在于肠胃之间，其虫蚀于阴户中而作痒也。甚则痒痛不已，溃烂肿突。在室女及寡妇，多因欲事不遂，思想所淫，以致气血凝于阴间，积成湿热，久而不散，遂成三虫，则有此疾。有妇房室过伤，以致热壅，故作肿痒内痛，外为便毒，莫不皆由欲事伤损而致者也。

产后阴门发痒者，乃产后脾胃不调，气血不和，宗气下陷，湿热下逼，阴中因而生虫。其痒者，乃虫食阴户也。治宜补中益气汤去柴胡加减用之。外用熏洗贴法。

加减补益汤

黄芪一钱五分，炒　人参一钱五分　当归身一钱　焦术一钱　陈皮五分　升麻三分　川椒二十粒　吴萸三分　川连三分，炒　乌梅二个　炙甘草五分　姜枣引，煎服。

熏洗贴法

蛇床子一两　川椒三钱　苦参五钱　艾叶三钱　葱白五

个　煎汤，阴户阴中先熏后洗。如熏洗数次不愈，用猪肝切大片，香油搽过，放新瓦片上炙，将熟气香时，乘热即贴阴门痒处，冷热三次。猪精肉亦可用，先洗后贴，猪精肉亦用香油搽炙。又用嫩鸡一只，剖开，煮熟，用滚米醋烹，贴痒处。

妇人阴户痒不可忍，惟以热汤泡洗，不能住手者，椒茱汤、大黄散、杏仁膏治之。

椒茱汤

花椒一两　吴茱萸一两　蛇床子半两　藜芦半两　陈茶叶一撮　煨盐二两　以水五、七升煎，乘热熏洗阴户。

大黄散

大黄微炒，一两　黄芩一两　黄芪炙，一两　赤芍药半两　玄参半两　丹参半两　山茱萸半两　蛇床子半两　上为细末，每服二钱，食前，温酒调下。

杏仁膏

杏仁半两，烧，存性　麝香少许　上为末，用旧帛裹之缚定，火上炙热，内阴中。

治阴痒，用白矾汤洗，胆黄散内阴中。

白矾汤

蛇床子三钱　白矾二钱　煎水，淋洗阴户。

胆黄散

蚺蛇胆二分　雄黄三分　石硫黄三分　朱砂二分　峭

粉[3]—分　藜芦二分　芜荑二分　上捣研极细，和匀，以豚脂[4]和如泥，取布作杆子如人指，长一寸半，以药涂上，插孔中，日一易。易时宜以猪椒根[5]三两煮汤洗，拭干内药佳。

妇人阴痒、虫蚀者，宜炙肝法。

炙肝法

牛肝或猪肝　切三寸长，如钱大，炙熟内阴中，虫附上出尽，即愈。

又方

治阴中虫痒，捣桃叶绵裹内阴中，日易三四次。

妇人阴中生虫，痛痒不定，贯众散、草乌煎治之。

贯众散

贯众二钱　苍术二钱　浓朴二钱　陈皮二钱　甘草二钱上为细末，每二钱，熟煮猪肝拌药末入阴户内，数日愈。

草乌煎

草乌七个，烧，存性　用小瓦罐盛米醋，淬，乘热熏洗之。

又方

用枸杞根煎汤，洗之。

【注释】

　　[1] 阴痒：病证名，出《肘后备急方》（卷五）。又名阴门痒、阴门瘙

痒、外阴瘙痒。指妇女外阴及阴中搔痒，甚则波及肛门周围及股阴，痒痛难忍，坐卧不宁，或伴有带下增多等证。多因脾虚湿盛，郁久化热，湿热蕴结，注于下焦；或忧思郁怒，肝郁生热，挟湿下注；或因外阴不洁，久坐湿地，病虫乘虚侵袭所致；或年老体弱，肝肾阴虚，精血亏耗，血虚生风化燥，而致外阴干涩作痒。临床以湿热为患为多见。

[2] 三虫：指长虫病、赤虫病、蛲虫病三种虫。

[3] 峭粉：即水银粉。亦名汞粉、轻粉、腻粉。由水银、白矾、食盐合炼而成。气味辛、苦、有毒。

[4] 豚脂：即猪板油。

[5] 猪椒根：即蔓椒。又名家椒、猪椒、彘椒、狗椒、稀椒，俗呼为樛。味苦温，主风寒湿痹、历节疼，除四肢厥气、膝痛。《张氏医通》："苦温无毒，其叶七瓣者猪椒也。本经主风寒湿，历节疼，除四肢厥气膝痛，煎汤蒸浴取汗。发明，猪椒根蔓生气臭，故能通经脉，去风毒湿，千金治肝虚劳损，关节骨疼痛，筋挛烦闷，虎骨酒用之，又取枝叶煎熬如饴，治通身水肿，每日空腹食之。"

阴臭[1]

子脏有寒，寒气搏于津液，蕴积气冲于阴，故变臭也。槲皮蛇床汤、桂附白蔹汤洗之。

槲皮蛇床汤

蛇床子三分，并根茎　槲[2]皮一升，切　甘草二两　当归三两　以水一斗，煮取三升，去滓，洗玉门内，日三度。

桂附白蔹汤

桂心五分　白蔹一分　附子一分　苦参一分　甘草一分上哎咀，水煮，洗之。

【注释】

[1] 阴臭: 病症名。妇人阴部气味臭秽难闻。

[2] 槲: 即柞栎。栎属落叶乔木, 叶大, 互生, 阔倒卵形, 粗缘, 雌雄同株, 花单性, 雄花柔荑花序, 雌花穗较短, 坚果卵球形, 壳斗杯状, 材质坚硬, 树皮及叶可作药用, 分布于中国、朝鲜和日本。

阴吹

妇人阴吹[1]者, 因胃气下泄, 阴中出声, 如大便转矢气[2]之状, 连续不绝。用血余[3]猪膏治之。

血余猪膏

猪膏[4]半斤　乱发如鸡子大, 三枚　上合煎之, 发消药成, 分二次服, 病从小便出。

【注释】

[1] 阴吹: 病名。出《金匮要略·妇人杂病脉证并治》。指阴中时有排气如矢气之状, 甚或带有响声的证候。多因脾运不健, 湿浊痞塞中焦, 或肠胃燥热, 腑气不通逼走前阴, 或因痰湿停聚引起。脾运不健者, 兼见胃脘痞闷, 面色白, 气短乏力, 治宜益气升清, 调理脾胃。

[2] 转矢气: 宋时俗语, 谓屁。元·蒋子正《山房随笔》:"或戏令咏'转矢气'云: 视之不见名曰希, 听之不闻名曰夷, 不啻若自其口出, 人皆掩鼻而过之。"清·俞樾《茶香室丛钞·转矢气》:"按, 转矢气即所谓屁也……则宋时俗语, 今不闻矣。"

[3] 血余: 即头发。发的荣枯与血气盛衰有密切关系, 故有"发为血之余"的说法。发为中药, 处方时多书写为血余, 如血余炭。《本草纲目·乱发条》:"发乃血余, 故能治血病, 补阴, 疗惊痫, 去心窍之血。"

[4] 猪膏: ①猪油。《三国志·魏志·挹娄传》:"挹娄在夫余东北千

261

余里……其俗好养猪，食其肉，衣其皮。冬以猪膏涂身，厚数分，以御风寒。"②草名。明·李时珍《本草纲目·草四·豨莶》："猪膏草素茎有直棱，兼有斑点，叶似苍耳而微长，似地菘而稍薄，对节而生，茎叶皆有细毛。"此处猪膏指猪油。

阴门冷

妇人阴门冷[1]，因冲任虚损，风冷客之，故阴门阴中冷袭。不受胎孕，渐不愈，令人黄瘦，或小腹时痛，口中清水如注。妇人阴冷、癖瘦者，五加皮酒治之。

五加皮酒

五加皮三两　干姜三两　丹参三两　蛇床子三两　熟地黄三两　杜仲三两，制　天门冬一两　钟乳粉四两　地骨皮二两　上细锉，以生绢袋盛，以酒十五升，渍二宿。每服温酒一盏，食前空心，饮之。

妇人阴冷、痒涩，远志散治之。

远志散

远志二分　干姜三两　莲花蕊三两　蛇床子四分　五味子四分　为末，先以兔尿涂阴中，次绵裹药末二钱内阴中，热为效。

阴冷者，石硫黄汤洗，胆萸散内之。

石硫黄汤

石硫黄三分　蒲黄二分　上二味，捣筛为末，三指撮，内一升汤中，洗玉门，当日急热。

胆萸散

吴茱萸不拘多少　牛胆一个　以茱萸入牛胆中，令满，阴干之，历百日后，取二十七枚绵裹之，齿嚼令碎，纳阴中良久，热如火。惟须日用无止，庶克无济[2]。

妇人产后阴冷，杜仲酒饮之。

杜仲酒

杜仲一斤　五加皮一斤　蛇床子一升　枸杞子一升钟乳床[3]半升　天门冬四两　干姜三两　干地黄二两　丹参二两　上以绢袋子盛，酒二斗，渍三宿，一服五合，日再，稍加一升佳。

【注释】

[1] 阴门冷：病证名。指阴部寒冷，即阴冷，又名阴寒。《诸病源候论》（卷四十）："胞络劳伤，子脏虚损，风冷客之，冷乘于阴，故令阴冷也。"临床以阴部寒冷为主证，甚则小腹冷痛，月经后期，量少色淡等，多影响生育而久不孕。治宜补肾温阳。

[2] 庶克无济：各种治疗方法，都无济于事，不可救治。庶：各种。欧阳修《祭石曼卿文》："以清酌庶羞之奠，致祭于亡友曼卿之墓下。"克：治疗的方法。无济：①无所补益，无济于事。宋·王谠《唐语林·识鉴》："瀑布可以图画，而无济于人。"《老残游记》（第五回）："我去是很可以去，只是与正事无济，反叫站笼里多添个屈死鬼。"②不可救治。《清史稿·允祄传》："允祄病笃，上谕曰：'允祄病无济，区区稚子，有何关系……宜割爱就道。'因启跸。"

[3] 钟乳床：即孔公蘖。明·李时珍《本草纲目·五十二卷》："〔别录曰〕孔公蘖，殷蘖根也。青黄色，生梁山山谷。〔弘景曰〕梁山属冯翊

郡，此即今钟乳床也，亦出始兴，皆大块，打破之。凡钟乳之类有三种，同一体。从石室上汁溜积久盘结者，为钟乳床，即孔公蘖也。其以次小龙樅（音 lóng zōng）者，为殷蘖，大如牛羊角，长一二尺，今人呼此为孔公蘖也。殷蘖复溜，轻好者为钟乳。虽同一类，而疗体各异，贵贱悬殊。三种同根，而所生各处，当是随其土地为胜尔。〔保昇曰〕钟乳之类凡五种：钟乳、殷蘖、孔公蘖、石床、石花也。虽同一体，而主疗各异。〔颂曰〕孔公蘖、殷蘖既是钟乳同生，则有蘖处皆当有乳，今不闻有之。岂用之既寡，则采者亦稀乎？抑时人不知蘖中有乳，不尽采乎？不能尽究也。〔恭曰〕孔公蘖次于钟乳，《别录》误以为殷蘖之根。殷蘖即孔公蘖之根，俗人乃以孔公蘖为殷蘖，陶氏依之，以孔公蘖为钟乳床，非矣。〔时珍曰〕以姜石、通石二名推之，则似附石生而粗者，为殷蘖；接殷蘖而生，以渐空通者，为孔公蘖；接孔公蘖而生者，为钟乳。当从苏恭之说为优。盖殷蘖如人之乳根，孔公蘖如乳房，钟乳如乳头也。"

阴缩[1]

女子下阴内缩，小腹拘急痛甚，名曰阴缩。参归四逆汤主之。

参归四逆汤

当归四钱　肉桂三钱　人参三钱　芍药三钱　细辛一钱　通草二钱　大枣八枚，擘　炙甘草二钱　上七味，以水八升，煮取三升，去滓。温服一升，日三服。

【注释】

[1] 阴缩：证名。男女前阴器内缩之病证。《灵枢·邪气脏腑病形》："肝脉……微大为肝痹阴缩，咳引小腹。"多因寒中厥阴所致。证见男子阴茎、阴囊内容等缩入少腹，或妇女阴道内缩之证等。治宜温经散寒。

阴宽[1]

妇人阴宽大[2]而冷者，皂荚五倍汤洗之。

皂荚五倍汤

肥皂荚子一两，浸，去黑皮，用其白肉　白芨七钱　五倍子五钱　蛇床子六钱　石榴皮一两　甘松三钱　山奈三钱　龙骨五钱　硫黄四钱　水煎浓汤，日日熏洗。

玉户[3]宽冷，传信方治之。

传信方

硫黄三钱　枯矾三钱　为末，煎汤洗。

阴宽神方

兔屎二分　干漆一分　鼠头骨二具　牝鸡肝两具，阴干百日　上为末，蜜丸如梧子。月初七日合时，着一丸于阴头[4]，令徐徐内入。三日知，十日小，五十日如二七童女[5]。

妇人阴宽大，令女玉门小，蒲华汤洗，硫黄散内之。

蒲华汤

蒲华[6]二分　硫黄二分　为散，著一升汤中，洗胞门，廿日如未嫁之僮[7]。

硫黄散

硫黄四分　远志二分　为散，绢囊盛，内玉门中，即急[8]。

妇人阴冷、宽大，令其急小、温热，青木香散治之。

青木香散

青木香二分　山茱萸四分　上为散，和唾如小豆，内玉门中，即验。

妇人阴宽冷，令其急小，交接而快，窄如童女。硫青散、石胆散、女萝黄散、食茱萸散治之。

硫青散

石硫黄二分　青木香二分　山茱萸二分　蛇床子二分上捣筛为末，临交接内玉门中少许。不得过多，恐撮孔[9]合。

石胆散

蛇床子三分　远志三分　石胆[10]三分　山茱萸三分青木香三分　细辛半两　桂心二分　上捣筛为散，置狗胆中，悬于屋内阴干，六十日药成，捣为末，可丸如枣核大，内著妇人阴中，急小而热，不过三日。

女萝黄散

松上女萝[11]一分　矾石一分　石硫黄一分　上三味，等分捣筛为末，内阴中，当日而急小，甚妙。

食茱萸散

食茱萸三两　牛胆一枚　石盐一两　捣茱萸细筛，内牛胆中，又内石盐著胆中，阴干百日，成时取如鸡子黄。末著女阴中，即成童女也。

【注释】

[1] 阴宽：病名。出《千金要方》（卷三）。指阴道松弛、阴道壁膨出的病证。

[2] 阴宽大：病名。即阴宽。

[3] 玉户：即阴户。又名玉门、产户、阴门、胞门等。

[4] 阴头：男子阴茎头。

[5] 二七童女：指十四岁童子处女。

[6] 蒲华：又名蒲花，即蒲黄。此处是用蒲黄筛选后剩下的花蕊、毛茸等。性涩味平，有收敛止血等功效。

[7] 僮：未成年的人。《说文》："僮，未冠也。"按："十九以下，八岁以上也。"《国语·鲁语》："僮子备官，而未之闻邪。"唐·柳宗元《童区寄传》："为两郎僮。"僮子：童子，指未成年的人。僮女：童女，少女。

[8] 急：本义为狭窄。《说文》："褊也。"褊：狭小。《左传·昭公元年》："以敝邑褊小，不足以容从者。"急：紧，紧缩。《三国志·吕布传》："遂生缚布，布曰：'缚太急，小缓之。'"

[9] 撮孔：指阴道口。

[10] 石胆：即胆矾。亦名黑石、君石、毕石、铜勒、立制石。气味酸、辛、寒、有毒。

[11] 松上女萝：即松萝。为松萝科松萝属植物节松萝（女萝、接筋草）或长松萝（蜈蚣松萝、天蓬草），以地衣体（叶状体）入药。亦名云雾草、海风藤、金线草、老君须、女萝、松上寄生、松落、天棚草、雪风藤、山挂面、龙须草、金钱草、关公须、天蓬草、树挂、飞天蜈蚣、松毛、石丝线、飞山翅、仙人头发、金丝藤、胡须草、茶须、过山龙、石须。性味甘、平；有小毒。功能清热解毒，止咳化痰。外用治创伤感染，术后刀口感染，化脓性中耳炎，疮疖，淋巴结结核，乳腺炎，烧伤，子宫颈糜烂，阴道滴虫等。

267

阴痛

妇人阴痛[1]，甚则痛极难忍。郁热挟湿下注，带多色黄，治当和肝理脾，清热除湿，宜丹栀逍遥散加味，外以四物汤料合乳香捣饼纳阴中。

丹栀逍遥散

方见前。

四物汤

方见前。

中气下陷者，妇人阴户坠痛[2]，气短懒言，治宜补中益气汤。

补中益气汤

方见前。

风邪壅滞者，阴痛肿胀甚，治当祛风散瘀，宜服菖蒲汤，外用防风煎熏洗之。

菖蒲汤

石菖蒲五钱　当归五钱　秦艽三钱　吴茱萸四钱　水煎，空心服。

防风煎

防风三两　大戟二两　蕲艾五两　上以水一斗，煮取五升，熏洗阴中，日可三度。

妇人初交伤痛，积日不歇，海螵蛸散、甘草汤治之。

海螵蛸散

海螵蛸二枚，烧研 为细末，酒调方寸匕，日三服。

甘草汤

甘草三分 芍药二分 生姜三分 桂心二分 以水酒二升，煮三沸，去滓，尽服。

妇人交接，合阴阳辄[3]痛，不可忍者，黄连汤洗之。

黄连汤

黄连六钱 牛膝四钱 甘草四钱 以水四升，煮取二升，洗之，日四度。

治妇人阴肿，小户嫁痛[4]，牛膝汤、墨骨散服之，冬青叶煎熏洗。

牛膝汤

牛膝五两 以酒五升煮，再沸去滓，分三服。

墨骨散

乌贼鱼骨二枚 烧为屑，酒服方寸匕，日三服。

冬青叶煎

冬青叶七钱 小麦七钱 甘草七钱 煎水，熏洗之。

妇人产后阴痛[5]者，因产时下阴损伤，或起居不慎，产门感受风寒、邪毒，随发产户疼痛，衣被难近身体。治宜祛风定痛汤主之。

祛风定痛汤

川芎一钱　当归三钱　独活五分　防风五分　肉桂五分　荆芥五分，炒黑　茯苓一钱　地黄二钱　大枣二枚　水煎服。

妇女经来吊阴痛[6]者，经来自觉有两筋从阴部向上到两乳，抽痛难忍，身上发热。治宜川楝汤。

川楝汤

川楝子一钱　大茴香一钱　小茴香一钱　猪苓一钱　泽泻一钱　白术一钱　乌药八分　槟榔八分　乳香八分　玄胡索八分　木香五分　麻黄六分　上锉一剂，水煎，空心服。

吊阴痛[7]不可忍，宜大小茴香汤。

大茴香汤

大茴香五钱，酒炒　小茴香二钱，酒炒　猪苓一钱　泽泻一钱　白术一钱，蜜炙　川楝子一钱，去核，炒　乌药八分，炒　槟榔八分　乳香八分，去油　玄胡索八分　木香六分　麻黄五分　生姜三片，葱一根，水煎服。

小茴香汤

小茴香五钱　干姜二钱　桂枝四钱　上锉，入黄酒一升水煎，空心，温服。

女人伤于夫交阴阳过，阴肿疼痛，欲呕者，桑根白皮汤服之。

桑根白皮汤

桑根白皮半升，切　干姜一两　桂心一两　枣三十枚
以酒一斗[8]，煮三沸，服一升，勿令汗出当风。亦可用
水煮。

【注释】

[1] 阴痛：病证名。出《诸病源候论》（卷四十）。又名阴中痛、阴户
痛、阴户坠痛、阴门痛、玉门疼痛、龙门疼痛、胞门痛、阴坠痛、下阴痛、
户痛、小户嫁痛等。包括产后产户痛、小户嫁痛、吊阴痛、经来吊阴痛等。
多因肝郁脾虚、郁热挟湿下注；或中气下陷，系胞无力；或风邪客于下焦，
与气血相搏，壅闭肝肾经络。

[2] 阴户坠痛：病证名。即阴痛。

[3] 辄：①立即；就。宋·欧阳修《醉翁亭记》："饮少辄醉。"清·
袁枚《黄生借书说》："故有所览辄省记。"②总是，每次。明·袁宏道
《满井游记》："每冒风驰行，未百步辄返。"③则。《汉书·食货志》："地
方百里之增减，辄为粟百八十万石。"

[4] 小户嫁痛：病名。出《千金要方》（卷三）。亦名小户嫁、嫁痛。
①指妇女阴户小，性交时疼痛。《女科经纶》（卷八）："妇人小户嫁痛连
日，方用甘草、生姜、白芍、桂心，酒煮温服。又方疗嫁痛：一味牛膝或
一味大黄，酒煮服。又乌贼鱼骨烧末，酒吞之。外用青盐炒热，布裹熨
之。"②泛指妇女阴户疼痛。《坤宁集》："妇人阴中作痛，名小户嫁痛。"
多因肝经郁热，脾虚聚湿，湿热下注所致。治宜清热利湿。

[5] 产后阴痛：病证名。即产后产户痛。亦名产后子户痛、产后阴户
痛、产后玉户痛、产后胞户痛、产后阴坠痛、产后阴门坠痛、产后下阴痛、
产后阴门痛、产后玉门痛、产后龙门痛、产后胞门痛等。指产后阴部疼痛。
多因产时阴部受到损伤、撕裂；或护理不慎，感染邪毒；或起居不慎，产
门感受风寒所致。治宜活血疏风。若产时损伤、撕裂伤浸淫溃烂，日久不
敛，治法参考产后玉户不敛。

前
阴
章

[6] 经来吊阴痛：病证名。亦名经来阴吊痛。妇女经来时，自觉从阴部向上到两乳如有两条筋抽疼难忍，身上发热。治宜理气止痛。临床少见。

[7] 吊阴：病证名。吊同弔。阴部疼痛牵引至乳上者。亦名阴吊、吊阴痛、阴吊痛等。此病罕见。

[8] 斗：容量单位，也作量词。十升等于一斗，十斗等于一石。《晋书·陶潜传》："吾不能为五斗米折腰。"

产户不敛[1]

女子初产，身体纤柔，胞户[2]窄狭，子出不快，乃至拆裂，浸淫溃烂，日久不敛，宜用十全大补汤，外用敷药。

十全大补汤

人参三钱　白术三钱　茯苓三钱　当归三钱　川芎三钱　白芍三钱，酒炒　熟地黄三钱　黄芪三钱，炙　肉桂一钱五分　炙甘草三钱　姜枣为引，水煎温服。

敷药

白芨三钱　龙骨三钱　诃子三钱　蜂壳三钱　黄柏三钱，米炒　共为细末，先用野紫苏叶熬水洗，拭干，以此药搽之效。

又：乌龟壳入干夜合草[3]于内，塞满，烧烟熏之自合。

【注释】

[1] 产户不敛：病证名。又名产后玉户不敛、产后玉门不敛、产后阴

户不闭、阴门不闭等。《万氏妇人科》："女子初产，身体纤柔，胞户窄小，子出不快，乃至折裂，浸淫溃烂，日久不敛。宜内服十全大补汤，外用敷药：白芨、白龙骨、诃子、烂蜂壳（全蜂房）、黄柏（炒），各等细末，先用野紫苏叶煎洗拭干，干后以药搽之。"相当于产时会阴撕裂伤。可结合会阴修补及局部换药等方法处理。本节原本在"产后章"，今调整于此。

　[2] 胞户：既子宫。《本草经》称为子宫、子藏。《内经》称为女子胞、子处。后世医家又称为胞藏、血脏、胎宫、胎脏、胞宫、子肠、元室、子户、胞户、胞室等。今人多称为子宫，更确切地概括了其生理功能。

　[3] 夜合草：①决明子植物的全草。又名：夜合草、夜关门、羊触足、假羊角菜、假花生、野花生。②叶下珠：叶下珠是大戟科，叶下珠属植物。在中草药学中，叶下珠别名有夜合草、珍珠草、珠子草、叶下珍珠、苦味叶下珠、疳积草等十多种名称。它作为我国的传统药用植物，很早就用于治疗疾病。全草入药，味微苦、甘、性凉，归肝、肺二经。具有清热平肝、解毒消肿功效。③胡枝子：胡枝子为蝶形花科、胡枝子属落叶灌木。别名：帚条、随军茶、二色胡枝子、牡荆、荆条、楚子、扫皮、胡枝条、杭子梢、虾夷山萩、胡枝花、鹿鸡花、扫条、野花生、过山龙、羊角梢、豆叶柴、夜合草、假花生。④九龙藤：别名：夜合草、干打捶、九牛燥、五花血藤、马脚藤、过岗龙、乌郎藤、乌藤、串鼻藤、燕子尾、猪蹄叉、羊蹄叉、黄开口、子燕藤、五里蘑、双木蟹、飞扬藤、羊蹄风。

胞门不闭[1]

　凡妇人产后胞门不闭者，多由气血不足所致，十全大补汤主之。

十全大补汤

　方见前。

【注释】

[1] 胞门不闭：病证名。即产门不闭。又称玉门不闭、阴门不闭、产门不闭等。指因产前失养，产时损伤，气血大损，或产时损伤产门所致的产后阴道口不能闭合复原的病症。相当于现代医学的产后阴道恢复不全。治宜大补气血。本节原本在"产后章"，今调整于此。

阴 脱[1]

有阴中舒出如蛇，俗呼阴挺[2]；有翻突如饼，俗呼阴菌[3]；产后子宫脱出者，其人素虚，产时用力努责太过，以致肿闷脱出，自不能收也。宜用补中益气加山栀、丹皮，佐以外治之洗法。

补中益气加山栀丹皮汤

人参二钱　白术二钱　黄芪七分，蜜炙　当归一钱　陈皮一钱　升麻一钱　柴胡一钱　山栀一钱　丹皮一钱　炙甘草五分　姜枣引，水煎服。

产后宫脱[4]洗方

芥穗一钱　木香叶一钱　臭椿树白皮一钱，炒　煎水，洗之无时，子宫即入。

临产用力逼送，阴门突出者，服四物龙骨汤，用如圣膏贴顶。

四物龙骨汤

当归三钱五分　白芍四钱　川芎二钱五分　熟地黄四钱龙骨三钱　水煎，连进二服。

如圣膏

蓖麻七粒，去壳，细研成膏　涂顶上，肠自缩入。少收，即拭去。

妇人阴中生物，痒痛牵引腰腹。多由房事太过，或因淫欲不遂，或因非理所为，以致阴户所伤，阴挺突出。水杨根汤熏洗之，兼服白薇散。

水杨根汤

金毛狗脊一两　五倍子一两　枯矾一两　鱼腥草一两　水杨根[5]一两　川黄连一两　上为末，分四剂，用有嘴瓦罐煎熟。预以竹筒两头去节，接罐嘴，引热气入阴中或透挺上熏之。汤温不热，仍用洗沃。

白薇散

白薇五钱　川芎五钱　熟地黄五钱，酒洗　桂心五钱　甘草五钱　当归五钱　泽兰叶五钱　苍术五钱，炒　凌霄花五钱　牡丹五钱　芍药五钱　上㕮咀，每服七钱，水二盏煎八分，食前服。

产后玉门燥热，忽然阴中有物挺出，如生笋长半寸，或阴户翻出不能转动者，遂成翻花[6]。治宜补中益气汤加减，泽兰汤、川连汤熏洗之。

补中益气汤

方见前。

泽兰汤

泽兰叶四两　枯矾四钱　煎汤，熏洗，三次即收。

川连汤

川连半斤　水煎，汤半锅，入盐一撮，盆盛，乘温坐盆内浴。

阴挺突出、阴痒，三茱丸服之，椿根皮汤熏洗。

三茱丸

食茱萸[7]一两　吴茱萸一两，汤泡　山茱萸一两，肉微炒　桔梗一两，微炒　白蒺藜一两，炒，去刺　青皮一两　舶上茴香一两，炒　五味子两半　海藻两半，焙　大腹皮两半，酒洗，晒干　川楝子肉两半　玄胡索两半　上为末，酒糊丸，梧桐子大。每服三十丸，空心，木通汤下。

腹痛、腰痛者，加桃仁一两、木香七钱。

椿根皮汤

臭椿皮一两　荆芥穗七钱　藿香八钱　上锉，煎汤熏洗，即入即止。

一方

用枯矾、蓖麻子捣烂，摊纸上托入。

又方

治阴肿痒，挺而不收。用麻黄、荆芥、茄种皮、蛇床子、真杉木、刺猬皮烧过，研为细末，敷上或煎汤熏洗。

治阴脱，牡蛎散服之，内蛇床子散、白芨散。

牡蛎散

牡蛎二两，熬　当归二两　黄芩二两　芍药一两半　皮一两　上捣散，酒下方寸匕，日三服。

蛇床子散

皂荚四分，去皮子，炙　半夏四分，洗　大黄四分　细辛四分　蛇床子六分　上捣散，薄绢袋盛如指大，纳阴中，日二易。

白芨散

白芨三分　蜀椒三分　乌梅三分　上捣，细筛，以绵裹内阴中，入三寸，户[8]中热，明旦更着，瘥止。

子脏挺出，硫黄散、蛴螬膏敷之，矾石散、蛇床醋梅汤洗之。

硫黄散

硫黄二两　乌贼骨二分　五味子三铢　三味研细筛，以粉其上，日再三。

蛴螬膏

蛴螬[9]三分，烧末　蒲黄二分　以猪膏和，敷之。

矾石散

矾石[10]鸡子大二枚　盐弹丸大一枚　以水三升，煮洗之，自入。

蛇床醋梅汤

蛇床子一升　醋梅二十七枚　以水五升，煮取二升

277

半，洗之。

胞络伤损，子脏虚冷下脱，亦因产用力，阴下脱也。治当乌头散内之。

乌头散

乌头三分　蜀椒二分　白芨二分　上细末筛，以方寸匕[11]，绵裹内阴中，入三寸，腹中热易之。

【注释】

[1] 阴脱：病名，即子宫脱垂。又名子宫脱出、阴㿗（音 tuí）、㿉疾、子宫不收、子肠不收等。欲称吊茄子、癞葫芦。亦属阴挺、阴痔范围内。指妇女子宫下坠，甚至脱出阴道口外。症见子宫下垂或脱出阴道口外，甚则连同阴道壁或膀胱直肠一并膨出。多由气虚下陷，带脉失约，冲任虚损，或多产、难产、产时用力过度、产后过早参加重体力劳动等，损伤胞络及肾气，而使子宫失于维系所致。何梦瑶《妇科辑要》："子宫脱出，又名子肠不收。"《医宗金鉴·外科心法要诀》："子宫脱出名为阴㿗"。本节原本在"产后章"，今调整于此。

[2] 阴挺：病证名。妇科常见疾病之一。指妇人阴道中有物突出。《景岳全书》："妇人阴中突出如菌如芝，或挺出数寸，谓之阴挺。"包括子宫脱垂、阴道壁膨出、阴痔、阴脱等。又名阴突、阴茄、阴挺下脱、茄病、下瘄（音 pān）、鸡冠疮等。《诸病源候论》（卷四十）："阴挺出下脱候：胞络伤损，子脏虚冷、气下冲则令阴挺出，谓之下脱。亦有因产而用力偃气，而阴下脱者。"临床多见因素体虚弱，中气不足，因产用力，或劳力过度、抬高负重等致气虚下陷，系胞无力而阴挺下脱；或因产育过多，房事所伤等，致肾气亏虚，带脉失约，冲任不固而系胞无力；亦有因脾虚聚湿，日久化热，湿热下注或脱垂又感染湿热毒邪所致。

[3] 阴菌：病名。见《景岳全书·妇人规》。指阴道下脱之物如蘑菇状，即阴挺。

[4] 宫脱：即子宫脱垂。

[5] 水杨根：为杨柳科植物红皮柳的根。又名蒲柳、蒲杨、水杨、青杨、萑苻。本植物的树皮（水杨木白皮）、枝叶（水杨枝叶）亦供药用。《纲目》："治乳痈诸肿。生擂贴。"

[6] 翻花：病名。①指外阴部有物翻出或挺出。②分娩后，因阴户燥热而致翻花。

[7] 食茱萸：药食兼用的本草。为芸香科落叶乔木，具有特殊香味。《本草纲目》："味辛而苦，土人八月采，捣滤取汁，入石灰搅成，名曰艾油，亦曰辣米油。味辛辣，入食物中用。"别名红刺楤、红刺葱、大叶刺葱、仁刺葱、刺江某、江某、越椒、毛越椒、鸟不踏等。《礼记》中称食茱萸为"藙"，《广雅》又称为"欓椒"，《本草拾遗》称它为"欓子"。有温中、燥湿、杀虫、止痛的功效。

[8] 户：即阴户。此处指妇女的阴道。

[9] 蛴螬：即金龟子的幼虫统称，也叫白土蚕，属鞘翅目金龟甲科。蛴螬体躯肥大，弯曲成"C"形，体壁柔软多皱纹，身体呈乳白色或黄白色，头部呈黄褐色或红褐色，腹部肥大。功能行血祛瘀，化结散滞，能治恶疮、瘘管等病证。

[10] 矾石：即绿矾。别名绛矾、皂矾、黑矾、青矾等。系硫酸铁盐类矿物水绿矾制得之结晶块。药用绿矾系人工制成的含水硫酸亚铁。性凉，味酸涩，无毒。功能燥湿化痰，消积杀虫，止血补血，解毒敛疮。治黄肿胀满，疳积火痢，肠风下血，血虚萎黄，湿疮疥癣，喉痹口疮，烂眩风眼等。

[11] 方寸匕：古量具名，多用于量药。汉·张仲景《伤寒论·太阳病上》："上五味为散，更于臼中杵之，白饮和方寸匕服之。"北魏·贾思勰《齐民要术·种枣》："以方寸匕投一碗水中，酸甜味足，即成好浆。"明·李时珍《本草纲目·序例·陶隐居<名医别录>合药分剂法》："方寸匕者，作匕正方一寸，抄散，取不落为度。"

阴痔

　　凡九窍有肉突出，皆名为痔。妇人阴中突肉，名曰阴痔[1]。

279

阴痔者，阴中瘤肉[2]也。可见阴户流黄水淋漓，治宜龙胆泻肝汤、丹栀逍遥散。

龙胆泻肝汤

方见前。

丹栀逍遥散

方见前。

阴痔，有见阴户流白水者，治宜补中益气汤、归脾汤，兼乌头汤熏洗下阴突肉。

补中益气汤

方见前。

归脾汤

方见前。

乌头汤

乌头七个，煅[3]存性　浓醋熬，熏洗。

【注释】

[1] 阴痔：病名。妇女病症，阴中突出有肉者。见《证治准绳·杂病》。《坤宁集》（不著撰人）："凡九窍有肉突出，皆名为痔。妇人阴中突肉，名阴痔。"《医宗金鉴·妇科心法要诀·阴痔》："阴中突肉名阴痔。"注："妇人阴中有肉突出者，名曰阴痔，俗称茄子疾也。流黄水者易治，流白水者难治。"相当于子宫黏膜下肌瘤、宫颈息肉、子宫脱垂等。因肝郁湿热下注，或因脾虚湿浊下注所致。本节此处的"阴痔"范畴不包括"子宫脱垂（阴脱、阴挺）"。

[2] 瘤肉：病名。即息肉，亦名瘜肉、肉瘤，瘤肿之一种，相当于肌

纤维瘤。出《备急千金要方》（卷十一）。系黏膜发育异常而形成的，身体组织增殖生成的肉疙瘩，像肉质的突起。多因思虑伤脾，脾气郁结不散而成瘤。瘤体初觉如桃李，渐大则如拳，其根基明显而能移，瘤体质坚实而柔韧，皮色不变，无热无寒。治宜健脾益气，开郁化痰。以手术切除为佳。《灵枢经·水胀》："寒气客於肠外与卫气相搏，气不得营，因有所系，癖而内著，恶气乃起，瘜肉乃生。"明·唐顺之《山海关陈职方邀登观海亭作》诗："鸥蹲蛆食安可长，瘜肉不剪成悬疣。"《说文·肉部》："腥，星见食豕，令肉中生小息肉也。"段玉裁注："息当作瘜。《疒部》曰：'瘜，寄肉也'。"《灵枢经·邪气藏府病形》："引腰背胸，若鼻息肉不通。"唐·段成式《酉阳杂俎·天咫》："东市百姓王布……有女年十四五，艳丽聪悟，鼻两孔各垂息肉如皂荚子。"唐·赵璘《因话录·羽》："相国崔公慎由廉察浙西，左目眥生赘，如息肉。"《南史·贼臣传·侯景》："景左足上有肉瘤，状似龟。"《水浒传》（第四九回）："（邹闰）身材长大，天生一等异相，脑后一个肉瘤。"

　　[3] 煅：放在火里烧。

交接出血[1]

　　妇人交接辄痛血出，桂龙散治之。

桂龙散

　　桂心四钱　伏龙肝六钱　为细末，每服方寸匕，空心，酒调下，日三服。

　　妇人交接，阳道[2]违理，及他物伤犯，血出淋沥者，百草霜散敷之。

百草霜散

　　百草霜不拘多少　用葫芦取汁，调涂。

又方

用发灰并青布灰敷之，或烧茧絮灰涂之，或刺鸡冠血涂之，皆效。

治童女交接及为他物所伤，出血不止，墨胡麻膏涂之。

墨胡麻膏

釜底墨研　胡麻研摩　麻油和为膏，涂之。

【注释】

[1] 交接出血：病证名，出《妇人大全良方》（卷八）。亦名交结出血、交感出血。指妇人性交阴道出血。多因交媾损伤所致，或因肝火妄动不能藏血，脾虚下陷不能摄血所致。治疗首宜检查局部有无损伤及病变，可用中西医结合治疗。若无损伤，则宜调补肝脾。

[2] 阳道：指男性生殖器。《宋书·五行志五》："义熙末，豫章吴平人有二阳道，重累生。"宋·沈括《梦溪笔谈·药议》："此骨之至强者，所以能补骨血，坚阳道，强精髓也。"清·王士禛《池北偶谈·谈异六·女化男》："山东济宁有妇人，年四十余，寡数年矣，忽生阳道，日与其子妇狎。"

杂 症 章

脏躁

　　孕妇无故悲惨哭泣，状如邪祟者，此脏躁[1]症也。十枣汤主之，温服即效，再服竹茹汤数服和之。

十枣汤

　　甘草三两　小麦一小升　大枣十枚　用水六升煎三升，去渣，分三服。

竹茹汤

　　治孕妇心警恐惧，脏躁悲泣。

　　人参一钱　麦门冬一钱　茯苓一钱　炙甘草一钱　小麦一合　青竹茹一大团　生姜三片　枣五枚　水煎，食后服。

【注释】

　　[1] 脏躁：病名。首见于张仲景《金匮要略·妇人杂病篇》。此病多由情志抑郁或思虑过度，损伤心脾，致脏阴虚乏引起。又情志病多与肝连，肝病易于犯脾，心血不足，脾失其养，亦要伤脾。由于脏躁与脾虚有关，故此条之方后特云："亦补脾脏"。《金匮要略·妇人杂病篇》："妇人脏躁，喜悲伤欲哭，象如神灵所作，数欠伸，甘麦大枣汤主之。"然而脏躁之脏

为何脏，脏躁之躁为何意，历代医家各持己见，纷无定论。历代医家对"脏躁"之"脏"认识各异，可归纳为以下几种：①认为是指子宫，持这种看法者居多，有沈宗明、李彦师、唐容川、陆彭年等。如《类聚方广义》曰："脏，子宫也。"沈宗明云："子宫血虚，受风热所致。"②认为是指心脏。如《医宗金鉴》："脏，心脏也，心静则神藏。若为七情所伤，则心不得静，而神躁扰不宁也。"③认为是指肺脏，有肖赓六、阎纯玺。如《女科经纶》曰："无故悲伤属肺病，脏躁者，肺之脏躁也。"④认为是心肾为病。如尤在泾曰："所谓邪哭使魂不安者，血气少而属于心也。数欠伸者，经云：肾为欠，为嚏。又肾病者，喜数欠，颜黑，盖五志生火，动必关心脏，阴即伤穷，必及肾也。"⑤认为泛指五脏。近代大多数学者持这种观点。脏躁症主要表现于情志方面的异常，如抑郁寡欢，思虑过度，喜悲伤欲哭，有时精神失常，疲惫欠伸，烦躁易怒，失眠梦扰。由于五志均为五脏所主，所以情志之病责之五脏。

[2] 暴喑：系指突然声音嘶哑或失音的急性喉部病证。晋代的《针灸甲乙经》专立一节重点讨论本病的治疗，所列举世闻名的主治穴位有12个之多。在直至明清的多部医著中都有针灸治疗本病证的记载。

梦交 [1]

人禀五行秀气而生，承五脏神气而养。若阴阳调和，则脏腑强盛，风邪鬼魅不能伤之。若失调理，气血虚衰，则风邪乘其虚，鬼邪干其正。然妇人与鬼交通者，由脏腑虚，神不守，故鬼气得为病也。其状不欲见人，如有对语，时独言笑，或时悲泣是也。脉息迟伏，或如雀啄，又脉来绵绵，不知度数，颜色不变，此其候也。

妇人鬼交[2]，气血、脏腑、元神俱虚，则神不守舍，故有梦交，非邪魅有所干也。则如男子之梦遗，其机一也。

凡妇人患此证者甚多，但不肯直言耳。诊其脉沉弦无力，乍疏乍数，面带桃红，四肢无力，倦怠嗜卧，饮食少进，静躁不常，月经不调，皆血虚也。法当健脾胃，养气血，以固其本，兼之安神气，清痰火，以治其标。

妇人思虑过伤，饮食日减，气血两虚，月经不调，夜梦交感，或出盗汗，浸成痨瘵，加味八珍汤治之。

加味八珍汤

人参四分　白术四分　茯苓四分　炙甘草四分　当归一钱　生地黄一钱　黄芪五分　川芎五分　白芍药五分　软柴胡五分　牡丹皮八分　香附米制，八分　大枣一枚　上㕮咀，水盏半煎七分，食前服。

妇人盗汗，梦交，心神恍惚[3]，四肢乏力，饮食减少，归神汤治之。

归神汤

人参一钱　白术一钱　白茯神一钱　当归身一钱　酸枣仁八分　陈皮八分　圆眼肉七个，去核　甘草四分　羚羊角五分，末　琥珀五分，末　上羚羊角、琥珀不煎，余药煎熟去渣，入二末，和匀，食前服。

妇人气虚，与鬼交通，妄有所见闻，言语杂乱，茯神散治之。

茯神散

茯神一钱半　茯苓一钱半　人参一钱半　石菖蒲一钱　赤小豆四十九粒　上㕮咀，水一盏半煎七分，食前温服。

—— 285 ——

妇人与鬼交通，亦辟邪丹。

辟邪丹

虎头骨二两　朱砂一两　雄黄一两　雌黄一两　鬼白[4]一两　皂角一两　芜荑一两　神箭[5]一两　藜芦一两　上为末，炼蜜为丸，如弹子大[6]。囊盛一丸，系右臂上。再用一丸，当病患户前烧之，一切鬼邪不敢近。

治男女风邪，女梦见男，悲愁忧恚，怒喜无常，或半年或数月、日复发者，别离散服之。

别离散

杨上寄生三两　白术三两　桂肉三两　茵芋一两　天雄一两，炮　蓟根一两　菖蒲一两　细辛一两　附子一两炮干姜一两　上合捣下筛，酒服半方寸匕，日三。

妇人忽与鬼交通，雄黄丸熏之。

雄黄丸

松脂二两　雄黄一两　先烊松脂，乃内雄黄末，以虎爪绞令相得，药成取如鸡子中黄，夜卧以著熏笼中烧，令病人自升其上，以被自覆，唯出头，勿令过热，及令气得泄也。

妇人多梦与鬼夫交接，骨蒸者，虎爪雄黄丸熏之。

虎爪雄黄丸

雄黄一黄，破　虎爪一枚，末　沉香二两，末　青木香一两，末　松脂二两，破　上和以蜜丸，如弹丸[7]，内火笼中以熏阴。

妇人与鬼交通，妄有见闻，言语杂乱者，茯神汤服之。

茯神汤

白茯神一钱半　白茯苓一钱，去皮　人参一钱　石菖蒲一钱　赤小豆五分　上锉一剂，水煎服。

【注释】

[1] 梦交：病证名。见《金匮要略·血痹虚劳病脉证并治》。又名女子梦交、妇人梦交、妇人鬼交、梦与鬼交、与鬼交通等。症见睡则梦中交合、头痛、头晕、精神恍惚，甚则喜怒无常，妄言妄见等。多因摄养失宜，气血衰微；或为七情所伤，心血亏损，神明失养所致。治宜养心安神。

[2] 鬼交：即梦与鬼交。

[3] 心神恍惚：精神不安宁。《云笈七签》（卷一二一）："唯荒诞是务，不接宾友，恶见于人，时多恚怒，心神恍惚。"《说岳全传》（第六十回）："（张保）一连几日，觉得心神恍惚，坐卧不宁。"

[4] 鬼臼：为小檗科植物八角莲的根茎。别名八角莲、八角乌。性温，味苦、辛；有毒。功能清热解毒，化痰散结，祛痰消肿。主治痈肿疔疮、瘰疬、咽喉肿痛、跌打损伤、毒蛇咬伤。

[5] 神箭：即鬼箭羽。别名鬼箭、四棱锋、鬼篦子、四方柴。性寒，味苦。功能活血散瘀，杀虫。主治经闭、产后瘀血腹痛、虫积腹痛。孕妇忌用。

[6] 弹子大：作为剂量，"弹子大"约相当于 10ml。

[7] 弹丸：即弹子大。

交肠

交肠[1]者，大小便易位而出，由冷热不调，阴阳不顺，而气乱于下也。妇人多有此证，加减四物汤治之。

加减四物汤

当归三钱五分　白芍四钱，酒炒黑　川芎二钱五分　熟地黄四钱　滑石二钱　甘草二钱　水酒各半煎，空心，温服。

交肠之病，或大怒，或因使醉饱，遂致脏气乖乱[2]，不循常道，法宜宣吐，以开提其气，阑门[3]清利，得司泌别之职则愈矣。治宜升清降浊汤，法当升清降浊，兼补气淡渗。应用诸药，忌破气燥热也。

升清降浊汤

柴胡二钱五分　升麻二钱五分　降香二钱五分　人参三钱五分　白芍二钱　橘红二钱　苏子二钱　茯苓二钱五分　猪苓二钱五分　泽泻二钱五分　木通二钱　车前一钱五分　滑石一钱五分　水煎，空心服。

交肠之症，瘤疾[4]也。宜黄芪升麻汤治之。

黄芪升麻汤

生地黄二钱　血余二钱　阿胶二钱，炒　炙甘草五分　人参一钱　黄芪一钱五分，炙　焦术一钱五分　升麻五分　柴胡五分，炒　当归身一钱五分　陈皮一钱　水煎，远食

【注释】

[1] 交肠：病名，亦称肠交、大小交肠、交肠病、差径。见元·危亦林《世医得效方·卷十》。症见大便时有尿液从肛门流出，小便时有粪质从尿道排出。《证治要诀·大小腑门》："交肠之病，大小便易位而出。

盖因气不循故道，清浊混淆。宜五苓散、调气散各一钱，加阿胶末半钱，汤调服，或研黄连阿胶丸为末，加木香末少许，再以煎汤送下。"《济阴要旨》："产后交肠病，又谓之差径，大小便易位而出。干粪结燥不行，方用润肠汤治之。如大便溏薄，而从小便出者，宜五苓散、调气散。"本病与现代医学的直肠膀胱瘘相似。宜手术修补。

〔2〕乖乱：①变乱；动乱。《左传·昭公二十三年》："诸侯乖乱，楚必大奔。"汉·贾谊《治安策》："秦灭四维而不张，故君臣乖乱。"《隋书·天文志中》："狼弧张，害及胡，天下乖乱。"②反常。《资治通鉴·晋安帝隆安四年》："魏太史屡奏天文乖乱。"清·戴震《原善》（卷中）："当其气无乖乱，莫不冲虚自然也。"③谓不守礼法，胡作非为。《清史稿·傅喇塔传》："谕责富善乖乱，夺爵。"

〔3〕阑门：七冲门之一。见《难经·四十四难》。指大、小肠交接处。其犹如门户间之门阑，故称。

〔4〕痼疾：指病证顽固、牵延不愈。见《难经·十八难》。病期较长，投剂、服药多不易见效。如痼疾患者又感受新病、急病，宜先治其新、急病证，后再调治痼疾。

花癫[1]

妇人病花旋风[2]，忽然癫痴，见男子则抱住不肯放，此乃思慕男子不可得，忽然病如暴风疾雨，罔识羞耻，见男子则以为情人也。此肝木枯槁，内火燔盛。法当散郁平肝祛邪之治，用宜清滋抚平汤饮之味。

清滋抚平汤

熟地黄六钱　山茱萸四钱　干山药四钱　泽泻三钱茯苓三钱，去皮　丹皮三钱　知母六钱　黄柏六钱　龙胆草二钱　黄芩三钱　柴胡三钱　生甘草二钱　水煎，日二服。

【注释】

[1] 花癫：病名。亦名花风、花邪、花心风、花痴等。多因妇女所愿不遂或失恋等导致肝郁化火，君相火旺，肝风易动的病症。症见情绪易激动，见男子则以为情人，甚则出现夜间四肢抽搐，牙关拘紧等。治宜泻肝火，平肝风。

[2] 花旋风：病名，即花癫。

癥癖^[1]

妇人癥瘕之病，多由七情不节，所伤饮食，寒温不调，气血劳伤，脏腑虚弱，凝滞不通而成癥瘕。癥^[2]者，征也，脏气结聚，推之不移，病形可验，故曰癥。瘕者，假也，结聚浮假而痛，推迁乃动，故曰瘕。其发动腹痛，气壅结滞于胞络^[3]，则经水不行，久则成癥瘕之疾也。

妇人癥瘕痞块^[4]，恶血攻心，胁腹疼痛，面无颜色，四肢瘦弱者，穿甲散治之。

穿甲散

穿山甲一两，灰炒燥　鳖甲一两，醋炙　赤芍药一两　大黄一两，炒　干漆一两，炒令烟尽　桂心一两　川芎半两　芫花半两，醋炒　当归半两　麝香一分　上为细末，入麝香和匀。每服一钱，热酒下，日三。

妇人癥瘕痞块，腹胁妨紊^[5]疼痛，令人体瘦，不思饮食者，莪术丸治之。

莪术丸

莪术半两　当归三钱　桂心三钱　赤芍药三钱　槟榔三钱　枳壳三钱　木香三钱　昆布三钱　琥珀三钱　桃仁一两　鳖甲一两　大黄一两　上为末，炼蜜丸，梧桐子大，每服二十丸，食前，米饮下。

妇人血癥[6]、血瘕[7]、食积[8]痰滞，服三棱煎治之。

三棱煎

三棱二两　莪术二两　青皮一两　半夏一两，制　麦芽一两，炒　上用好醋六升煮干，焙为末，醋糊丸，梧桐子大，每服三十丸，多至五十丸，淡醋汤下。痰积者，姜汤下。

妇人七癥[9]八瘕[10]，结聚痞块，及妇人带下绝产[11]，腹中有癥瘕者，当以大硝石丸下之。此药虽下，但去癥瘕，不令人困。

大硝石丸

硝石三两　大黄四两　人参一两　甘草一两　上为末，以三年苦酒[12]三升，置铜石器中，先入大黄，微火熬数沸，常搅不住，至七分。内余药复熬成膏，至可丸即丸，如梧桐子大。每服三十丸，米饮下，三日用一服。妇人服此，或下鸡肝块，或下米泔、赤黑等物二、三升，病即愈。忌风冷、生物、房事。

妇人血气疼痛，一切癥瘕，巴豆丸、黑神丸主之。

巴豆丸

巴豆仁一分，去心，醋煮　大黄一两，炒　五灵脂三钱　桃仁三钱　木香半两　为末，炼蜜丸，绿豆大[13]，空心，淡醋汤或酒下五丸。

黑神丸

神曲四两　茴香四两　木香半两　花椒半两，炒，去汗　丁香半两　槟榔四枚　干漆六两，半生半用重汤煮半日，炒令香　上除椒、漆，余五味皆半生半炒为细末，用煎生熟漆和丸，如弹子大，别用茴香末十二两，铺阴地荫干。候外干，并茴香末收器中，待极干去茴香。每服一丸，煎酒下，日三。

【注释】

〔1〕癥癖：即癥癖病。泛指癥瘕积聚之类的疾病。包括癥病、瘕病、癖病、痞病、积聚等。《肘后备急方》（卷四）："……药性论云治癥癖病。"《药性论》："鳖甲：能主宿食症，块疼癖气，冷瘕劳瘦，下气，除骨热，骨节间劳热，结实壅塞。治妇人漏下五色羸瘦者，……治癥癖病。又治痃癖气，……"

〔2〕癥：病证名。分食癥和血癥。食癥，因脾胃虚不能克化，遂与脏气相搏，结积成块，日渐长大，坚固不移。血癥，由脏腑虚弱，寒热失节，或风冷内停，饮食不化，周身运行之气血，适与相值，结而生块；或因跌仆，或因闪挫，气凝而血亦随凝，经络壅瘀，血结不散成块，心腹两胁苦痛，渐至羸瘦，妨于饮食。

〔3〕胞络：脉学名词。分布于胞宫上的络脉。《素问·奇病论》："胞络者，系于肾，少阴之脉贯肾……"

〔4〕痞块：病名。①泛指腹内肿块。《丹溪心法·积聚痞块》："痞块

在中为痰饮，在右为食（一云"痰"），积在左为血块，气不能作块成聚，块乃有形之物也，痰与食积、死血而成也。"《杂病广要·积聚》："大抵积块者，皆因一物为之根，而血涎裹之，乃成形如杯如盘，按之坚硬也。食积败血，脾胃有之，痰涎之积，左右皆有之。"②指肝积。周之干谓："痞块，肝积也。肝经湿热之气，聚而成也。"③指癥瘕。见《东医宝鉴·积聚》。癥有定位，按之不能移动；瘕则或聚或散，或上或下，或左或右，亦多在腹腔。

[5] 妨紊：伤害扰乱。《陈书·后主纪》："在事百僚，辩断庶务……无得便公害民，为己声绩，妨紊政道。"

[6] 血癥：病名。癥病之一。《杂病源流犀烛·积聚癥瘕痃癖痞源流》："其有脏腑虚弱，寒热失节，或风冷内停，饮食不化，周身运行之血气，适与相值，结而生块，或因跌仆，或因闪挫，气凝而血亦随结，经络壅瘀，血自不散成块，心腹肷胁间苦痛，渐至羸瘦，妨于饮食，此之谓血癥。"初起宜活血散瘀；日久脏气虚弱，用扶正祛邪。

[7] 血瘕：病证名。因瘀血聚积所生的有形肿块。为八瘕之一。《素问·阴阳类论》："阴阳并绝，浮为血瘕，沉为脓胕。"《杂病源流犀烛·积聚癥瘕痃癖痞源流》："血瘕，留着肠胃之外及少腹间，其苦横骨下有积气，牢如石，因而少腹急痛，阴中若有冷风，亦或背脊疼，腰疼不可俯仰。《类证治裁·痃癖癥瘕诸积》："血瘕，经行劳动感寒，留络不去，腰腹急痛，宜血瘕方或调经散。"

[8] 食积：九积之一。食滞不消，日久成积者。《儒门事亲》（卷三）："食积，酸心腹满，大黄、牵牛之类，甚者礞石、巴豆。"《杂病源流犀烛·积聚癥瘕痃癖痞源流》："食积，食物不能消化，成积痞闷也，宜青礞石、鸡内金、枳实、巴豆、香附，方用保和丸、连萝丸、佐脾丸。"

[9] 七癥：七种癥病。《三因极一病证方论·癥瘕证治》有蛟龙、鱼、鳖、肉、发、虱、米等七癥之名，并谓其"初非定名，偶因食物相感而致患。"《东医宝鉴·杂病篇》："癥名有七，蛟、龙、鱼、鳖、獭、狐、蛇是也，亦曰蛇、蛟、鳖、肉、发、虱、米也"。

[10] 八瘕：八种病证名。即黄瘕、青瘕、燥瘕、血瘕、脂瘕、狐瘕、

杂症章

蛇瘕、鳖瘕。出《诸病源候论》（卷三十八）。其成因为"八瘕者，皆胞胎生产，月经往来，血脉精气不调所生也"。

[11] 绝产：又名绝生、断产。出《脉经》（卷九）。一指妇女因病而终身不孕，或不再能生育；一指用药物、手术等方法达到终身不孕的目的。

[12] 苦酒：醋的别名。《晋书·张华传》："陆机尝饷华鲊……华发器，便曰：'此龙肉也。'众未之信。华曰：'试以苦酒濯之，必有异。'"北魏·贾思勰《齐民要术·作酢法》："乌梅苦酒法：乌梅去核，一升许肉，以五升苦酒渍数日，曝干，捣作屑。欲食，辄投水中，即成醋尔。"

[13] 绿豆大：作为剂量，"绿豆大"相当于现代的 0.07ml。

肠覃

肠覃[1]者，因经行之时，寒风自肛门而入，客于大肠，以致经血凝涩，月信虽行而血却少，其腹渐大亦如孕子状，为胎漏[2]状。妇人壮盛者，半年之后，气盛而除，虚怯[3]者必成胀满病。桂枝桃泥汤主之，更宜常服四制香附丸。

桂枝桃泥汤

桂枝一钱五分　槟榔一钱五分　白芍一钱，酒炒　生地黄一钱，酒洗　枳壳一钱，麸炒　桃仁二十五粒　炙甘草五分　姜枣引，煎熟入桃泥，去渣服。

四制香附丸

方见前。

肠覃者，寒气客于肠外，与卫气相搏，气不得荣。气散则清，气聚则浊，结瘕聚在内，恶气乃发，瘜肉[4]

乃生。贴着久延不已，小渐益大，至期而鼓，按之则坚，推之则移，其腹如妊子状。此气病而血未病，故月事不断，应时而下，其候可验者也。木香通气散主之。

木香通气散

治寒气成积，腹中坚满，痛不可忍。

木香五钱　戎盐[5]五钱　三棱五钱，炮　厚朴一两，姜制　枳实三钱　炙甘草三分　炮姜二钱　蓬术二钱，煨为散，每服三钱，姜汤下。

【注释】

[1] 肠覃：病证名，古代瘕病之一。初大如鸡蛋，可渐长大，继而发硬，推之可动者是也。妇人肠覃可形似妊娠，但月经仍按时来之。肠覃大致相当于现在的卵巢肿瘤、子宫肌瘤或盆腔肿物。《灵枢·水胀》："肠覃……寒气客於肠外，与卫气相搏，气不得荣，因有所系，癖而内著，恶气乃起，瘜肉乃生。"

[2] 胎漏：病证名。见《素问病机气宜保命集》。亦称漏胎、胞漏、漏胞、漱经。《医学入门》："不痛而下血者为胎漏。"多因孕后气血虚弱，或肾虚，血热等素导致冲任不固，不能摄血养胎，症见阴道不时下血，量少或按月来血，无腰酸腹痛及小腹下坠等症。

[3] 虚怯：虚怯有胆怯、心悸、虚劳三种之意。此处指虚劳而言。

[4] 瘜肉：病证名。即"息肉"，赘生的肌肉团块。《灵枢·水胀》："肠覃何如？岐伯曰：寒气客于肠外，与卫气相搏，气不得荣，因有所系，癖而内著，恶气乃起，瘜肉乃生。"

[5] 戎盐：又名岩盐，为卤化物类矿物石盐的结晶。咸，寒；无毒。入心、肾、膀胱经。功用凉血明目，滋肾利下。主治尿血、吐血，齿舌出血，目赤痛，风眼烂弦，牙痛。用量 3~5 分。

杂

症

章

石瘕

石瘕[1]者，因经行之时，寒气自阴户而入，客于胞门[2]，以致经血凝聚，月信不行，其腹渐大，如孕子状。妇人壮盛者，半年之后，气力强康，小水[3]长而消矣；若虚怯者，必成肿痛，温经汤主之，更宜常服四制香附丸。

温经汤

当归身梢一钱　川芎一钱　赤芍一钱　莪术一钱，煨人参一钱　炙甘草五分　川牛膝二钱　破故纸[4]二钱。炒，杵　小茴香二钱，炒　姜枣引，水煎温服。

四制香附丸

方见前。

加味温经汤

当归尾二钱　川芎二钱　赤芍二钱　肉桂二钱　桂枝二钱　莪术二钱，醋炙　破故纸二钱，盐水炒　小茴香二钱牛膝二钱　甘草三分　生姜为引，水煎服。兼服四制乌附丸。

四制乌附丸

天台乌药八两　香附八两。净，杵。南酒[5]浸三日，焙研，二两；盐水浸同前制，二两；米醋浸同前制，二两；童便浸同前制，二两　共为末，醋糊为丸，白汤下。

温经加味汤

当归尾一钱　赤芍一钱　川牛膝一钱　肉桂一钱　莪术一钱,醋炙　破故纸一钱,盐水炒　小茴香一钱　香附一钱,四制者[6]　乌药一钱,炒　川芎一钱　甘草五分　生姜三片　水煎服。

石瘕生于胞中,寒气客于子门[7],子门闭塞不得通,恶血当写不写,衃[8]以留止,结硬如石。此先气而后血病,故月事不来,可宣导而下。和血通经汤、见睍丸主之。

和血通经汤

肉桂八分　三棱八分　蓬术八分　红花三分　血竭五分　贯众八分　木香八分　熟地黄一钱　当归一钱　苏木一钱　水酒各半,煎服。虚人,十全大补汤送下。

十全大补汤

方见前。

见睍丸

附子四钱,炮　大黄三钱　鬼箭羽[9]三钱　紫石英三钱　肉桂二钱　延胡索二钱　木香二钱　泽泻二钱　槟榔一钱半　血竭一钱半　三棱五钱　桃仁三十粒　水蛭一钱,炙　红酒和丸,淡醋汤下。

杂症章

【注释】

[1] 石瘕:病证名,古代瘕病之一。女子寒瘀积滞胞宫所致瘕块。

《灵枢·水胀》："石瘕生胞中，寒气客于子门，子门闭塞，气不得通，恶血当泻不泻，衃以留止，日以益大，状如怀子，月事不以时下，皆生于女子，可导而下。"本病多因月经期间，寒气入侵，恶血停积所致。主要症状为子宫内有块状物形成，日渐增大，如怀孕状，并有闭经等，以包块如石为特征故名。石瘕症包括了以子宫肌瘤为主的妇科癥瘕病等。

[2] 胞门：指子宫口，又称子门。《金匮要略·妇人杂病脉证并治》："妇人之病……胞门寒伤，经络凝坚。"

[3] 小水：小便。

[4] 破故纸：即中药补骨脂。还有别名：故纸、故子、黑胡纸。

[5] 南酒：①绍兴酒。绍兴酒在京师称为'南酒'，极其名贵。②张掖南酒。甘肃张掖地处丝绸之路的中段，是河西走廊的一座名城。相传张掖郡建立后，中原文化相继传入河西，酿酒技术也随之而来。明代诗人刘宽在他的《河西赋》中，对张掖南酒有这样的赞美："嘉禾涌曲泉，有酒如渑。"

[6] 四制者：指香附的四种制法。即香附净、杵，用酒、醋、盐水、童便各浸三日后，焙研。

[7] 子门：人体部位名。出《灵枢·水胀》："石瘕生于胞中，寒气客于子门，子门闭塞，气不得通，恶血当泻不泻，衃以留止，日以益大，状如怀子，月事不以时下。"子门当指子宫颈口。《类经》："子门，即子宫之门。"

[8] 衃：即"衃血"。《灵枢·水胀》："寒气客于子门……恶血当泻不泻，衃以留止，日以益大，状如怀子。"

[9] 鬼箭羽：又名鬼见愁。为卫矛科植物卫矛的具翅状物的枝条或翅状附属物。苦，寒，涩；有小毒。入足厥阴经。功用破血，通经，杀虫。主治经闭，癥瘕，产后瘀滞腹痛，虫积腹痛。用量4.5~9g。妊娠忌服。

血气瘕[1]

妇人经水不行，血气血积[2]，癥瘕坚癖[3]，血瘕壅滞，发歇攻刺疼痛，呕逆[4]噎塞[5]，迷闷及血蛊[6]胀满。宜用五物去瘕汤治之。

五物去瘕汤

丹参五钱　赤芍五钱　桃仁三钱　三棱二钱　莪术二钱
水煎服。

妇人血瘕癥癖者，鳖甲干漆散服之。

鳖甲干漆散

鳖甲八钱　琥珀六钱　大黄七钱　干漆七钱　上为散，每服二钱，酒送下。少时恶血即下。若妇人小肠中血下尽，即休服也。

妇人经脉不通，久则成血气瘕，两胁烦闷，心腹疼痛，黄瘦者，宜干漆散治之。

干漆散

干漆半两　木香半两　芫花半两，醋炒　赤芍药半两
桂心半两　当归半两　川芎半两　琥珀半两　大黄三钱　牛膝三钱　桃仁一两　麝香一分　上为细末，每服一钱，温酒调下。

妇人血气瘕痞，经行过期，小腹下痛。服桂枝桃仁汤治之。

桂枝桃仁汤

桂枝一钱　芍药一钱　生地黄一钱　桃仁五枚　甘草五分　上㕮咀，水二盏，姜三片、枣一枚，煎一盏，空心，温服。

妇人血瘕血积，经候不通者，服桃仁煎治之。

桃仁煎

桃仁一两　大黄一两　虻虫半两，炒黑　净朴硝一两

上为末，以醇醋二升半，银石器中慢火熬取一升五合，下大黄、虻虫、桃仁等，不住手搅，欲下手丸。下朴硝，更不住手搅，良久出之，丸如梧桐子大。前一日不用晚饭，五更初用温酒吞下五丸，日午取下如赤豆汁，或如鸡肝、虾蟆之状。未下再服，如鲜血来即止，续以调血气药补之。

妇人脐下结物，大如杯升，月水不通，发作往来反复，下痢羸瘦，此为血气瘕也。干漆丸治之。若按之牢强，肉癥[7]者不可治。

干漆丸

生地黄二十斤，捣绞取汁　干漆一斤，熬捣筛，末　凡二物，地黄绞取汁，漆治下筛，内地黄汁中，微火煎，令可丸，如梧子大，食后服，酒下三丸，日三服。

妇人产后瘀血，与气相搏，曰血瘕[8]也。其痛而无定处，此因夙有风冷而成，轻则否涩，重则不通。治当归茯苓丸服之。

当归茯苓丸

当归一两　茯苓一两　桂心一两　芍药一两　血竭五钱
牡丹一两，去心　桃仁一两，去皮、尖，熬　蒲黄八钱　延胡索八钱　上药研末，炼蜜为丸，如兔屎大[9]。空心，

酒下服一丸，不知，加至三丸。

【注释】

[1] 血气瘕：病证名。瘕病之一，即血瘕。因瘀血聚积所生的有形肿块。

[2] 血积：病证名。瘀血凝结成积。九积之一。见《儒门事亲》（卷三）。由跌仆努力、忧怒内伤等因所致。瘀血蓄于脘腹，证见痛有定处，面色萎黄而有蟹爪纹路，多怒善忘，便黑或便秘等。《金匮翼·积聚统论》："血积，痛有定处，遇夜则甚，其脉芤涩。……跌仆努力者，多有此症。或忧怒伤其内，风寒袭于外，气逆血寒，凝结成积。"《杂病源流犀烛·积聚癥瘕痃癖痞源流》："血积，瘀血成积。或因打扑，或因堕跌，瘀血蓄于脾腹，面黄粪黑也。"《医碥·积聚》："血积，证见面色萎黄，有蟹爪纹路（血不能上荣也），多怒善忘，口燥便秘，骨热肢冷。"治宜活血化瘀为主。九积，病名。指食积、酒积、气积、涎积、痰积、癖积、水积、血积、肉积等九积。

[3] 癖：病名。又称癖气。指痞块生于两胁，时痛时止的病证。多由饮食不节，寒痰凝聚，气血瘀阻所致。《诸病源候论·癖病诸候》："因饮水浆过多，便令停滞不散，更遇寒气积聚而成癖。癖者，谓僻侧在于两胁之间，有时而痛是也。"《杂病源流犀烛·积聚癥瘕痃癖痞源流》："癖者，匿也，潜匿两肋之间，寻摸不见，有时而痛，始觉有物，其原皆由荣卫失调，经络阂隔，而又起居饮食无度，伤脾伤胃，有所劳力，强忍作劳，以致精伤血轶，邪冷之气搏结不散，藏于隐僻之所，故名曰癖。"《医学传灯·积聚癥瘕痃癖痞块》："僻者，隐在两胁之间，时痛时止，故名曰癖，痰与气结也。"根据病因症状的不同，可分为水癖、饮癖、痰癖、酒癖、寒癖等。

[4] 呕逆：即呕吐。病证名，见《灵枢·经脉》。

[5] 噎塞：又名噎膈。指进食受阻，饮食未曾入胃即吐出者。《医贯》（卷五）："噎膈者，饥欲得食，但噎塞迎逆于咽喉胸膈之间，在胃口之上，未曾入胃即带痰涎而出。"

301

[6] 血蛊：病名。因跌仆坠堕后误用补涩所致腹胀膨满之证。《证治汇补》（卷五）："坠堕闭剉、气逆、气郁，误行补涩则瘀蓄于胃，心下胀满，食入即吐，名曰血逆；瘀蓄于脾，大腹膨胀，渐成鼓满，名曰血蛊。"

[7] 肉癥：病证名，癥病之一。①因食思肉类无度，日久脘腹结块坚着不移的病证。多由滞积挟痰瘀凝滞所致。见《备急千金要方》。②妇人脐下结块，大如杯升，按之坚硬，月经不通，身体羸瘦的病证。见《肘后备急方·治卒心腹癥坚方》。

[8] 血瘕：此即产后血瘕。产后血瘕，病名。《经效产宝》（卷中）："产后瘀血，与气相搏，名曰瘕。谓其痛而无定处，此因夙有风冷而成，轻则否涩，重则不通。"多因产后胞脉空虚，复受风冷之邪，寒凝血瘀，血结成块而成血瘕。治宜活血散结。

[9] 兔屎大：作为剂量，"兔屎大"约相当于重 2 ~ 3g。

八瘕

妇人八瘕[1]病者，皆胞胎生产、月水往来、血脉精气不调之所生也。其八瘕者，黄瘕[2]、青瘕[3]、燥瘕[4]、血瘕[5]、脂瘕[6]、狐瘕[7]、蛇瘕[8]、鳖瘕[9]是也。

黄瘕

妇人月水始下，若新伤坠，血气未止，卧寝未定，脏腑虚弱，精神不定，因向大风便利，阴阳开闭关节四远，中于风湿，气从下上，入于阴中，稽留不去，名为阴虚，则生黄瘕之聚。

妇人苦四肢寒热，身重淋露，卧不欲食，左肋下有气结牢，不可得抑。腰背相引痛，月水不利。少腹急，下引阴中如刺，不得小便，或时寒热，下赤黄汁，病苦如此，令人无子不产，治用蜀椒散内之。

蜀椒散

蜀椒一两　皂荚一两，炙，去皮子　细辛六分　上捣散，以三角囊大如指，长二寸贮之，取内阴中，闷则出之，已则复内之，恶血毕出，乃洗以温汤，三日勿近男子。

青瘕

妇人新生未满十日起，行以汤浣洗太早，阴阳虚，玉门四边[[10]]皆解散。子户[11]未安定，骨肉皆痛，手臂不举，饮食未复，又或当风睡卧，及居湿地及湿席，不自谨慎，令人苦寒洒洒入腹中，心腹烦闷沉淖。恶血不除，结热不得散，则生青瘕之聚。

妇人左右肋下有气，喜唾，不可多食，四肢不欲动摇，恍惚善梦，手足肿，面目黄，大小便难，其候月水不通利，或不复禁，状如崩中，令人少子。治用戎盐散内之。

戎盐散

戎盐一升　皂荚五钱，炙，去皮子　细辛一两六钱　上捣散，以三角囊大如指，长三寸，贮之，内阴中，但卧，瘕当下，青如葵汁。

燥瘕

妇人月水下，恶血未尽，其人虚惫。而于暑月中疾走或操劳，致气急汗流，少腹壅急，遂令月水与气俱不通利，而反以饮清水快心，月水横流，溢入他脏不去有热，则生燥瘕之聚。

妇人在腹中有物大如杯，能上下流动，时欲呕吐，卧时多盗汗，足酸不耐久立，小便失时，忽然自出若失精，月水闭塞，小便涩难，大便涩难。有此病亦令人少子。治当大黄䗪虫散主之。

大黄䗪虫散

大黄一枚，如鸡子大[12]　干姜二两　鸡中黄胰一枚，炙　黄连二两　桂心一只　地䗪虫三枚　浓朴十铢，炙　郁李仁一两，去皮尖，熬　上捣散，空心，以温酒一盏和三钱匕顿服，瘕当下，三日内勿近男子。

血瘕

妇人月水新下，未满日数而中止。因饮食过度，五谷气甚，溢入他脏，若大肌寒，吸吸不足，呼吸未调，而自劳动，血下走于肠胃之间，流落不去，内有寒热，与月水会合，则生血瘕之聚。

令人腰痛不可以俯仰，横胁下有积气，牢如石。少腹裹急苦痛，背膂[13]腰股皆痛，阴里若生子风冷，子门僻，月水不时，乍来乍去，有此病者令人无子。治用干姜桃仁汤服，大黄皂荚丸内之。

干姜桃仁汤

干姜一两　乌贼骨一两，炙　桃仁一两，去皮尖，熬

上捣散，酒下二方寸匕，日二服。

大黄皂荚丸

大黄半分　当归半分　山茱萸一两　皂荚一两，去皮子，炙　细辛二十六铢　戎盐二十六铢　上捣散，以香脂为丸如指大，以绵裹内阴中，正坐良久，瘕当下。

脂瘕

妇人月水新下，若生未满三十日，其人未复，以合阴阳，络脉分，胞门伤，子户失禁，关节散，五脏六腑津液流行，阴道动，百脉关枢四解，外不见其形，子精与血气相遇，犯禁子精化，不足成子，则生脂瘕之聚。

妇人支[14]满裹急痛痹，引少腹重，腰背如刺，四肢不举，饮食不甘。卧不安席，左右走，腹中切痛，时瘥[15]时甚，或时少气，头眩，身体疼解，苦寒恶风，膀胱胀，月水乍来乍去，不如常度，大小便血不止。有此病者，令人无子。治用矾皂散内之。

矾皂散

皂荚十八铢，去皮子　矾石六铢，烧　五味子半两　蜀椒半两　细辛半两　干姜半两　上捣散，以香脂和如大豆，以绵裹内着阴中，其瘕乃愈。

狐瘕

妇人月水当日数来，而反悲哀自恐，或以远行，逢暴风疾雨雷电惊恐，被湿罢倦[16]少气，心中恍惚未定，四肢懈堕振寒，若瘝瘝脉气绝，精神游亡，邪气入于阴里不去，是生狐瘕之聚，其害能食人子脏。

妇人月水闭而不通，少腹瘀滞，胸胁腰背痛，阴中肿，小便难，胞门子户不受男精。五脏气盛，令人嗜食，欲呕喜唾，多所思，状似有身，患此者终生无子。宜牡鼠桂心散治之。

牡鼠桂心散

新死鼠一枚　裹以新絮，涂以黄土，穿地埋鼠其中，以桑薪灼其土，一日一夜取出，分去絮，纳桂心末三钱，酒服二方寸匕，病当下。甚者不过再服，瘥止。

蛇瘕

妇人月水已下新止，适闭未复，胞门子户劳动，阴阳未平，营卫分行。若其中风暴病赢劣，饮食未调；若起行当风，及度泥涂，因冲寒大早；若坐湿地，腹中虚；若远行道路，伏饮污井之水，进不洁之食，通吞蛇鼠之精，流落不去，则生蛇瘕之聚。其患能上食人之肝心，越时既多。

妇人腰背股胫俱痛，时发寒热，小便赤黄，膀胱引阴中挛急，难以动作，月水多寡不定，患此者不复生子。治用皂黄芒硝汤服之。

皂黄芒硝汤

大黄半两　黄芩半两　芒硝半两　炙甘草一尺，大如指者　乌贼骨二枚　皂荚三钱，去皮子尖　上以水六升，煮之三沸，去滓下硝，适寒温，空腹服之，当下。

鳖瘕

妇人月水新至，其人剧作，罢劳[17]汗出，衣服湿润，不以时去之。或当风睡卧，足践湿地；恍惚觉悟，踱立未安，颜色未平，复见所好，心为开荡，魂魄感动，五内[18]脱消；或入水洗浴，不以时出，神不守舍，水气与邪气俱入至三焦之中，又暮出入，玉门先闭，津液妄行留落不去，是生鳖瘕之聚。

少腹内切痛，有物如小杯，恶气左右走，上下腹中苦痛，若存若亡，持之跃手，下引阴里[19]腰背亦痛，不可以息。月水不通，面目黄黑，脱声[20]少气。有此病者，令人绝子。宜参桂鳖虫散服之。

参桂鳖虫散

大黄六分　干姜半分　侧子半分　附子九铢　人参五钱　地鳖虫一寸匕^[21]，熬　桂心一两三钱　细辛十八铢　白术一两　上捣散，以酒下方寸匕，日三服，瘕自下。

【注释】

[1] 八瘕：八种病证名。即黄瘕、青瘕、燥瘕、血瘕、脂瘕、狐瘕、蛇瘕、鳖瘕。见《诸病源候论》（卷三十八）。其成因为"八瘕者，皆胞胎生产，月经往来，血脉精气不调所生也"。

[2] 黄瘕：病名。八瘕之一。见《诸病源候论》（卷三十八）。因左胁气结所致腰背引痛，小腹拘急引阴中刺疼，尿黄赤；女子则见经行不利，阴中刺痛，淋露黄汁。《杂病源流犀烛·积聚癥瘕疝癖痃源流》："黄瘕，左胁下有气，牢结不可抑，其苦腰背相引痛，小腹常急，下引阴中如刺，不和小便，或溺黄赤，时发寒热。"《类证治裁·疝癖癥瘕诸积论》："黄瘕，经行不利，左胁气结，阴中刺痛，淋露黄汁，用坐导皂荚散。"

[3] 青瘕：病名。聚在两胁的瘕证。八瘕之一。以两胁为肝之分野，肝色青，证见气冲不定，瘕聚无形，故名。《杂病源流犀烛·积聚癥瘕疝癖痃源流》："青瘕聚在左右胁下，藏于背膂，上至肩胛，其苦腰下急痛，腹下气冲，面色黄，四肢肿，二便难，喜唾涎，不可多食。"《类证治裁·疝瘕癥瘕诸积论治》："青瘕，新产浴早风袭，瘕聚左右胁，崩中不禁，下青汁，用坐导戎盐散。"

[4] 燥瘕：病名。属八瘕之一。见《诸病源候论》（卷三八）。多因女子暑月行经期间，劳累过度，或大怒气结，以致经脉挛急内结不舒所致。治宜舒肝理气，活血化瘀。

[5] 血瘕：病证名。因瘀血聚积所生的有形肿块。为八瘕之一。出《素问·阴阳类论》："阴阳并绝，浮为血瘕，沉为脓胕。"《杂病源流犀烛·积聚癥瘕疝癖痃源流》："血瘕，留着肠胃之外及少腹间，其苦横骨下有积气，牢如石，因而少腹急痛，阴中若有冷风，亦或背脊疼，腰疼不可

俯仰。《类证治裁·疝癖癥瘕诸积》：“血瘕，经行劳动感寒，留络不去，腰腹急痛，宜血瘕方或调经散。”

[6] 脂瘕：病证名。八瘕之一。见《诸病源候论》（卷三十八）。一名胎瘕。因病在脂膜间，证见腰背刺痛，股痛，少腹沉重，大小便血等。《杂病源流犀烛·积聚癥瘕疝癖痃源流》：“脂瘕，在脂膜间，猝难踪迹，其苦腰背如刺，左右走腹中而切痛，少腹沉重，身体解，大小便血，时甚时止，此症女人独患之。”或因分娩后过早同房，证见精血杂下如脂膏。《类证治裁·疝癖癥瘕诸积论治》：“新产交合早，胞伤，子户失禁，精血杂下如膏，宜坐导脂瘕方。”

[7] 狐瘕：病名。八瘕之一。女子少腹疼痛，有物或隐或现，如狐之出没无常，故名。《杂病源流犀烛·积聚癥瘕疝癖痃源流》：“狐瘕，出入少腹间，或隐或见，男子即为狐疝，女子乃名狐瘕，其苦阴酸涩，小便难，少腹瘀痛，胸膈腰背上冲而痛，其瘕甚，有手足成形者。”《类证治裁·疝癖癥瘕诸积论治》：“狐瘕，经行受惊，心志恍惚，邪入于阴，目闭溺难，宜狐瘕方。”本病见于腹股沟疝、腹股沟直疝等病。

[8] 蛇瘕：病名。瘕生腹内，摸之如蛇状者。八瘕之一。《诸病源候论·癥瘕病诸候》：“人有食蛇不消，因腹内生蛇瘕也。亦有蛇之精液误入饮食内，亦令病之。其状常若饥而食则不下，喉噎塞，食至胸内即吐出，其病在腹，摸揣亦有蛇状，谓蛇瘕也。”《杂病源流犀烛·积聚癥瘕疝癖痃源流》：“蛇瘕，其形长大，在脐上下，或左右胁，上食心肝，其苦不得吐气，腰背痛，难以动作，少腹热，膀胱引阴挛急，小便黄赤，两股胫间时痛。”《类证治裁·疝癖癥瘕诸积论治》：“蛇瘕，经后阴未复，食饮误中虺毒，成形，长而痛，宜蛇瘕方。”

[9] 鳖瘕：病证名。八瘕之一。《诸病源候论·癥瘕病诸候》：“鳖瘕者，谓腹中瘕结如鳖状是也。”《杂病源流犀烛·积聚癥瘕疝癖痃源流》：“鳖瘕，形大如杯，若存若亡，持之应手，其苦小腹内切痛，恶气左右走，上下腹中痛，腰背亦痛，不可以息，面目黄黑，脱声少气，甚至有头足成形者。”《类证治裁·疝癖癥瘕诸积论治》：“鳖瘕，经行浴水，水精与邪气入于子户，形如小祥，少腹切痛，宜鳖瘕方。”

［10］四边：即阴户。《诸病源候论》："胞门、子户主子精神气所出入，合于黄门、玉门、四边。"

［11］子户：人体部位名。出《脉经》（卷九）。即妇女前阴。

［12］鸡子大：约40ml。

［13］膂：脊梁骨。《说文》："膂，篆文吕从肉，从旅。"《书·君牙》："今命尔予翼，作股肱心膂。"《文选·庾亮让中书令表》注引贾逵《国语》："而使内处心膂，外总兵权。"注："膂，脊也。"

［14］支：通"肢"。《易·坤》："而畅于四支。"《管子·小匡》："尽其四支动。"《淮南子·原道》："四支不勤。"明·宋濂《送东阳马生序》："四支僵劲不能动。"

［15］瘥：病除。《续世说·夙慧》："患既未瘥，眠也不安。"

［16］罷倦：疲倦。罷，古同"疲"，累。

［17］罷劳：即疲劳。

［18］五内：即五脏。汉·蔡琰《悲愤》："见此崩五内，恍惚生狂痴。"

［19］阴里：指下阴部。

［20］脱声：指失声。

［21］一寸匕：即一方寸匕。《范汪方》云："二麻子为一小豆，三小豆为一梧实，二十黍粟为一替头，三替头为一刀圭，三刀圭为一撮，三撮为一寸匕，五撮为一夕，十夕为一合。"

太上感应篇附^[1]

太上^[2]曰：祸福无门，唯人自召。善恶之报，如影随形。是以天地有司过之神，依人犯轻重，以夺人算。算减则贫耗，多逢忧患，人皆恶之，刑祸随之，吉庆避之，恶星灾之，算尽则死。又有三台北斗神君，在人头上，录人罪恶，夺其纪算。又有三尸神，在人身中，每到庚申日，辄上诣天曹，言人罪过。月晦之日，灶神亦然。凡人有过，大则夺纪，小则夺算。其过大小，有数百事，欲求长生者，先须避之。是道则进，非道则退。不履邪径，不欺暗室。积德累功，慈心于物。忠孝友悌，正己化人，矜孤恤寡，敬老怀幼。昆虫草木，犹不可伤。宜悯人之凶，乐人之善，济人之急，救人之危。见人之得，如己之得。见人之失，如己之失。不彰人短，不炫己长。遏恶扬善，推多取少。受辱不怨，受宠若惊。施恩不求报，与人不追悔。所谓善人，人皆敬之，天道佑之，福禄随之，众邪远之，神灵卫之，所作必成，神仙可冀。

欲求天仙者，当立一千三百善，欲求地仙者，当立三百善。苟或非义而动，背理而行。以恶为能，忍作残害。阴贼良善，暗侮君亲。慢其先生，叛其所事。诳诸无识，谤诸同学。虚诬诈为，攻讦宗亲。刚强不仁，狠戾自用。是非不当，向背乖宜。虐下取功，谄上希旨。受恩不感，念怨不休。轻蔑天民，扰乱国政。赏及非义，刑及无辜。杀人取财，倾人取位。诛降戮服，贬正排贤。凌孤逼寡，弃法受贿。以直为曲，以曲为直。入轻为重，见杀加怒。知过不改，知善不为。自罪引他，壅塞方术。讪谤贤圣，侵凌道德。射飞逐走，发蛰惊栖，填穴覆巢，伤胎破卵。愿人有失，毁人成功。危人自安，减人自益。以恶易好，以私废公。窃人之能，蔽人之善。形人之丑，讦人之私。耗人货财，离人骨肉。侵人所爱，助人为非，逞志作威，辱人求胜。败人苗稼，破人婚姻。苟富而骄，苟免无耻。认恩推过，嫁祸卖恶。沽买虚誉，包贮险心。挫人所长，扬己所短。乘威迫胁，纵暴杀伤。无故剪裁，非礼烹宰。散弃五谷，劳扰众生。破人之家，取其财宝。决水放火，以害民居，紊人规模，以败人功，损人器物，以穷人用。见他荣贵，愿他流贬。见他富有，愿他破散。见他色美，起心科之。负他货财，原他身死。干求不遂，便生咒恨。见他失便，便说他过。

见他体相不具而笑之，见他才能可称而抑之。埋蛊厌人，用药杀树。恚怒师傅，抵触父兄。强取强求，好侵好夺。掳掠致富，巧诈求迁。赏罚不平，逸乐过节。苟虐其下，恐吓于他。怨天尤人，呵风骂雨。斗合争讼，妄逐朋党。用妻妾语，违父母训。得新忘故。口是心非，贪冒于财，欺罔其上。造作恶语，谗毁平人。毁人称直，骂神称正，弃顺效逆，背亲向疏。

指天地以证鄙坏，引神明而监猥事。施与后悔，假借不还。分外营求，力上施设。淫欲过度，心毒貌慈。秽食馁人，左道惑众。短尺狭度，轻秤小升。以伪杂真，采取奸利。压良为贱，谩蓦愚人。贪婪无厌，咒诅求直。嗜酒悖乱，骨肉忿争。男不忠良，女不柔顺。不和其室，不敬其夫。每好矜夸，常行妒忌。

无行于妻子，失礼于舅姑，轻慢先灵，违逆上命。作为无益，怀挟外心。自咒咒他，偏憎偏爱。越井越灶，跳食跳人。损子堕胎，行多隐僻。晦腊歌舞，朔旦号怒。

对北涕唾及溺，对灶吟咏及哭。又以灶火烧香，秽柴作食。夜起露，八节行刑。唾流星，指虹霓。指三光，久视日月，春月燎腊，对北恶骂。无故杀龟打蛇。如是等罪，司命随其轻重，夺其纪算。算尽则死，死有余责，乃殃及子孙。又诸横取人财者，乃计其妻子家口以当之，渐至死丧。若不死丧，则有水火盗贼，遗亡器物，疾病口舌诸事，以当妄取之直。又枉杀人者，是易刀兵而相杀也。

取非义之财者，譬如漏脯救饥，鸩酒止渴，非不暂饱，死亦及之。夫心起于善，善虽未为，而吉神已随之。或心起于恶，恶虽未为，而凶神已随之。其有曾行恶事，后自改悔，诸恶莫作，众善奉行。久久必获吉庆，所谓转祸为福也。故吉人语善，视善，行善。一日有三善，三年天必降之福。凶人语恶、视恶、行恶，一日有三恶，三年天必降之祸，胡不勉而行之。

【注释】

[1] 太上感应篇：《太上感应篇》，简称《感应篇》。作者尚无定论。《宋史·艺文志》著录"李昌龄《感应篇》一卷"。《郡斋读书附志》存夹江隐者李昌龄所编《太上感应篇》八卷。今北京图书馆藏明刻一卷本和元刻八卷本、明刻八卷本。《正统道藏》太清部《太上感应篇》三十卷，署"李昌龄传，郑清之赞"，而宋代名李昌龄者又不只一人。清代惠栋《太上感应篇注》和俞樾《太上感应篇缵义》皆以《宋史》有传的参政李昌龄为作者。道藏本《感应篇》前有南宋理宗绍定六年（1233）陈奂子序，称蜀士李昌龄为之作注。近世日本学者吉冈义丰认为真正的作者是南宋初年著《方舟集》的四川人李石，此论似乎证据不足，仍待进一步考证。《太上感应篇》仅约一千二百余字，以开头的"祸福无门，惟人自召；善恶之报，如影随形"十六字为纲，接着叙说人若想长生多福，必须行善积德，并列举了二十多条善行，一百多条恶行，作为趋善避恶的准绳。要求人们"不履邪径，不欺暗室，积德累功，慈心于物，忠孝友悌，正己化人"；声称"欲求天仙者，当立一千三百善，欲求地仙者，当立三百善"；并谓人体中有名为"三尸"的司过之神，时刻都在记录人的恶行，每于庚申日上白天曹，下讼地府，告人罪状，述人过恶，由此而定夺人的寿夭祸福。它特别强调"立善多端，莫先忠孝"，成仙证道的根基就在于此。它将道教的方术和戒律贯穿于道德修养之中，由神来对人作道德上的善恶评判，使人从一念起处下工夫。最后以诸恶莫作，众善奉行，积善天必降福，行恶天必降祸作结。全篇主要宣扬天人相感、因果报应思想，既有儒家伦理规范，又有释、道的宗教信条，融儒、释、道三家思想于一炉。《感应篇》问世以后，受到封建统治阶级的欢迎，不少皇帝都大力推动它的流布。南宋皇帝出资官刻；明成祖皇后徐氏还仿之作《仁孝皇后劝善书》，为之推波助澜；清顺治皇帝还御制《劝善要言》序，以示提倡。在封建帝王的推动下，明清时期民间富有之家都纷纷捐资刊刻，免费散发，从而使此书在社会上广为流传，影响十分广泛，边远地区，乃至日本，皆有此书的流布。

[2] 太上：即太上老君。姓李名耳，得道为仙家之祖，系上天至尊之

圣。《感应篇》是太上劝人作善之书。感，是感动，应，是报应；言人以善恶感动，天必有祸福报应。篇中前半劝善说大纲，后半戒恶说细目。据管窥之见，窃以为众善之细目，即具在诸恶之对面。如"忠"字是纲，后半"轻蔑天民"等句之对面，便是目；"孝"字是纲，后半"违父母训"等句之对面，便是目；"不彰人短"句，是纲，后半凡说口过之对面，都是目；"推多取少"句，是纲，后半凡说贪财之对面，都是目。即此类推，句句皆然。今不自揣，将戒恶一百数十条，指出对面，意欲发明，圣人蕴蓄之旨，俾人一面改过，一面便得迁善，敢质世间高明斧正焉。至其义理，都从格言因果中出，亦非敢杜撰取戾也。朱子之说理，犹如白话，务使人人了悟；是编仿此，号曰直讲。伏望四方善士，躬行心得之后，口头存方便，舌上积阴功，到处讲讲，开悟群迷，均出祸关，共登福路。谅仁人乐从事焉。

【参考译文】 太上老君说：祸与福，并不固定，全在人自作自受。善恶的报应如同身形和影子一样，形正影正，形斜影斜。因此，天和地都设有专门记过的神，根据人们所犯过失的轻重，决定削减其寿命的多少。一旦减寿紧接着就会贫困，处处都会碰上忧愁和患难。人们厌弃他；刑罚与祸殃也会跟定他寸步不离；吉祥喜庆想得也得不到；凶神灾星不断降祸给他。待到寿数被削减完了，堕入三恶道，悔之晚矣！还有主人生死夭寿的三台神和察人善恶的北斗神，他们在人头上，人若犯有罪过，就即刻录入恶籍，根据罪过轻重，削减其寿命，或十二年，或百日。更有住在人身上的三尸神，每到庚申日（天神断决事的日期），便到天上去，禀告人所犯罪过。家中的灶神，在月末那天，同样会上天告人罪过。总之，大凡人犯下过失，根据其过失的大小，削减其寿命，长者十二年，短者百日。这些过失，大大小小共有好几百种，人要想得长寿，必须先行警觉不犯这些过失才行。

凡顺乎天理、合乎人心的善事，就应去身体力行；凡逆乎

太上感应篇附

天理、违背人心的恶事，就应警觉不做。

人的一言一行乃至一念之间，也不应偏离正道；即使处在别人看不见听不到的地方，也不应明知故犯。

人应当不断地积累功德。仁慈为万善之本，所以，人应以仁慈的心去周济贫苦，放生戒杀。为臣，对君应尽忠道；为子女，对父母应尽孝道。兄与弟同气连枝，所以，兄对弟应当友爱，弟对兄应当恭敬。人先修身，以善为本，做出表率，然后才能去感化旁人。人间不幸属孤儿寡妇，值得怜悯；尊老爱幼，人间美德。昆虫和草木应予爱护，不可随意伤害。若遇别人行为不端，应劝其改恶从善；若遇别人遭遇灾祸，应给予帮助解救。当遇到别人作善事时，应生欢喜心，促其成功。当人有困难时，或疾病，或死丧，或饥寒，或逋欠，此时应竭力相助，勇往不疑。当人遇危难时，或覆舟失火，或家破人亡，或遭人坑害，此时应鼎力相救，绝不应瞻前顾后。待人应具有平等心，不应动唯恐人得、宁使人失的念头，应该不妒人得，不喜人失才对。不宣扬别人的短处，也不夸耀自己的长处。见人作恶事时，应加以劝阻；见人作善事时，应大肆宣扬。人应知足，不论兄弟分家，或与朋友分钱，当辞多就少。受到侮辱时，不生怨恨心；受到宠荣时，应生惊恐心。当人真心立善，去掉贪吝心时，给予别人恩惠，不会要求报答；送给别人钱物，也不会事后追悔。被称为善人的人，人人都会尊敬他，上天会保佑他，福禄富贵都属于他，各种邪魔都远离他，神灵也会保护他，凡是他所想办的事情，一定会成功。人诚心行善，久而久之，善信而终可成神仙。想成为天仙，就应积累一千三百件善事；想成为地仙，就应积累三百件善事。

若是人起心动念不合义理规矩，或者待人处事常常违背事理，这些都是迷误所致。比如把做坏事当成是能干；无慈悲心，随意残伤毒害生灵；阴谋陷害善良的人；阳奉阴违，暗中轻蔑欺瞒君主和父母；以较慢、奚落的言行对待自己的老师；以下犯上，对待上级，缓急不相依，利害不相顾；无故欺骗无知识的人；讥讽诋毁自己的同学；待人毫无诚意，甚至对待自己的同族亲戚，也要无中生有妄加污蔑，阴谋相蒙，假意相欺，故意刁难，向人揭露他们的隐私，这是非常不道德的；待人接物，使气任性而又尖酸刻薄，天性乖僻而又自以为是；狂妄奸猾的人，待人处事总是爱将是非颠倒，主张什么反对什么都与道义不合；为上者作恶，往往为了邀功请赏，不惜让其下属做出牺牲，以别人膏血换取自己功名；为下者作恶，常常为了迎合上级意图，奴颜婢膝，百般谄媚奉承；得旁人恩惠不知报答，私仇小怨常记在心；当官的视民如草芥，横征暴敛，漫不经心，又好大喜功，任意更改国家政令，危害百姓；奖赏不义的人，无罪的人反倒受刑罚；为一己私利，图财害命；搞垮别人，取而代之；诛杀已经降服的人；贬斥打击正直的人；倾压排挤贤能的人；欺凌威逼孤儿寡妇；贪赃枉法，收受贿赂，曲直颠倒，无罪者定有罪，有罪者定无罪；轻罪重判，对无罪的人见而生恨，无故加刑；明知自己有过错，却不愿改正；知道是善事，却不愿去做；自己有罪责，却又诬陷他人；阻止技艺流行；诽谤嘲笑圣贤及著述；侵害凌辱有道德的人；射猎飞禽走兽；震惊潜伏在地下的虫类及栖息在树上的鸟类；填塞虫穴和破坏鸟巢；伤害兽胎和击破鸟卵；幸灾乐祸，嫉妒别人，希望别人犯过失；破坏别人已成之功；但求自身安乐，让别人处于危险境地；让人吃亏，自己得便宜；以自己坏的偷偷去换别人好的；假公济私，徇私误公；剽窃他人成果；掩盖别人的优点；尖酸刻薄地丑化他人；揭露别人隐私使之难堪；设陷阱害人从中取利；挑拨离间别人的骨肉至亲使之分散；强夺别人珍爱的东西；

太上感应篇附

帮助他人作恶事；仗势欺人，作威作福；侮辱人家，凌驾于人；任意糟蹋、破坏别人的庄稼；阴谋破坏他人婚姻；发了不义之财而骄横跋扈；侥幸逃脱惩罚不知廉耻；冒认功绩，推卸过错；偷梁换柱嫁祸于人，卖假货坑人；沽名钓誉；包藏祸心；挫伤别人的长处；庇护自己的缺点；以势压人，恶霸作风；纵容恶人杀伤无辜；不思纺织苦，遍身绸罗犹裁剪不止，不按照礼仪任意烹宰禽畜，浪费粮食，使众生劳苦；为谋取他人财宝，使之家破人亡；决堤放火，毁人房屋财产；嫉人之功，阴谋捣乱，让人家事业半途而废；故意损坏别人工具，使其束手无措；见人荣贵，愿人流放贬谪；见人富有，愿人倾家荡产；见有漂亮女人便起淫念；欠人财物，愿人早死；有求于人未得答应，就诅咒仇恨他；见人受挫折，便挑剔他的不是；见人残疾、五官不全、相貌丑陋便耻笑他；见人才能超群就贬低他；刻木人埋地下，用符咒把人害死；使用毒药杀伤树木；憎恨老师教人过严，不顺从父兄；强行求取非分的财物；一贯明夺暗抢；靠掠夺发家；靠钻营升官；赏罚不公平；无节制地享受安乐；苛求虐待下属，威胁恐吓别人；事不称心怨天尤人；咒骂风雨不合人愿；或暗中挑唆，或东西播弄，或包揽衙门，千方百计让人家打官司，以便从中渔利；拉帮结派，趋炎附势，明争暗斗，结交狐朋狗友之类；轻信妻妾言语；违背父母教诲；喜新厌旧，薄情寡义；口蜜腹剑，表里不一；对财物贪得无厌，恬不知耻；欺骗上司，中饱私囊；编造流言蜚语，诽谤清白无辜的人；打击别人抬高自己；辱骂神灵却标榜自己正直；弃正道投效邪门；背弃亲友厚待外人，薄父母厚妻室；为一点琐碎争端，动辄指天作证；为掩盖自己卑劣行为妄指神明可鉴；布施以后又后悔；借人财物抵赖不还；妄心贪求分外的名利；舍生忘死不遗余力地谋求富贵；沉溺淫欲毫无节制；貌似仁慈而其心险毒；把变质的食物，虫咬过的食物，肮脏的东西送给别人吃；用旁门邪道来迷惑一般群众；小人贪利，短斤少两，造器坑人；以假充真，贩卖假货假药，造假银币，以谋取暴利；逼良为娼，卖良为奴；编设圈套，设计玩弄愚笨的人。于酒色财气贪得无厌；在神前诅咒发誓，表白心迹；好酒贪杯，悖理乱行；骨肉至亲之间相互争吵怨恨；夫妇之间，男的不忠诚善良，女的不明礼贤淑，丈夫与妻子不和，妻子不尊重丈夫，男的常常夸耀自己，女的常常妒忌心重，男的对妻子不是刻薄寡恩就是过分亲热；对儿子不是迁就就是苛求；女的在公婆面前又多简慢失礼；对祖先之灵殡殓无礼，居丧无制，拜扫不勤等等。在下者对上命不从，公然违抗；做事限于衣食车马饮酒赌博；人存外心就会臣欺君、子逆亲、妻背夫、兄弟朋友互相倾轧；怒而自己咒自己又诅咒他人；出于私心，厚于所爱而薄于所憎；跨越水井和炉灶；从食物和人身上跳过去；堕胎和残害婴儿；心术不正做事不经，好盗邪淫，无所不为。在月终年底唱歌跳舞；在清晨初一呼叫发怒；向北方吐痰撒尿；对着炉灶歌咏哭泣；以及用灶中的火点香，用肮脏的柴草做饭；夜晚起来，赤身裸体；在立春、立夏、立秋、立冬，以及春分、秋分、夏至、冬至这几天施行刑罚；向流星吐口水；用手指虹霓（阴阳交接之气为虹霓）；随便指日月星三光；长久地观看日月；春天烧山和打猎；向北方咒骂；无缘无故杀龟打蛇。

诸如此类的罪恶，三台北斗神君还有三尸神等，都要根据其罪恶轻重来削减其寿命，寿命被削减完了也就死了。死有余辜，还会祸及子孙。

对那些靠势力威逼敲诈勒索而发财的人，司命神便会以其妻子儿女家人来抵偿，让他们一个个死亡。否则，就会有水灾、火灾、被盗、遗亡、疾病、官司等事发生，以此抵偿非分所得。

太上感应篇附

还有，冤枉杀人的人，只不过交换武器自杀而已。获取不义之财的人，就好比用腐肉充饥，用毒酒止渴，不过暂时得一饱，顷刻就会死去。

　　心中起一善念，虽尚未行善事，而吉神已附其身；心中起一恶念，虽尚未做恶事，而凶神已附其身了。

　　如果有人以往做过恶事，后来自己悔改了，所有坏事都不再做，所有的善事都认真去做，久而久之，一定会获得吉祥善庆的。这就叫做转祸为福了。

　　所以，勉励力行众善的吉人，因为他的语言善、视善、行为善，在一天之中，就有了三件的善行；等到三年满了，他的善行也就圆满了；上天必定会赐福给他，增长他的寿命；而常做诸恶的凶人，因为他的语言恶、视恶，行为恶，在一天之中，就做了三件的恶行；等到三年满了，他所造的恶也到了恶贯满盈的时候，上天必定会降祸于他，减除他的寿命啊！所以人为什么不肯勉励力行众善，以转祸为福呢？

文昌帝君阴骘文附[1]

帝君[2]曰：吾一十七世为士大夫身，未尝虐民酷吏。救人之难，济人之急，悯人之孤，容人之过，广行阴骘，上格苍穹。人能如我存心，天必锡汝以福。于是训于人曰：昔于公治狱，大兴驷马之门。窦氏济人，高折五枝之桂。救蚁中状元之选，埋蛇享宰相之荣。欲广福田，须凭心地。行时时之方便，作种种之阴功。利物利人，修善修福。正直代天行化，慈祥为国救民。忠主孝亲，敬兄信友。或奉真朝斗，或拜佛念经。报答四恩，广行三教。济急如济涸辙之鱼，救危如救密罗之雀。矜孤恤寡，敬老怜贫。措衣食周道路之饥寒，施棺椁免尸骸之暴露。家富提携亲戚，岁饥赈济邻朋。斗称须要公平，不可轻出重入。奴婢待之宽恕，岂宜备责苛求。印造经文，创修寺院。舍药材以拯疾苦，施茶水以解渴烦。或买物而放生，或持斋而戒杀。举步常看虫蚁，禁火莫烧山林。点夜灯以照人行，造河船以济人渡。勿登山而网禽鸟，勿临水而毒鱼虾。勿宰耕牛。勿弃字纸。勿谋人之财产。勿妒人之技能。勿淫人之妻女。勿唆人之争讼。勿坏人之名利。勿破人之婚姻。勿因私仇，使人兄弟不和。勿因小利，使人父子不睦。勿倚权势而辱善良，勿恃富豪而欺穷困。善人则亲近之，

321

助德行于身心。恶人则远避之，杜灾殃于眉睫。常须隐恶扬善，不可口是心非。剪碍道之荆棘，除当途之瓦石。修数百年崎岖之路，造千万人来往之桥。垂训以格人非，捐赀以成人美。作事须循天理，出言要顺人心。见先哲于羹墙，慎独知于衾影。诸恶莫作，众善奉行。永无恶曜加临，常有吉神拥护。近报则在自己，远报则在儿孙。百福骈臻，千祥云集，岂不从阴骘中得来者哉！

【注释】

[1] 文昌帝君阴骘文：文昌帝君阴骘文，也称梓潼帝君阴骘文，简称阴骘文。作者不详，成书年代也难下定论。清代朱珪校定的《阴骘文注》认为："《阴骘文》有宋郊之事，当作于宋代。"清代还有些学者也持这种见解。现代日本学者酒井忠夫则以此书为明代末叶下层士人所作。一般认为作者是道士，书成于《太上感应篇》之后，至迟不会晚于元代。《阴骘文》有各种手抄本、刊刻本，清代道士将其收入《道藏辑要》星集，为一卷。另外《昭代丛书别集》有《阴骘文颂》一卷，《三益集》有《阴骘文像》四卷。此外还有一些仿制品，如《文帝救劫经》《文帝延嗣经》等。文昌帝君又名梓潼帝君，道教所奉的主宰功名、禄位之神。文昌本为星名，古代占星术士认为它们是吉祥富贵之星，分别命名为上将、次将、贵相、司命、司中和司禄，用之以占人事。文昌帝君传说姓张名亚子，居蜀之七曲山。仕晋战死，后人立庙祀之。自晋以后，世代显灵。唐宋时封王，元时封为帝君。唐·孙樵有《祭梓潼神君文》，李商隐有《张亚子庙》诗。宋元道士造作《清河内传》和《梓潼帝君化书》，有七十三化和九生八化等不同说法，并称玉皇大帝委任梓潼神掌管文昌府和人间禄籍，司文人之命。元延佑三年（1316）七月，加封梓潼神为辅元开化文昌司禄宏仁帝君。据道教传说，玉帝命梓潼帝掌管文昌府和人间禄籍，因此称为梓潼帝君。宋吴自牧《梦粱录·外郡生祠》："梓潼帝君庙，在吴山承天观，此蜀

中神，专掌注禄籍。凡四方士子求名赴选者悉祷之。封王爵曰惠文忠武孝德仁圣王。"《明史·礼志四》："夫梓潼显灵于蜀。庙食其地为宜。文昌六星与之无涉，宜敕罢免。其祠在天下学校者，俱令拆毁。""梓潼帝君者，记云：'神姓张名亚子，居蜀七曲山。仕晋战没，人为立朝。唐宋屡封至英显王。道家谓帝命梓潼掌文昌府事及人间禄籍，故元加号为帝君。'"（参阅清郝懿行《证俗文》（卷十一））"阴骘"一词出于《尚书·洪范》："惟天阴骘下民"，意谓冥冥之天在暗中保佑人们。在《阴骘文》中，"阴骘"具有天人感应的含义，要人多积阴功阴德，为善不扬名，独处不作恶，这样就会得到文昌帝君的暗中庇佑，赐予福禄寿。这就是"文昌帝君阴骘"的含义。《阴骘文》是三教思想相融合的书，以儒家的三纲五常为核心。开篇即为文昌帝君现身说法，称："吾一十七世为士大夫身，未尝虐民酷吏，济人之难，救人之急，悯人之孤，容人之过，广行阴骘，上格苍穹。人能如我存心，天必赐汝以福。"接着列举了几位古代士人行善得福报的事例，说明"百福骈臻，千祥云集"都是从阴骘中得来。进一步又阐述"近报则在自己，远报则在儿孙"的因果报应论，告诉人们为善为恶虽然一时没有相应的回报，甚至出现行善命运不济、作恶官运亨通的情况，但终究是善有善报，恶有恶报，近一点报在自身，远一点报在儿孙身上，只是时间早迟而已。《阴骘文》的影响是仅次于《感应篇》的道教劝善书，它和《感应篇》一样，对当时社会生活产生了深刻影响。明清话本小说多以它为主题思想进行说教，几乎家喻户晓，衍化为民情风俗的一部分。对它进行研究，不仅是探讨道教思想史的课题，而且有助于认识中国封建社会伦理思想的发展轨迹，有助于了解中国民俗和国民心理气质。

　　[2] 帝君：即文昌帝君，又名梓潼帝君。四川七曲山《清虚观碑记》云："帝君生于晋，姓张，讳亚，越人也。后徙蜀，即梓潼居焉。其人俊雅洒落，其文明丽浩荡，为蜀中宗师。感时事，托为方外游。及门诸子，建祠祀之，题曰文昌君。唐玄宗、僖宗，避寇入蜀，显灵拥护。难平，诏封晋王。后人加称曰帝，盖尊之也。"文昌帝君，是道教的主要神仙之一。《孝经援神契》云："文者，精所聚；昌者，扬天纪。辅拂并居，以成天象，故曰'文昌宫'。"《历代神仙通鉴》称文昌帝君"上主三十三天仙籍，

文昌帝君阴骘文附

中主人间寿夭祸福,下主十八地狱轮回",足见文昌帝君神位之崇高。据《清河内传》载:"帝君储精列宿,降自有周……累朝咸有大功,尤孜孜以忠君孝亲、扶植斯文、化淑民心为任。"道书中云,文昌帝君从周初起共七十三化,救世度生,西晋末曾降生四川为张亚子。现四川梓潼县七曲山大庙中,供奉的主神即是文昌帝君张亚子,七曲山文昌宫为文昌帝君祖庙,据说灵应显著,"士大夫过之,得风雨送,必至宰相;进士过之,得风雨必至殿魁"(《铁围山丛谈》)。相传王安石幼年过张亚子祠,风雨大作,成年后果然位至宰相。"主文运"、"掌科举"、"司禄宏仁"的文昌帝君,作为学问、文章、科举士子的保护神,备受不同阶层、不同命运的众多人士的虔敬、尊崇与膜拜。唐、宋、元时期,文昌帝君多次受帝王敕封。如唐玄宗封之为"左丞相",唐僖宗封之为"济顺王",元仁宗封之为"辅元开化文昌司禄宏仁帝君",并钦定为忠国、孝家、益民、正直之神等等。缙绅士大夫多信礼文昌帝君,文昌之祠,遍于郡邑。及至明代,天下学宫皆立文昌祠,科举士人无不崇奉文昌,文昌帝君七十三化之说在社会上广为传播。清代时,以文昌帝君主持文运,福佑国民,将其列入国家祀典,每年农历二月三日文昌帝君诞时,朝廷都派官员前往梓潼七曲大庙祭祀。全国各地遍布文昌宫、文昌祠和文昌阁,科举之年,祈祷相属,天下士子莫不对之恭敬顶礼。

【参考译文】文昌帝君说:我轮回到十七世时是一个地方父母官的人身,从没有做过对不起群众和下属的事,解救别人的困难、患难,怜悯别人的孤儿、孤独,容纳宽恕别人的过失、过错,广泛地行善积阴德,感应感动了上苍(是指天人感应)。

别人如果能像我这样存有好心地好心田,上天必定赐福给你!于是文昌帝君就训劝世人说:汉朝时的东海人于公做地方官时,审案量刑公平合理,昭雪冤枉,民众允服,当他的家门坏了,就造了一道能容纳四匹马经过的大门。人问其故,他说他做官多积阴德,从未冤枉好人,后代必定兴旺发达,后来他的儿子果然做了丞相,孙子也做了御史大夫。

五代时的燕山人窦禹钧，三十多岁时还没生育有儿子，有一次他梦见他祖父对他说，你不但没有儿子，而且还很短命，宜快点多积阴德来挽回天命。窦禹钧于是力行善事，救济别人，广积阴功，数年以后，连生五子，五子都聪明俊伟，而且高中科举，五个儿子都做了官，他本人也活到八十有二，无疾谈笑而逝。

　　宋朝有两兄弟宋郊、宋祁，在读书的时候，有个僧人替他们看相，说弟弟会大中状元，大哥也会榜上有名。考完试后，那个僧人对做大哥的宋郊祝贺说，你救活数百万条性命，功德无量！宋郊说自己一介贫儒，何来能力活命百万？僧人说，会蠕动的动物都是性命！宋郊说，他见到一个蚁穴被暴雨所浸，他就编竹作桥救渡了那些蚂蚁，难道是说这个吗？僧人说，这个也算是活命百万啊，你的弟弟大魁天下，你也不在弟弟之下！待考试公布结果后，大哥宋郊中状元，弟弟宋祁在第十名，原来当朝皇太后说弟弟不能在哥哥之先，于是就更易大哥宋郊为状元，弟弟宋祁排第十名。至此他们才相信那个僧人所说不虚。

　　楚国的孙叔敖，有一次出游，遇到一条两头蛇，他就杀了它并掩埋。回家后，他忧心得连饭也不食，他母亲问他发生了什么事，孙叔敖哭着说，听人说如果见到了两头蛇就会死亡，现在我见到了，害怕离弃你而死。他母亲说，现在那条蛇在哪里。孙叔敖说，恐怕其它人看见，已经杀了并掩埋了。他母亲说，不要害怕，我听人说心地好，有阴德的人必定有善报，你必定会在楚国出人头地！后来孙叔敖果然做了楚国的宰相。

　　想增广你的福气福田，必须要心地心田好，时刻方便别人，积累种种阴德阴功，对人对物都要有益，修积善行就是修积自己的福份。以正直的德性教化世人，象上天化育万物的德行一样，心地慈祥，爱国为民，忠于主人，孝敬双亲，尊敬兄长，对朋友讲信用，不欺骗朋友，或者敬奉天仙，朝礼斗宿（是指信奉道教），或者拜佛念经，报答父恩、母恩、佛恩、老师恩，广行佛、道、儒三教；救急就象救济被涸竭池水的鱼，救危就象挽救被网密罗的鸟雀，矜哀孤儿，抚恤寡妇，尊敬老人，怜悯贫穷，布施衣服食物，周济在道路两旁饥寒交迫的人，布施棺材掩埋尸骸以避免尸骸暴露。

家里富有就想方设法提携亲朋戚友，遇到稻米失收的饥荒年头，应当赈济邻居和亲朋戚友，用来称东西的秤要准确公平，不可短斤缺两，宽恕对待雇用的工人，不可尖酸刻薄，责备苛求，出钱出力捐印佛经和善书，推动经书善书的传播流通，创起或修葺寺庙、寺庵，施舍馈赠药材药方来医治拯救别人的疾病痛苦，布施茶水使别人解渴去燥，或者经常买生物来放生，或者常常吃斋，持戒避免杀生，走路时常常留意虫子和蚂蚁，不要踩到它们。应当严禁烟火不要火烧山林，在没有灯火的道路旁放置灯火方便行人走夜路，在没有渡船的河流里设置义渡渡人过岸。不要登上山去网罗捕捉飞禽走兽，有伤阴德；不要到河溪边钓鱼、毒杀网罗鱼虾，更不要竭泽而渔，有伤阴德；不要宰杀耕牛，有伤阴德；不要随便丢弃字纸书籍，有伤阴德；不要谋夺别人的财产，有伤阴德；不要嫉妒眼红别人的技艺才能，有伤阴德；不要私通淫欲别人的妻子女儿，有伤阴德；不要教唆别人互相口角争斗，甚至对薄公堂，有伤阴德；不要随便破坏别人的名誉利益，有伤阴德；不要破坏别人的婚姻家庭幸福，有伤阴德；不要因为个人私仇而使别人兄弟互相不和，有伤阴德；不要因为小小利益而使别人父子不和睦，有伤阴德；不要倚仗有权有势而欺辱善良的人，有伤阴德；不要仗着富有而去欺凌穷困的人，有伤阴德。

亲近善人则有助于身心德行，远避恶人则瞬间杜绝灾殃。

经常宣扬赞叹别人的善事，而不宣扬传播别人的恶事。不要口是心非，讲一套做一套。剪除阻碍道路的荆棘，搬走阻碍道路的瓦石，修整几百年来都是崎岖不平的道路，以利于行走，建造修葺许多人来往的河桥，留传训言给后人鉴别确定事情是非善恶，捐赠钱财成全别人的好事善事。做人做事都要遵循天理，合乎道理，说话要合乎公道人心，慎防祸从口出，不要拘泥于往古圣贤的道理学说，就象叶公只会画龙，而不知有真龙。

　　独行不愧影，独卧不愧衾，能做到衾影不愧时才是慎独慎到极处。不要造作种种恶事（即上文所说淫杀破坏等事），身体力行种种善事（即上文所说忠孝敬信等事），这样就永远没有灾星加祸，常常会有吉神照耀护佑，时间快点就有善报在自己身上，时间慢点就有善报在儿子孙子后代。百福临门，万事吉祥如意，难道不是从积累阴德中得来的吗？

文昌帝君阴骘文附

主要参考书目

1. 《灵枢经》. 人民卫生出版社, 1956.

2. 秦越人. 《难经集注》. 人民卫生出版社, 1956.

3. 清·郑梅涧. 《重楼玉钥》. 人民卫生出版社, 1956.

4. 叶显纯. 《常用方剂手册》. 上海科学技术出版社, 1957.

5. 叶橘泉. 《现代实用中药》(增订本). 上海科学技术出版社, 1958.

6. 清·陈修园. 《医学三字经》. 上海科学技术出版社, 1958.

7. 江切庵. 《汤头歌诀正续集》. 上海科学技术出版社, 1958.

8. 南京中医学院医经教研组. 《内经辑要》. 上海科学技术出版社, 1959.

9. 清·喻昌. 《医门法律》. 上海科学技术出版社, 1959.

10. 清·傅山. 《傅青主女科》. 上海科学技术出版社, 1959.

11. 明·张介宾. 《景岳全书(岳峙楼藏板)》. 上海科学技术出版社, 1959.

12. 明·朱棣, 等. 《普济方·第八册·妇人》. 人民卫生出版社, 1959.

13. 明·王肯堂. 《证治准绳(六)·女科》. 上海科学技

术出版社，1959．

14．汉·张仲景．《注解伤寒论》．人民卫生出版社，1963．

15．汉·张仲景述．晋·王叔和集．《金匮要略方论》．人民卫生出版社，1963．

16．北京市中医学校．《医宗金鉴·妇科心法要诀白话解》．人民卫生出版社，1963．

17．杨伯峻．《文言文法》．中华书局，1963．

18．清·陈修园．《金匮方歌括》．上海科学技术出版社，1963．

19．明·陈实功．《外科正宗》．人民卫生出版社，1964．

20．明·虞抟．《医学正传》．人民卫生出版社，1965．

21．江苏新医学院．《中药大辞典》．上海科学技术出版社，1977．

22．《中华大字典》．中华书局，1978．

23．中医辞典编辑委员会．《简明中医辞典》．人民卫生出版社，1979．

24．古汉语常用字字典编写组．《古汉语常用字字典》．商务印书馆，1979．

25．湖北中医学院．《高等医药院校试用教材·中医妇科学》．上海科学技术出版社，1980．

26．刘渡舟．《伤寒论通俗讲话》．上海科学技术出版社，1980．

27．王淑珍．《妇产科理论与实践》．上海科学技术出版社，1981．

28．中医大辞典编辑委员会．《中医大辞典·妇科儿科分册》．人民卫生出版社，1981．

29．清·黄琳．《脉确》．中医古籍出版社，1981．

主要参考书目

30. 何任.《金匮要略新解》.浙江科学技术出版社，1982.

31. 明·万全.《万氏妇人科》.罗田县卫生局校注.湖北人民出版社，1983.

32. 刘渡舟.傅士垣.《伤寒论诠解》.天津科学技术出版社，1983.

33. 金·刘完素.《素问玄机原病式》.曹公寿，等注释.人民卫生出版社，1983.

34. 日·加藤宗博.《卢经衰腋》.中医古籍出版社，1984.

35. 成都中医学院.《常用中药学》（增订本）.上海人民出版社，1984.

36. 中国医籍提要编写组.《中国医籍提要》.吉林人民出版社，1984.

37. 谢洛凡.《内经析疑》.重庆出版社，1984.

38. 刘渡舟，等.《金匮要略诠解》.天津科学技术出版社，1984.

39. 南京中医学院.《诸病源候论校释》.人民卫生出版社，1985.

40. 宋·陈自明撰.余瀛鳌等点校.《妇人大全良方》.人民卫生出版社，1985.

41. 罗元恺.《高等医药院校教材·中医妇科学》.上海科学技术出版社，1986.

42. 杜雨茂，等.《金匮要略阐释》.陕西科学技术出版社，1987.

43. 解放军总后期部卫生部.《临床疾病诊断依据治愈好转标准》.人民军医出版社，1987.

44. 王淑珍.《实用妇产科学》.人民卫生出版社，1987.

45. 清·陈佳园等编著．竹剑平等点校．《妇科秘书八种》．中医古籍出版社，1988．

46. 李经纬．《中医人物词典》．上海辞书出版社，1988．

47. 清·沈尧封辑．清·阎纯玺撰．《女科辑要·胎产心法》．人民卫生出版社，1988．

48. 李今庸．《新编黄帝内经纲目》．上海科学技术出版社，1988．

49. 元·齐德之．《外科精义》．人民卫生出版社，1990．

50. 曹炳章．《中国医学大成》（二十七）、（二十八）．上海科学技术出版社，1990．

51. 清·陈莲舫撰．杜杰慧等点校．《女科秘诀大全》．中国妇女出版社，1991．

52. 明·张介宾．《景岳全书（四库全书板)》（一）、（二）．上海古籍出版社，1991．

53. 汉语大字典编辑委员会．《汉语大字典（缩印本)》．湖北辞书出版社、四川辞书出版社，1992．

54. 清·竹林寺僧人撰．由昆等点校．《竹林寺女科二种》．中医古籍出版社，1993．

55. 李积敏．《中医妇科疑难病临床经验精华》．陕西科学技术出版社，1994．

56. 明·李时珍撰．陈贵廷等点校．《本草纲目》．中医古籍出版社，1994．

57. 罗元恺．《实用中医妇科学》．上海科学技术出版社，1994．

58. 赵文远．《中国女科验案精华》．学苑出版社，1994．

59. 清·柴得华撰．王耀廷等点校．《妇科冰鉴》．中医古籍出版社，1995．

主要参考书目

60. 张奇文.《妇科医籍辑要丛书·妇科基础理论》.人民卫生出版社,1995..

61. 张奇文.《妇科医籍辑要丛书·月经病证》.人民卫生出版社,1995.

62. 张奇文.《妇科医籍辑要丛书·胎产病证》.人民卫生出版社,1995.

63. 张奇文.《妇科医籍辑要丛书·妇科杂病》.人民卫生出版社,1995.

64. 中国社会科学院语言研究所词典编辑室.《现代汉语词典》.商务印书馆,1996.

65. 李积敏.《中国传统医学名医特技荟萃》.中国中医药出版社,1996.

66. 何足道.《中医存亡论》.华夏出版社,1996.

67. 易法银.《中医瘀血证诊疗大全》.中国中医药出版社,1996.

68. 何国樑.《实用妇科方剂》.广东科学技术出版社,1997.

69. 夏桂成.《实用妇科方剂学》.人民卫生出版社,1997.

70. 马汴梁.《简明中医病名辞典》.人民卫生出版社,1997.

71. 李鸿仪编纂.李培业整理.《西夏李氏世谱》.辽宁民族出版社,1998.

72. 明·龚廷贤.《寿世保元》.上海科学技术出版社,1994.

73. 郭瑞华,柳长华.《妇科常见病实用方》.人民卫生出版社,1999.

74. 单书健,陈子华.《古今名医临证金鉴·妇人卷》.中国中医药出版社，1999.

75. 王永炎，王耀廷．《今日中医妇科》．人民卫生出版社，2000.

76. 唐·孙思邈撰．刘夏生等点校．《千金方》．华夏出版社，2000.

77. 郭兰忠．《现代实用中药学》．人民卫生出版社，2000.

78. 明·张景岳著．罗元恺点注．《妇人规》．广东科技出版社，2000.

79. 张志斌．《古代中医妇产科疾病史》．中医古籍出版社，2000.

80. 司徒仪．杨家林．《妇科中医临床诊治》．人民卫生出版社，2000.

81. 刘敏如，谭万信．《中医药学高级丛书·中医妇产科学》．人民卫生出版社，2000.

82. 陈纪藩．《中医药学高级丛书·金匮要略》．人民卫生出版社，2000.

83. 王洪图．《中医药学高级丛书·内经》．人民卫生出版社，2000.

84. 乐杰．《全国高等医药院校教材·妇产科学》．人民卫生出版社，2001.

85. 欧阳惠卿．《全国高等中医药院校教材·中医妇科学》．人民卫生出版社，2002.

86. 邓高丕．《中西医妇科新理论新技术》．人民军医出版社，2002.

87. 王庆其，周国琪．《黄帝内经专题研究》．上海中医药大学出版社，2002.

88. 张玉珍．《全国高等中医药院校规划·中医妇科学》．

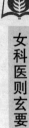

中国中医药出版社，2002.

　　89. 刘卓.《古汉语常用字字典》. 哈尔滨出版社，2003.

　　90. 清·李文炳著. 李积敏点校.《经验广集》. 中医古籍出版社，2009.

出版说明

中医古籍文献是中医药学继承、发展、创新的源泉，然而，中医古籍文献的整理研究工作，特别是对珍本古医籍全面系统的挖掘、整理研究工作一直较为薄弱。所以，《中医药事业发展"十一五"规划》明确提出："系统开展文献整理研究，重点对500种中医药古籍文献进行整理与研究。"基于此，我社策划了"100种珍本古医籍校注集成"项目，重点筛选出学术价值、文献价值、版本价值较高的100种亟待抢救的濒危版本，珍稀版本以及中医古籍中未经整理排印的有价值的，或者有过流传但未经整理或现在已难买到的版本，进行点、校、注的工作，进而集成出版。

珍本古医籍整理出版是中医药继承创新的基础，是行业发展的必需。对中医古籍文献的整理出版工作既可以保存珍贵的中医典籍，又可以使前人丰富的知识财富得以充分的研究与利用，广泛流传，服务于现代临床、科研及教学工作。为了给读者呈献最优秀的中医古籍整理作品，我社组织权威的中医文献专家组成专家委员会，选编拟定出版书目；遴选文献整理者对所选古籍进行精心校勘注释；成立编辑委员会对书稿认真编辑加工、校对。希望我们辛勤的工作能够给您带来满意的古籍整理作品。

"100种珍本古医籍校注集成"项目得到了国家中医药管理局、中国中医科学院有关领导和全国各地的古籍文献整理者的大力支持，并被列入"十二五"国家重点图书出版规划项目。该项目历时两年，所整理古医籍即将陆续与读者见面。在这套集成付梓之际，我社全体工作人员对给予项目关心、支持和帮助的所有领导、专家、学者表示最真诚的谢意。

中医古籍出版社

2012 年 3 月